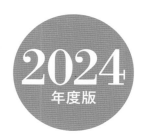

2024
年度版

医療福祉サービス
ガイドブック

編集

鈴木豊 東京医科大学病院総合相談・支援センター

河村愛子 さいたま市民医療センター患者支援センター

小林夏紀 杏林大学医学部付属病院患者支援センター

関田歩 東京医科大学病院総合相談・支援センター

平林朋子 公益財団法人河野臨牀医学研究所
介護老人保健施設ソピア御殿山地域包括室

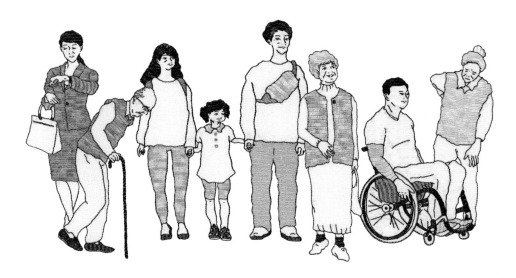

医学書院

医療福祉サービスガイドブック 2024年度版

発　行　2024年4月15日　第1版第1刷ⓒ

編　集　鈴木　豊・河村愛子・小林夏紀・
　　　　関田　歩・平林朋子

発行者　株式会社　医学書院
　　　　代表取締役　金原　俊
　　　　〒113-8719　東京都文京区本郷1-28-23
　　　　電話　03-3817-5600(社内案内)

印刷・製本　アイワード

執 筆 者 一 覧 （五十音順）

青木明里　　横浜新都市脳神経外科病院医療福祉相談室

虻川未帆　　さいたま市南部児童相談所

伊東みなみ　国立国際医療研究センター病院患者サポートセンター

猪瀬光穂　　桜町病院地域医療連携室

上野真帆　　東京医科大学病院総合相談・支援センター

榎本芳人　　北海道大学大学院公共政策学連携研究部附属公共政策学研究センター

荻生淳希　　平川病院医療相談科

河村愛子　　さいたま市民医療センター患者支援センター

小林夏紀　　杏林大学医学部付属病院患者支援センター

近藤ゆり子　国立国際医療研究センター病院患者サポートセンター

齊藤正樹　　横浜新都市脳神経外科病院医療福祉相談室

鈴木勝喜　　東急株式会社東急病院医療連携部門

鈴木豊　　　東京医科大学病院総合相談・支援センター

関田歩　　　東京医科大学病院総合相談・支援センター

髙橋史子　　多摩平の森の病院医療相談室

塚田祐子　　自治医科大学附属さいたま医療センター地域医療連携部医療福祉相談室

中山照雄　　国立国際医療研究センター病院患者サポートセンター

名古屋恵美子　杏林大学医学部付属病院患者支援センター

根本圭子　　杏林大学医学部付属病院患者支援センター

林未来　　　介護老人保健施設シーダ・ウォークソーシャルワーク科

一杉浩史　　神戸百年記念病院医療福祉支援部

平林朋子　　公益財団法人河野臨牀医学研究所介護老人保健施設ソピア御殿山地域包括室

増田幹司　　仙台白百合女子大学

丸山佳　　　国立国際医療研究センター病院患者サポートセンター

宮原和道　　NPO 法人ピクニックケア

山田麻記子　東京医科歯科大学病院がん相談支援センター

はじめに

本書の紹介

　『医療福祉サービスガイドブック』は，医療・保健・福祉分野における社会サービスについて，それらの臨床現場で活躍する専門職たちが，公的な情報や日頃の実践から得た知見をまとめた1冊です。国民の暮らしを支える一助となることを目指し，また，臨床現場で活躍している看護師や保健師，ソーシャルワーカー，ケアマネジャー，リハビリテーション等の専門職やそれらを目指す学生など幅広い方々の手引きとなるよう，本書を手にとる皆様をイメージし，お役立ていただけるように願いを込めて編集，執筆いたしました。

　本書の構成は，1章「社会保障制度」，2章「医療」，3章「高齢者」，4章「障害者・障害児」，5章「子ども・家庭」，6章「生活費と仕事」，7章「さまざまな支援」とし，各分野の社会サービスの概要や利用におけるポイントなどについて，活用しやすいように詳しく解説しています。また，社会サービスを横断的に活用する場面を想定し，関連する内容を参照できる工夫をとっています。そして，TOPICでは，臨床現場における実践に関することを取りあげたり，「2024年」の今，そして，これからの話題を提供し，NOTEではおさえておきたいポイントや相談援助職としての専門性を高めるための内容をまとめています。

複雑に絡みあう課題に向きあうために

　変化する社会情勢に伴って生じる社会課題や生活課題は多種多様です。少子化，超高齢社会，貧困，虐待，自殺（企図），未成年や若者を巻き込む犯罪，身寄りのない方（おひとりさま）やヤングケアラーが抱える困難，家族構成の変化や多様な生き方からみる家族関係や介護の課題，病気や障害をもつ人がその人らしい意思を守ることができる環境への課題，がんなどの治療や仕事の両立，病いと向きあうAYA世代の困難など，さまざまな課題があり，また，それらが複雑に絡みあうことも少なくありません。

　さまざまな課題の解決や利用者が望む社会生活の実現がはかれるよう，利用者主体の考えや価値観にもとづき，専門知識や技術を駆使しながら連携協働し，また，そのプロセスにおいて専門的な役割を果たすことが医療・保健・福祉の専門職に求められています。本書に記載されている内容を利用者の方々に単純に当てはめるのではなく，本書の内容や，本書を入り口にして読者自身によって知り得た多くの情報や社会資源を，利用者主体の視点に立ってマネジメントすることが

重要であると考えます。その過程で，本書により「知ること」が社会サービスを「活用する」機会にもつながり，利用者や患者またはその家族などの相談支援の一助となることを願ってやみません。

　本書の編集，執筆にあたり，多くの方々から助言や指導を賜りました。私たちの仕事にとって最も重要な存在である利用者や患者またはその家族等，また，医療・保健・福祉分野における専門職の方々やその教育機関である専門学校や大学の教員の皆様，そして，この発刊に注力いただきました医学書院の吉田拓也さん，加藤寛之さんに心から感謝申し上げます。

　本書を，私たちのような専門職の実践書もしくは専門職を目指す学生の教材として，そして，安心した暮らしを実現する社会サービスを知るためのガイドブックとして活用いただければ幸いです。

2024 年 4 月

編集・執筆者を代表して

鈴木豊

目次

医療に関する諸制度 ··· 44

医療保険制度等　　小林夏紀 ·· 44

医療費等の自己負担を軽減する制度 ·· 54

高額療養費制度 ··· 54

さまざまな医療費助成制度　　小林夏紀 ··· 60

子どもに関する医療費等の自己負担を軽減する制度　　根本圭子 ···················· 64

被害者救済制度 ··· 68

税制上の軽減制度　　名古屋恵美子 ·· 71

ブックデザイン：加藤愛子（オフィスキントン）
装丁刺繍：まるやまあさみ

1 章

社会保障制度

社会保障制度

　社会保障制度は，国民の「安心」や生活の「安定」を支えるセーフティネットです。現在の社会保障の基本的な考え方は，自助・共助・公助の最適な組み合わせを目指し，従前の高齢者中心であった制度を，子育て世代のためにも拡充した「全世代型」の社会保障を目指すとしています。

　近年，わが国では少子・高齢化の進行，女性の就業形態の変化，非正規雇用の増加等，社会の在り方に変化が著しく，これまでの社会保障制度では対応できない問題が増えています。

　もともと，社会保障制度は，近代産業発展に伴い社会構造が変化し，それ故に増大した都市部の貧困者に対する対応から始まっています。近代的な社会保障制度の創設は，19世紀終盤に社会保険制度として始まり，経済が好調な時期に拡大し福祉国家と呼ばれる国々が作られます。オイルショック以降の経済状況の悪化に伴い，多くの欧米各国では社会保障制度に係る費用負担が重くなりました。この時期，福祉国家が経済政策の失敗の原因であるという風潮が主流になり，社会保障給付の削減が行われるようになりました。

　その後，新自由主義をベースとした社会保障費の削減は格差の拡大や大量の失業を生みだし，社会不安を引き起こします。1997年には英国のトニー・ブレア政権により自由市場主義と福祉国家の結合を目指す「第三の道」が提唱されました。その後，現在にいたる道のりでは「福祉から就労へ」という流れの中，現在では「アクティベーション政策」と呼ばれる，失業対策だけでなく，女性・ひとり親・障害者・移民などの就労能力向上，就学から就労への支援，再教育や生涯教育，育児支援やワークライフバランスの確保，高齢者の就労促進のための年金支給開始年齢の引き上げ，ワークフェアなどさまざまな対策により，労働市場から遠ざかっている人たちを労働市場に戻すことで，社会的給付を削減していくという方向性が強くなっています。

　社会保障制度は社会の変化を後追いする形でその構造を変えてきました。現代のわが国の状況をみると，社会保障制度も大きく変わる必要が出てきているのではないでしょうか。

わが国の社会保障制度の成り立ちと機能

わが国の社会保障制度の歴史

日本でも欧米社会と同じように，近代資本主義による社会構造の変化と共に社会保障制度が整えられてきました。1922年に労働者を対象とする健康保険法が成立し，1938年には労働者以外の者にも医療保険を適用するため（旧）国民健康保険法が成立しました。この健康保険法は当時の健兵健民策としての性格を有していたというものの，日本の国民皆保険制度の基礎が作られることになりました。

第二次世界大戦後，社会保障は日本国憲法において生存権や勤労権が規定されたことに伴い大きく発展しました。1961年に「国民皆保険・皆年金」制度が施行され，わが国では高度経済成長を基盤に社会保障制度の拡充がはかられました。その後，1973年には老人医療費支給制度（無料制度）が全国で実施され「福祉元年」と呼ばれました。

1980年代になると経済成長の鈍化に伴い，国家財政が厳しくなり社会保障関係予算も抑制されるようになりました。さらに1990年初頭にはバブル経済が崩壊し，日本経済の低迷が続き，1989年の合計特殊出生率が1.57となり少子化が社会的問題として認識されるようになり，1994年には，人口に占める65歳以上の割合が14.5％を超え，「高齢社会」が到来しました。

このような少子高齢化の進展，経済のグローバル化への対応のなか，社会保障制度も対応を迫られます。1994年に子育て支援の分野での「エンゼルプラン」，2000年に「介護の社会化」として「介護保険制度」の創設，60歳定年の義務化と年金支給開始年齢の引き上げが行われました。

同時期には，世界の潮流と同じように経済のグローバル化が進み，経営の変化に対応するためパートタイム労働者や派遣労働者のような非正規雇用者が増加し，正社員として定年まで同じ会社で勤めていく「日本型雇用システム」の維持が難しくなることにより，従来の社会保険制度では対応できない問題も出てくるようになっています。

2000年以降現在にいたるまで，人口構造の変化，雇用システムの変化，家族構成の変化は進み，これまでの社会保障制度からの転換を求められています。

社会保障の機能

近年の社会保障は一般的に「国民の生活の安定が損なわれた場合に，国民にすこやかで安心できる生活を保障することを目的として，公的責任で生活を支える給付を行うもの」とされています[1]。

このための機能として，生活安定・向上機能，所得再分配機能，経済安定機能の3つが挙げられています。

　　生活の安定をはかり，安心をもたらす機能で，疾病や怪我などの場合に医療保険を利用し必要な医療を受けられることや，高齢期に老齢年金や介護保険により安定した生活を送ることができ，また，失業した場合には雇用保険における失業給付が受けられることや，業務上の傷病等を負った場合は労災保険により医療と生活が保障されます。

　　職業と家庭等の両立支援政策は，ライフサイクル上起きうる事柄と仕事を両立し就労を継続できるようにすることで，生活の安定を図れるようにしています。

　　これらのことにより，私たちが社会生活を営んでいくうえで起こるさまざまなリスクに対し，過度に恐れることなく生活でき，さまざまな目標に対してチャレンジが可能な社会を作り，社会全体の活性化につながることになります。

　　所得を個人や世帯の間で移転させることにより，国民の生活の安定をはかる機能で，生活保護制度は税を財源として所得の再分配が行われており，公的年金制度は保険料を財源として現役世代から高齢世帯への所得再分配です。

　　また，医療や保育などの現物給付も所得の再分配の一種といえ，支払い能力に応じた負担で必要に応じたサービスを受けられることで，基本的な社会サービスに国民がアクセスできるようになっています。

　　景気変動を緩和し，経済成長を支えていく機能で，雇用保険のように失業中の家計収入を支えることと共に，個人消費の減少による景気の落ち込みを抑制する意味合いも持っています。同じように公的年金制度は継続的に一定の現金が支給されることにより，消費の下支えという機能を持ち，経済活動の安定に寄与しています。

● 現在の社会保障制度

▌社会保障制度の概要

　　わが国の社会保障制度は憲法 25 条の理念に基づいて設置される諸制度の総体を指します。国民の「安心」や生活の「安定」を支えるセーフティネットであり，人々の生活を生涯にわたって支えるものです（図 1-1）[2]。

　　現在，社会保障制度を構成すると考えられているのは，社会保険（年金・医療・介護），社会福祉，公的扶助，保健医療・公衆衛生の 4 つとされています。

　　国民が病気，けが，出産，死亡，老齢，障害，失業など生活の困難をもたらすさまざまな事故（保険事故）に遭遇した場合に一定の給付を行い，その生活の安定をはかることを目的とした強制加入の保険制度です。

　　社会保険とは，強制加入の被保険者（およびその事業主）から保険料を徴収し，

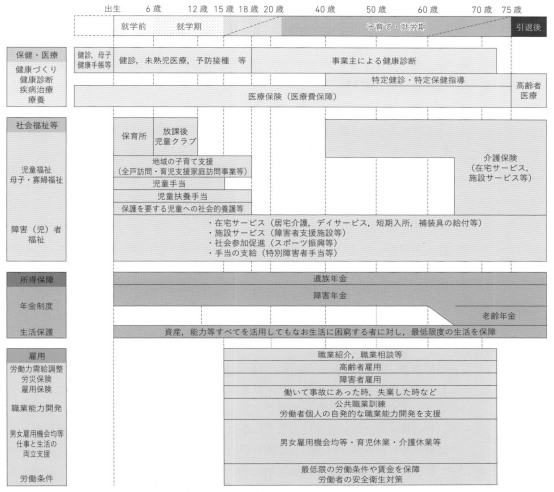

図 1-1　国民生活を生涯にわたって支える社会保障制度

〔厚生労働省：社会保障とは何か．厚生労働省ホームページ，https://www.mhlw.go.jp/content/12600000/000872267.pdf（参照 2024-2-29）〕

保険給付（現物または金銭）を支給する制度であり，現在わが国には以下の 5 種類の社会保険が存在します。

▌ 医療保険

　病気やけがをした場合に誰もが安心して医療にかかることができるための保険で，国民健康保険・全国健康保険協会管掌健康保険・組合管掌健康保険・共済組合・後期高齢者医療制度があります。

▌ 年金制度

　老齢・障害・死亡等に伴う稼働所得の減少を補填し，高齢者，障害者および遺族の生活を所得面から保障する制度で，現在は，20 歳以上 60 歳未満の全ての人が加入する国民年金（基礎年金）と，会社員，公務員の人が加入する厚生年金保険の 2 階建て構造になっています。

▌介護保険

　介護保険は介護を社会全体で支える仕組みとして 2000 年に創設されました。被保険者は 65 歳以上の（第 1 号被保険者）と，40 歳から 64 歳までの医療保険加入者（第 2 号被保険者）に分けられます。第 1 号被保険者は，原因を問わずに要介護認定または要支援認定受けた時に介護サービスを受けることができます。また，第 2 号被保険者は加齢に伴う疾病（特定疾病）が原因で要介護（要支援）認定を受けたときに介護サービスを受けることができます。

▌雇用保険

　雇用保険制度は労働者が失業した場合に，安定した生活を送ることや再就職の促進を図るために必要な給付を行う制度のことです。原則として事業者に対して強制的に適用される保険であり，会社員の人は基本的に雇用保険に加入していることになります。

▌労災保険

　労災保険は，業務中または通勤中における労働者の負傷・疾病・障害・死亡に対して，労働者自身やその家族に対して保険給付を行う制度です。労働者に含まれる人は，正社員はもちろん，パートやアルバイトなど，業務に携わっている人全てが該当します。保険料は全額が事業主負担です。

社会福祉

　障害者，ひとり親など社会生活をするうえでさまざまなハンディキャップを負っている国民が，そのハンディキャップを克服して，安心して社会生活を営めるよう，公的な支援を行う制度です。

　社会福祉制度は社会保険のように給付を受けるために保険料を支払ったりする必要はなく，税金を財源として政府が給付を行うことから，公的扶助に近い性格を持っているといわれていますが，子ども，障害者等への福祉サービスは原則として所得制限や資力調査は行われませんが，一定の自己負担が求められる場合もあります。このようなことから，社会福祉制度は，社会保険と公的扶助の中間に位置する制度であるといわれています。

　障害者の日常生活及び社会生活を総合的に支援するための法律（障害者総合支援法）を中心とする障害者・児に関する制度や児童福祉に関する制度，ひとり親に対する制度等が含まれています。

公的扶助

　生活に困窮する国民に対して，最低限度の生活を保障し，自立を助けようとする制度です。わが国の憲法 25 条の理念を具体化したものが生活保護制度であり，生活に困窮する全ての国民に対し，その困窮の程度に応じて必要な保護を行い，健康で文化的な最低限度の生活を保障するとともに，その自立を助長するための制度です。

保健医療・公衆衛生

　国民が健康に生活できるようさまざまな事項についての予防，衛生のための制度です。地域の保健所や保健センターが中心となって，主として予防接種・公害対策・伝染病予防・下水道整備・ペット等の保護活動などを行います。

社会保障制度の財政

社会保険の仕組み

日本の社会保障の財源は，主として社会保険によって担われています。

社会保険は「保険原理」と呼ばれる，リスクの分散をはかる保険技術を用いて，保険料等を財源とした給付を行う仕組みと，「扶助原理」と呼ばれる社会政策としての目的で保険技術を修正する仕組みを持っています。

「保険原理」には，給付反対給付均等の原則と，収支相当の原則がある

給付反対給付均等とは，給付が保険料，反対給付が保険金を指し，各保険契約者が支払うべき保険料は，その人について対象となる保険事故の発生率に応じ，かつ，保険給付額に応じるという意味です。保険料はその人のリスクに応じて負担し，リスクの高い人は高い保険料を支払うことになります。

収支相当の原則とは被保険者全体が支払う保険料の総額は，保険者が支払う給付の総額に等しいというもので，保険事故が起こる確率計算にもとづいて給付の額を決めれば，そこから被保険者が支払う保険料の総額が算定されるということです。

「扶助原理」とは「保険原理」のみでは社会政策として成り立たない部分を修正するための原理

「保険原理」では高リスクの人は高い保険料を支払うことになりますが，社会政策的には成り立ちません。そのため，保険料の一部を国や地方自治体が公費によって財政負担をする場合や，保険料の減免が実施されます。保険料と給付の額に民間の保険のような対応性はなく，高リスクの人達を低リスクの人達が助けるという考え方のもと，強制加入や保険料率の一律性が導入されています。

社会保障給付費の構造

社会保障の財源が主として社会保険で担われ，そのうえで公費が投入されていることは前項で述べた通りです。では実際にどのような構造になっているのでしょうか。

2023年度（予算ベース）の社会保障給付費は134.3兆円です。

負担からみますと，保険料が77.5兆円（59.3%），公費（税金）が53.2兆円（40.7%）であり，公費（税金）の内訳は，国負担分が36.7兆円，地方負担分が16.4兆円になっています。この国負担分の公費（税金）36.7兆円は国の一般歳出の50.7%にあたり，国の支出の半分を社会保障関係費が占めていることになります。

支出では，年金への支出が最も多く，次に医療であり，この2つで全体の約75%を占めています（図1-2）[3]。

社会保障費は年々増加しており，現在の試算では，2040年には人口が減少している中でも増加し続け，190兆円近くまで増加するといわれています（図1-3）[4]。

社会保障給付費の問題点

現在，わが国の財政は税金等と公債金で賄われています。公債金とは「公債金収入」とも呼ばれ，国の歳入の不足分を賄うため，国債により調達される収入をいいます。その位置付けは国の借金であり，利息や元本の返済に将来世代の税収

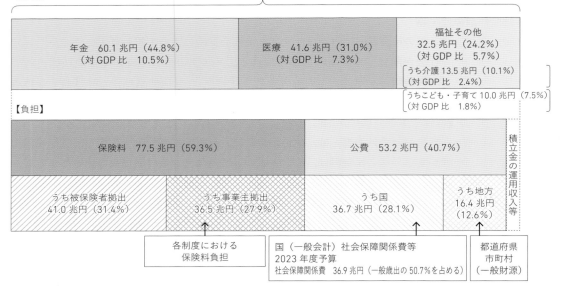

図 1-2　社会保障の給付と負担の現状（2023 年度予算ベース）

〔厚生労働省：給付と負担について．厚生労働省ホームページ，https://www.mhlw.go.jp/content/12600000/001094426.pdf（参照 2024-2-29）より一部改変〕

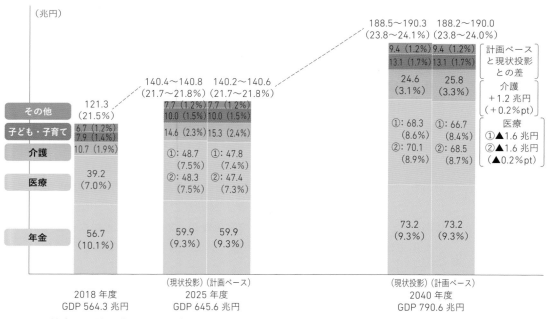

図 1-3　社会保障給付費の見通し（経済：ベースラインケース）

・（　）内は対 GDP 比．医療は単価の伸び率について 2 通りの仮定をおいており給付費に幅がある．
・「現状投影」は，医療・介護サービスの足下の利用状況を基に機械的に計算した場合．「計画ベース」は，医療は地域医療構想及び第 3 期医療費適正化計画，介護は第 7 期介護保険事業計画を基礎とした場合．

〔「2040 年を見据えた社会保障の将来見通し（議論の素材）」等について．厚生労働省ホームページ，https://www.mhlw.go.jp/file/06-Seisakujouhou-12600000-Seisakutoukatsukan/0000207399.pdf（参照 2024-2-29）〕

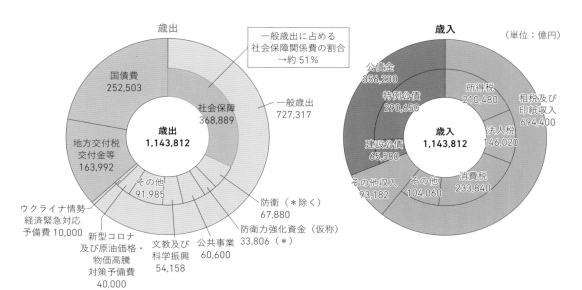

図 1-4　一般歳出における社会保障関係費（令和 5 年度予算）

国の一般歳出の約 51％は社会保障関係費（高齢化等に伴い，一般歳出に占める社会保障関係費が急増）。

〔厚生労働省：社会保障と財政．厚生労働省ホームページ，https://www.mhlw.go.jp/content/12600000/001144831.pdf（参照 2024-2-29）〕

等が充てられるため，負担の先送りでしかありません。2023 年度の公債金は約 35 兆円，国が負担する社会保障費とほぼ同じ規模になっています（図 1-4）[5]。

一方，わが国の人口は減少を続けており，かつ他の国に類をみないスピードで高齢化が進んでいます（図 1-5）[6]。高齢化が進むと 75 歳以上の後期高齢者も増加します。後期高齢者になると 1 人当たりの医療や介護の費用が増加することから，社会保障給付費も当然増加していきます（表 1-1）[7]。人口減少も進むと高齢者を支える生産年齢層が減少し，1 人当たりの負担額が増加することも予測されます。

このような社会保障費の増加と負担増の問題をどのように解消していくのかが大きな問題になっています。

現代における社会保障制度の問題点

近年，わが国の社会保障制度は社会状況の変化に伴い大きな転換点を迎えています。現行の社会保障制度の 2 つの特徴は「標準的ライフコース」「家族主義」[註, 文献8] を前提としているという点です。そのため，現行の社会保障制度は，「標準的ライフコース」を送る人でも陥るリスクとしての，長寿，病気，失業へ

註）
標準的ライフコース：誰でも望めば，正社員（安定した自営業）にいつでもなれる，誰でも望めば，30 歳位までにみな結婚し，離婚しないで高齢を迎えるという考え方[8]。
家族主義：家族の中に正規雇用者がいて，人並みの生活を負担できる給料を貰える。家族の中に時間的にケアできる人がいることを前提に経済問題やケアについては全て，家族の中で解決するという考え方[8]。

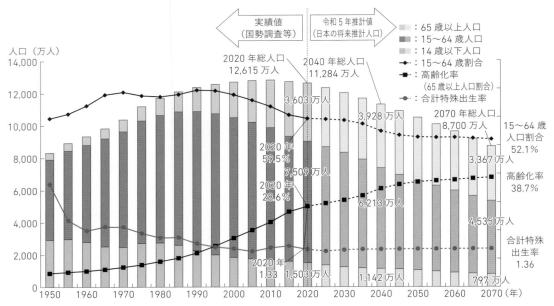

図 1-5　日本の人口の推移

日本の人口は近年減少局面を迎えている。2070 年には総人口が 9,000 万人を割り込み，高齢化率は 39％の水準になると推計されている。

〔厚生労働省：わが国の人口について．厚生労働省ホームページ，https://www.mhlw.go.jp/content/12600000/001094660.pdf（参照 2024-2-29）〕

表 1-1　75 歳以上人口の増加と 1 人当たり医療費・介護費

	医療（2020 年）		介護（2020 年）	
	1 人当たり国民医療費	1 人当たり国庫負担	1 人当たり介護費	1 人当たり国庫負担
65〜74 歳	55.4 万円	8.2 万円	5.0 万円	1.3 万円
		約 4 倍		約 10 倍
75 歳以上	90.2 万円	32.6 万円	47.8 万円	12.7 万円

〔財務省：これからの日本のために財政を考える．財務省ホームページ，https://www.mof.go.jp/policy/budget/fiscal_condition/related_data/202310_kanryaku.pdf（参照 2024-2-29）〕

の対処として設計されています。

　また，我々がよく聞く「標準世帯」は，有業者の夫と専業主婦の妻と子ども 2 人という設定になっています。しかしながら，2017 年の調査で既にこの「標準世帯」は全世帯数の 5％程度になっており，標準的とはいえなくなっています[9]。

　経済状態の変化から雇用制度は多様になっていて，女性の就業率の上昇などにより世帯構成やライフコースも多様化しています。しかし，従前の「標準的ライフコース」を前提とした現行の社会保障制度では，これらの変化に対応できていないのが現状です。

　「標準的ライフコース」から外れると社会保障制度は薄くなり，結婚・出産・子育てなどはリスクになってしまい，少子化に歯止めがかからない原因の 1 つともいわれています。また，「家族主義」は子どもにかかる教育費も家族内の問

TOPIC

2025年問題

　社会保障の分野のみならず，社会全体で問題になっているのが「2025年問題」です。この問題は2025年になると，いわゆる団塊の世代と呼ばれる，1947〜1949年生まれの約800万人全てが75歳以上の後期高齢者になり，65〜74歳の前期高齢者と合わせるとわが国の人口の約30％が高齢者になることから起きるといわれています。

　これは，社会保障制度の高リスク群が単純に増えるというだけでなく，日本全体の労働力が減少することも意味します。このことにより，日本経済では人手不足による混乱が不安視されています。身近な問題としては，公共交通機関の運転手不足や，宅配便の配送員の不足などの問題が取り上げられています。また，この問題は福祉分野での人材不足にも直結します。介護現場での人材不足は恒常化しており，さらに要介護者が増えることになると，必要なサービスが提供できないのではないかということも危惧されています。

　さらにデジタル領域でも問題はあり，経済産業省は，2025年には企業が保有する基幹系システムの老朽化やIT人材の不足などの問題で，国内で年間最大12兆円の経済損失が生まれる可能性があると警鐘を鳴らしています。

（平林朋子）

題としてとらえるため，世帯収入の差が，教育格差になってしまうという問題も起こっています。

　そのこともあり，わが国の社会保障制度は，高齢者中心の社会保障制度から，全世代型の社会保障制度への転換を目指すという方針になっています。財源の問題も含め，どのように変化していくべきなのか，自らの問題として考えなくてはならないと思います。

（平林朋子・河村愛子・小林夏紀・鈴木豊・関田歩）

文献

1) 社会保障制度審議会：社会保障将来像委員会第一次報告. 1993
2) 厚生労働省：社会保障とは何か. 厚生労働省ホームページ，https://www.mhlw.go.jp/content/12600000/000872267.pdf（参照2024-2-29）
3) 厚生労働省：給付と負担について. 厚生労働省ホームページ，https://www.mhlw.go.jp/content/12600000/001094426.pdf（参照2024-2-29）
4) 「2040年を見据えた社会保障の将来見通し（議論の素材）」等について. 厚生労働省ホームページ，https://www.mhlw.go.jp/file/06-Seisakujouhou-12600000-Seisakutoukatsukan/0000207399.pdf（参照2024-2-29）
5) 厚生労働省：社会保障と財政. 厚生労働省ホームページ，https://www.mhlw.go.jp/content/12600000/001144831.pdf（参照2024-2-29）
6) 厚生労働省：わが国の人口について. 厚生労働省ホームページ，https://www.mhlw.go.jp/content/12600000/001094660.pdf（参照2024-2-29）
7) 財務省：これからの日本のために財政を考える. 財務省ホームページ，https://www.mof.go.jp/policy/budget/fiscal_condition/related_data/202310_kanryaku.pdf（参照2024-2-29）
8) 山田昌弘：日本の社会保障制度の特徴とその前提の崩壊（標準ライフコース主義と家族主義の限界）. 男女共同参画局ホームページ，https://www.gender.go.jp/kaigi/kento/Marriage-Family/7th/pdf/8.pdf（参照2024-2-29）
9) 是枝俊悟：総世帯数の5％にも満たない「標準世帯」. 大和総研ホームページ，https://www.dir.co.jp/report/column/20180710_010074.html（参照2024-2-29）

医療

医療サービス提供の仕組み

　患者が健康を維持し，疾患や病気を管理するための役割を担う医療サービスは，一般的に医療機関や診療所で提供され，患者と医師・医療機関との診療契約にもとづいて行われます。また，医療サービスは国が定める医療制度にもとづく有償サービスとして提供され，患者は各種医療保険の被保険者証を示し，窓口で年齢，所得に応じた自己負担の金額を支払います（図2-1）。また，自己負担金に困った場合には，年齢や所得，疾病に応じてさまざまな自己負担の軽減方法があります（54頁）。

医療機関の構成

　わが国において，医療提供施設は，医療法をはじめとする医療関連法規によってさまざまな種類に分けられています（図2-2）。医療法は患者の利益の保護と，良質で適切な医療を効率的に提供する体制を確保し，国民の健康の保持に寄与することを目的に定められた法律であり，保健医療サービスのあり方を示していま

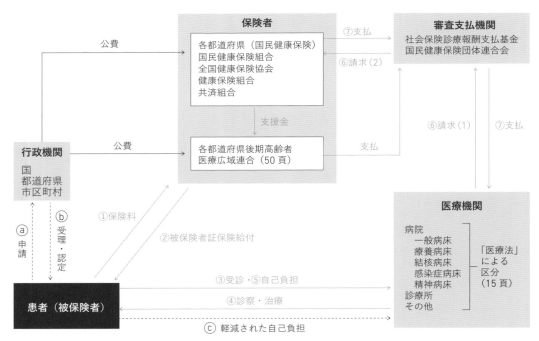

図 2-1　保険診療の仕組み

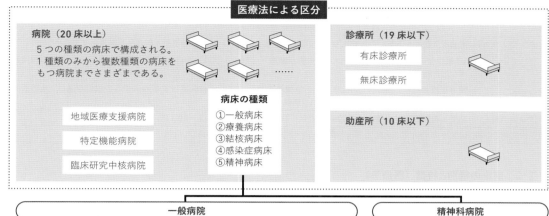

医療法による区分

病院（20床以上）
5つの種類の病床で構成される。
1種類のみから複数種類の病床を
もつ病院までさまざまである。

地域医療支援病院

特定機能病院

臨床研究中核病院

病床の種類
①一般病床
②療養病床
③結核病床
④感染症病床
⑤精神病床

診療所（19床以下）

有床診療所

無床診療所

助産所（10床以下）

一般病院

・急性期一般病棟（病床）
・地域包括ケア病棟（病床）
・回復期リハビリテーション病棟
・療養病棟（病床）
・緩和ケア病棟（ホスピス病棟）
・障害者施設等一般病棟
・特殊疾患病棟（病床）
・感染症病床
・結核病棟（病床）

精神科病院

・精神科病棟（病床）
・精神科急性期治療病棟
・精神科救急入院料病棟
・精神科救急・身体合併症入院料病棟
・精神科療養病棟
・地域移行機能強化病棟
・認知症治療病棟

図 2-2　**医療機関の種類**
＊病棟とは，病床運営の単位。

す。それにより，医療提供施設の定義，病床の種類，特徴が定められ，医療提供
施設間の機能の分担や業務の連携についても触れられています。

　私たちは，医療機関それぞれの機能や提供される医療サービスの内容を考えて
医療機関を選択する必要があります。

医療法による区分

　医療法において医療提供施設は病院，地域医療支援病院，特定機能病院，臨床
研究中核病院，診療所，助産所等に分けられています（表 2-1）。病床は，一般病
床，療養病床，結核病床，感染症病床，精神病床に分けられています（表 2-2）。
それぞれの施設や病床によって役割や規模，利用できる人が異なっています。

医療対策・医療関連各法等による拠点病院等

　医療対策・医療関連各法等や各省庁事業等がもととなり設置される拠点病院等
は，特定の地域等において高度な医療サービスを提供し，国や都道府県等の医療
政策上重点が置かれている医療を実施しています（呼称は都道府県によって異なる場
合がある）（表 2-3）。また，各領域の診療で中心的役割を担い，総合的で高度な医
療を提供するとともに，拠点病院等が中心となって地域の診療ネットワークを構
築する役割もあります。最新治療などの情報収集や各医療機関への情報提供，教
育・研修を行うことも求められています。

表 2-1　主な医療提供施設の種類と特徴（医療法）

病院	20 人以上の患者を入院させるための施設を有するところ
診療所	患者を入院させるための設備を有しないところ，または 19 人以下の患者を入院させる施設を有するところ
助産所	10 人以上の入院施設を有しない，助産師が助産（分娩の手助け）を行うところ。妊婦，褥婦，新生児の保健指導などを行うところ
地域医療支援病院	救急医療の提供，施設や MRI 等高度医療機器の共同利用，地域医療従事者の研修等の機能を通じ，地域医療確保のために地域医療機関の支援を行う病院（200 床以上）
特定機能病院	高度な医療提供，高度な医療技術の開発・評価・研修を行う病院（400 床以上）
臨床研究中核病院	国際水準の研究や医師主導治験の中心的役割を担う病院（400 床以上）

表 2-2　病床の種別と特徴（医療法）

一般病床	病院または診療所のうち，下記以外の病床
療養病床	病院または診療所のうち下記以外で，長期にわたり療養を必要とする人が入院する病床
結核病床	病院の病床のうち結核の人が入院する病床
感染症病床	病院の病床のうち 1 類感染症，2 類感染症（結核を除く），新型インフルエンザ等感染症または指定感染症の患者，新感染症の所見がある人が入院する病床
精神病床	病院の病床のうち精神疾患を有する人が入院する病床

表 2-3　拠点病院等の種類

名称	根拠法等	説明
がん診療連携拠点病院等	がん対策基本法	全国どこでも質の高いがん医療を提供することができるよう，専門的医療の提供に加え，地域のがん診療の連携体制の構築，がん患者に対する相談・支援および提供を行っている
がんゲノム医療中核拠点病院等	がん対策基本法	がんゲノム医療を牽引し，臨床試験や治験を担っている
小児がん拠点病院等	がん対策基本法	小児がん医療連携の中心となり，各種小児がんの治療や小児がん患者・家族等の支援を行っている
へき地医療拠点病院	へき地保健医療対策等実施要綱	へき地診療所等への代診医等の派遣，へき地の医療従事者に対する研修，遠隔診療支援等の診療支援事業等を実施している。都道府県単位で編成されている
災害拠点病院	災害対策基本法	災害発生時に災害医療を行う医療機関を支援する病院
エイズ治療拠点病院	感染症の予防及び感染症の患者に対する医療に関する法律	地域におけるエイズ診療の中核的役割を果たす病院
肝疾患診療連携拠点病院	肝炎対策基本法	肝疾患に関する情報提供，肝炎患者や家族等への相談支援，医療従事者への研修等を実施している
難病診療連携拠点病院	難病の患者に対する医療等に関する法律	難病の診療やケアに関する研修会の開催，高度な医療を要する患者の受け入れ，地域の医療機関等に対する医学的な指導，助言などの役割を担っている
子どもの心の診療拠点病院	子どもの心の診療ネットワーク事業	地域における子どもの心の診療体制の整備に必要と考えられる子どもの心の診療支援（連携）事業，子どもの心の診療関係者研修事業，普及啓発・情報提供事業を実施している
小児救急医療拠点病院	小児救急医療支援事業	休日夜間急患センター，小児初期救急センター，在宅当番医制等の初期救急医療施設および小児救急患者の搬送機関との円滑な連携体制のもとに，休日および夜間における入院治療を必要とする小児の重症救急患者の医療を確保している
認知症疾患医療センター	認知症疾患医療センター運営事業	認知症の進行予防から地域生活の維持にいたるまで必要となる医療介護を提供できる機能体制の構築，認知症患者に対する相談・支援・情報提供を行っている
てんかん診療拠点病院	てんかん地域診療連携体制整備事業	専門的な相談支援，他の医療機関，自治体等や患者の家族等との連携を図るほか，治療や相談支援等に携わる関係機関の医師に対し，てんかんの助言・指導や地域における普及啓発等を行うことにより，てんかん診療における地域連携体制を整備している
原子力災害拠点病院	原子力規制委員会	原子力災害時に被災地域の原子力災害医療の中心となって機能する医療機関。また，原子力災害医療派遣チームを有し，原子力災害時に被災した原子力災害対策重点区域内の道府県内において救急医療等を行っている
アレルギー疾患医療中心拠点病院等	アレルギー疾患対策基本法	診断が困難な症例や標準的治療では病態が安定しない重症および難治性アレルギー疾患患者の診断・治療・管理を行っている

がん診療連携拠点病院等

- 専門的ながん治療や緩和ケアを提供するとともに，がん診療の連携協力体制の整備をはかるほか，がん患者に対する相談支援および情報提供を行います。
- がん診療連携拠点病院には，各都道府県で中心的役割を果たす「都道府県がん診療連携拠点病院」，都道府県内の各地域（2次医療圏）で中心的役割を果たす「地域がん診療連携拠点病院」等があります。
- がん診療連携拠点病院に設置されているがん相談支援センターでは，がん患者，家族等，地域からの相談に無料で対応しています。専門の相談員（医療ソーシャルワーカー，看護職，心理職等）が配置され，プライバシーの保護のもと，がん治療・療養生活と社会生活（就労など）の両立，社会復帰に関して，保健医療福祉分野の専門職や就労先などの事業者と情報共有し，連携をはかって相談支援を行っています。

認知症疾患医療センター

- 地域の認知症医療の中核として，認知症に関する鑑別診断と初期対応，認知症の行動・心理症状と身体合併症への急性期対応，専門医療相談，診断後の相談支援等を実施するとともに，地域保健医療・介護関係者への研修等を行います。
- 保健医療と介護機関等の連携を重視し，都道府県・政令指定都市が指定した医療機関に認知症疾患医療センターが設置されています。それぞれの役割に応じて基幹型，地域型，診療型に分類されています。

病棟・病床の種類・機能・特徴（診療報酬上の病棟・病床区分）

急性期一般病棟（病床）

概要
- けがの直後や，病気の初期症状が急激に現れて不安定な状態にある急性期に必要な入院治療を行う病棟。症状の進行が止まる，もしくは安定するまで専門的治療を24時間体制で行います。
- 一定期間，集中的な医療サービスを提供するために，適正な人員配置および設備に関する施設基準の要件が設定されています。
- 入院医療の効果・効率性は，「一般病棟用の重症度，医療・看護必要度に係る評価票」という指標を用いて評価されます。
- 看護職員配置，重症度，医療・看護必要度にかかわる基準，患者割合，平均在院日数などの要件が異なります。

対象者
- 病気やけがにより，集中的な治療やケアを必要としている人。
- 病状が不安定で，入院して確定診断や検査を要する人。
- 比較的病状は落ちついたが，急変するリスクが高く，集中的な観察や看護が必要な人。

ポイント
- 検査・手術，集中的な治療が必要な時期から，症状が安定化してくる時期まで受入をしています。

地域包括医療病棟の新設

　2024 年度診療報酬改定において，地域包括医療病棟が新設されました。

　地域包括医療病棟は，従来あった地域包括ケア病棟より医療の機能が充実した病棟で，高齢者の誤嚥性肺炎や尿路感染などの治療を行い，早期のリハビリテーションや栄養管理，退院支援を提供することが求められ，急性期と回復期の医療を担う役割が期待されています。

　施設基準として，看護職員が 10：1 以上の配置であること，平均在院日数が 21 日以内であること，入退院支援加算 1 の届出を行っていること，救急車等で搬送された患者や，高度医療などを提供する急性期病院（救急患者連携搬送料を算定した病院）から搬送された患者が 1 割 5 分以上であること，回復期リハビリテーション病棟を含む在宅等への退院割合が 8 割以上あること，その他，リハビリテーションの療法士や管理栄養士の配置基準などがあります。

（小林夏紀）

地域包括ケア病棟

概要
- 療養やリハビリテーションなどを一定期間行い，在宅につなぐ病棟。在宅や介護施設等で療養中の人の，軽・中等度の急性疾患による入院や予定入院の役割を担い，急性期治療を終えた人の継続的治療やリハビリテーション，在宅復帰の支援を行います。
- 入院期間は最大 60 日で，病状や状況に応じて医師が判断します。
- 多職種（医師，看護師，リハビリテーションスタッフ，医療ソーシャルワーカー，在宅医，ケアマネジャーなど）が連携，協働し，入院から退院，在宅療養までの計画・指導・支援を行います。
- 病院と地域を繋ぐための，入退院支援および地域連携業務部門の設置が施設基準の要件で，医療ソーシャルワーカーや看護師等がその部門を担当しています。
- 「適切な意思決定支援に関する指針」を定めていることが施設基準の要件とされています。

対象者
- 在宅や介護施設で療養中，急性期治療終了後で，継続治療やリハビリテーション，検査，在宅復帰支援を必要とする人。

ポイント
- リハビリテーションは，1 単位 20 分以上，1 日 2 単位以上の算定ができます。
- 自宅等からの受け入れ患者数の割合や緊急入院数，在宅復帰率などの要件があり，地域で助け合う体制づくりをより一層推進する役割が求められています。
- 許可病床数が 400 床以上の保険医療機関は，地域包括ケア病棟の新たな届出が認められていません。

回復期リハビリテーション病棟

概要
- 医学的・社会的・心理的なサポートが必要な患者に対して，病気やけがの発症早期から，専門職種がチームを組んで集中的なリハビリテーションを行い，心身の回復後に自宅や社会に復帰することを目的とする病棟。家族等への介護指

表 2-4　回復期リハビリテーション病棟を利用できる人の要件と算定上限日数

(2024 年 2 月末現在)

要件	算定上限日数
脳血管疾患，脊髄損傷，頭部外傷，くも膜下出血のシャント術後，脳腫瘍，脳炎，急性脳症，脊髄炎，多発性神経炎，多発性硬化症，腕神経叢損傷等の発症後もしくは手術後の状態または義肢装着訓練を要する状態	150 日以内
高次脳機能障害を伴った重症脳血管障害，重度の頸髄損傷および頭部外傷を含む多部位外傷	180 日以内
大腿骨，骨盤，脊椎，股関節もしくは膝関節の骨折または二肢以上の多発骨折の発症後または手術後状態	90 日以内
外科手術または肺炎等の治療時の安静により廃用症候群を有しており，手術後または発症後の状態	90 日以内
大腿骨，骨盤，脊椎，股関節または膝関節の神経，筋または靱帯損傷後の状態	60 日以内
股関節または膝関節の置換術後の状態	90 日以内
急性心筋梗塞，狭心症発作その他急性発症した心大血管疾患または手術後の状態	90 日以内

導，住宅改修に向けた家屋評価など環境に向けたアプローチ，生活課題の解決に向けた相談など，多岐にわたる支援を行っています。

- 退院後の生活を見据えたリハビリテーション実施計画が入院初期に立てられます。在宅復帰に向けて，院内の多職種チーム（医師，理学療法士，作業療法士，言語聴覚士，看護師，介護職，栄養士，薬剤師，医療ソーシャルワーカーなど）が地域の多職種と連携する体制になっています。

対象者
- 対象者の要件と算定上限日数が定められています（表 2-4）。

ポイント
- リハビリテーションは 1 単位 20 分以上，1 日最大 9 単位まで算定ができますが，2024 年度診療報酬改定により運動器リハビリテーションは 1 日 6 単位までとなりました。
- リハビリテーションの効果にかかる実績が一定の水準に達しない場合，6 単位までの出来高算定となります。
- 病棟単位で入院料区分が 1〜5 に設定されており，受け入れ患者の基準や FIM（289 頁）を利用した実績指数，職員の体制，在宅復帰率などが異なります。

緩和ケア病棟（ホスピス病棟）

概要
- 治療の継続が困難な患者に対し，身体・精神的な痛み，不安を和らげるケアを行う病棟。
- 治癒を目的とした積極的な治療は行わず，病気の進行に伴うさまざまな苦痛を和らげる治療・ケアを行います。
- 専門職によるチーム（医師，看護師，医療ソーシャルワーカー，心理士など）が，穏やかで本人の希望に沿った療養生活を過ごせるよう支援します。
- 患者家族も支援します。

対象者
- 主に，治療の継続が困難，もしくは十分な病状の説明を受けた後に積極的な治療よりも苦痛症状の緩和を目的としたケアを選択した，がん，または後天性免疫不全症候群（エイズ）の人。

- 患者や家族に病状を説明し，理解を得た後の入院であることが望まれます。
- 病状が緩和し，体調が良好であれば在宅療養に移行していく方針が主流で，入院期間は短縮傾向にあります。
- 在宅療養に移行する場合，安心して療養生活を送れるように，福祉サービス等を利用して退院の準備を進めます。
- 退院後も，症状が変化した際や家族のレスパイトなど，必要に応じて入院できる体制が整備されています。

特殊疾患病棟

概要
- 脊髄損傷による重度障害者や重度の意識障害者，筋ジストロフィーまたは神経難病を罹患している人などに対し，長期の療養や介護を行う病棟。
- 人工呼吸器の管理や頻回の吸引・吸入といった医療処置など，医師や看護師による専門的なケアを常時行います。

対象者
- 脊髄損傷などにより，医療や看護を常時必要とする重度障害者。
- 重度の意識障害者，筋ジストロフィーまたはパーキンソン病，脊髄小脳変性病，筋萎縮性側索硬化症（ALS）など神経難病で常時医療的ケアの必要な人。

ポイント
- 医療費の自己負担は，「難病の患者に対する医療等に関する法律」にもとづく医療費助成制度や重度心身障害者医療費助成制度などにより軽減することができます。都道府県により重度心身障害者医療費助成制度の内容は異なります。

障害者施設等一般病棟

概要
- 重度の障害や難病等がある人に対し治療を行う病棟。

対象者
- 重度の肢体不自由児（者）
- 脊髄損傷等の重度障害者
- 重度の意識障害者：意識障害レベルが JCS（Japan Coma Scale，表2-5）で30（または II-30）以上または GCS（Glasgow Coma Scale，表2-5）で8点以下の状態が2週以上持続している人，無動症の患者（閉じ込め症候群，無動性無言，失外套症候群等）。
- 神経難病患者：筋ジストロフィー，多発性硬化症，重症筋無力症，筋萎縮性側索硬化症（ALS），脊髄小脳変性症，ハンチントン病，パーキンソン病関連疾患，多系統萎縮症等。

ポイント
- 病棟は入院患者の7割以上を上記対象患者で満たす必要があります。

療養病棟（病床）

医療療養病床

概要
- 医療保険制度を利用して入院し，長期にわたり医学的管理下で療養を行う病床（表2-6）。

表 2-5　意識障害に関する評価スケール

ジャパン・コーマ・スケール（Japan Coma Scale：JCS，3-3-9 度方式）

Ⅰ　刺激なしでも覚醒している	1	ほぼ意識清明だが，いまひとつはっきりしない
	2	見当識障害がある
	3	自分の名前，生年月日が言えない
Ⅱ　刺激すると覚醒する* （刺激を止めると眠り込む）	10	呼びかけで容易に開眼する
	20	大声や身体の揺さぶりで開眼する
	30	痛み刺激を加え，呼びかけを繰り返すとかろうじて開眼する
Ⅲ　刺激しても覚醒しない	100	痛み刺激に対し，はらいのけるような動作をする
	200	痛み刺激ですこし手足を動かしたり顔をしかめる
	300	痛み刺激に反応しない

・R：不穏，I：糞尿失禁，A：自発性喪失を別に表示する（【例】30-R，3-I，3-A）。
＊覚醒後の意識内容は考慮しない。

グラスゴー・コーマ・スケール（Glasgow Coma Scale：GCS）

開眼 eye opening	点数	最良言語反応 best verbal response	点数	最良運動反応 best motor response	点数
自発的に開眼する	4	見当識あり	5	命令に従う	6
呼びかけで開眼する	3	混乱した会話	4	痛み刺激ではらいのける	5
痛み刺激で開眼する	2	混乱した言葉	3	痛み刺激で逃避動作	4
開眼しない	1	理解不能の音声	2	痛み刺激で異常屈曲	3
		発語しない	1	痛み刺激で伸展する	2
				全く動かない	1

・開眼，言語，運動の各項の反応の合計をコーマ・スケールとし，深昏睡 3 点，正常者では 15 点となる。
　一般に 8 点以下を重症例として扱うことが多い。

表 2-6　療養病棟の種類

内容	利用できる人	保険	利用者負担
医療療養 病床	病状は安定しているが密度の高い医学的管理・処置や維持期のリハビリテーションが必要な人	医療保険 身体機能の状態（ADL 区分）と患者の病状・状態（医療区分，表 2-7）に応じて診療報酬を算定（療養病棟入院料 1，2）	高額療養費の自己負担限度額（54 頁）＋入院時生活療養費＋おむつ代など
介護医療院	医療の必要性は多様だが，容体は比較的安定した要介護の人	介護保険	介護保険の要介護度に応じた利用者負担額

- 急性期治療終了後，病状は安定していても，医学的管理・処置が継続して必要な人に医療・看護・介護が行われます。

対象者
- 慢性期の状態で，継続した医学的管理・処置が必要な人。

ポイント
- 入院期間は，患者の病状・状態によって異なります。
- 医療療養病床の医療費は，身体機能（ADL 区分）の状態と患者の病状・状態（医療区分，表 2-7），処置等に応じて細かく設定されています。
- 医療区分 2・3 の人が中心です。医療区分 1 の人は入院できない場合があります。

介護医療院

- 詳しくは，100 頁を参照ください。
- 2024 年 3 月末で介護療養型医療施設は廃止となりました。

表 2-7　医療区分の患者分類と自己負担

（2024 年 2 月末現在）

状態・疾病・処置	入院時生活療養費	
	食事療養費 （自己負担/食）	居住費 （自己負担/日）*1
医療区分 1　医療区分 2，3 に該当しない人	59 頁参照	370 円 （指定難病の人は負担なし）
医療区分 2 【状態・疾患】 ・難病の人（筋ジストロフィー，多発性硬化症，筋萎縮性側索硬化症（ALS），パーキンソン病関連疾患等） ・脊髄損傷（頸髄損傷）の人 ・慢性閉塞性肺疾患（COPD）の人 ・疼痛コントロールが必要な悪性腫瘍の人 【処置等】 ・肺炎に対する治療をしている人 ・尿路感染症に対する治療をしている人 ・リハビリテーションが必要な疾患が発生してから 30 日以内の人 ・脱水かつ発熱を伴う状態の人 ・消化管等の出血が反復継続している状態の人 ・頻回の嘔吐かつ発熱を伴う状態の人 ・せん妄に対する治療を実施している人 ・うつ病に対する治療を実施している人（精神保健指定医による処方薬が投与されている場合） ・他者に対する暴行が毎日認められる状態の人 ・褥瘡に対する治療を実施している人（DESIGN-R 分類 d2 以上に該当する場合もしくは 2 か所以上） ・末梢循環障害による下肢末端開放創に対する治療をしている人 ・中心静脈栄養を受けている人*2（広汎性腹膜炎，腸閉塞，難治性嘔吐，難治性下痢，活動性の消化管出血，炎症性腸疾患，短腸症候群，消化管瘻または急性膵炎を有する患者以外を対象として，中心静脈栄養を開始した日から 30 日を超えて実施するものに限る） ・発熱または嘔吐を伴う経管栄養をしている人 ・喀痰吸引を 1 日 8 回以上必要な人 ・気管切開，気管挿管のケアが必要な人 ・透析をしている人 ・頻回の血糖検査をしている人 ・常時酸素療法が必要な人（医療区分 3 を除く） ・創傷（手術創，感染創含む）皮膚潰瘍または下肢もしくは足部の蜂巣炎・膿等の感染症に対する治療をしている人	59 頁参照	
医療区分 3 【状態・疾患】 ・スモンの人 ・医師および看護師により，常時監視・管理を実施している人 【処置等】 ・24 時間持続点滴の人 ・中心静脈栄養を受けている人*2, 3（療養病棟入院基本料を算定する場合にあっては，広汎性腹膜炎，腸閉塞，難治性嘔吐，難治性下痢，活動性の消化管出血，炎症性腸疾患，短腸症候群，消化管瘻もしくは急性膵炎を有する患者を対象とする場合または中心静脈栄養を開始した日から 30 日以内の場合に実施するものに限る） ・人工呼吸器を使用している人 ・ドレーン法・胸腹腔洗浄をしている人 ・発熱を伴う気管切開・気管内挿管をしている人 ・常時流量 3 L/分以上の酸素療法をしている人 ・感染症治療のため隔離室での管理をしている人		

低所得Ⅱ（91 日以上）は事前に申請する必要がある。
上記の食事療養費・居住費以外に医療費や保険外の自己負担がある。
*1　居住費は 65 歳以上の人のみかかる。
*2　2024 年度診療報酬改定によって，静脈経腸栄養ガイドライン等を踏まえた栄養管理にかかわる説明を実施したうえで，新たに経腸栄養を開始した場合に一定期間算定可能な経腸栄養管理加算が新設された。
*3　患者の摂食機能または嚥下機能の回復に必要な体制を有していない場合には，医療区分 2 に相当する点数を算定する。

感染症病床

概要 ● 「感染症の予防及び感染症の患者に対する医療に関する法律」〔感染症法（感染症新法）〕に規定する1類感染症，2類感染症，新感染症の患者に対する治療を行う病棟（表2-8）。

対象者 ● 感染症法に規定する1類・2類および新感染症の患者。

利用負担 ● 詳しくは「感染症医療費助成」（63頁）を参照ください。

ポイント ● 新型コロナウイルス感染症は，2023年5月8日より感染症法の5類感染症へ位置づけられています。

表2-8　**感染症の分類**
（2024年2月末現在）

1類感染症	エボラ出血熱，クリミア・コンゴ出血熱，痘そう，南米出血熱，ペスト，マールブルグ病，ラッサ熱
2類感染症	急性灰白髄炎（ポリオ），結核，ジフテリア，重症急性呼吸器症候群（病原体がベータコロナウイルス属 SARS コロナウイルスであるものに限る），中東呼吸器症候群（病原体がベータコロナウイルス属 MERS コロナウイルスであるものに限る），鳥インフルエンザ（病原体がインフルエンザウイルス A 属インフルエンザ A ウイルスであってその血清亜型が H5N1，H7N9 であるものに限る）
新感染症	人から人に伝染すると認められ，今までの感染症と症状などが明らかに異なり，その伝染力や罹患した場合の重篤度から判断した危険性がきわめて高い感染症

感染症法ではほかに3類感染症，4類感染症，5類感染症，新型インフルエンザ等感染症，指定感染症がある。

結核病棟（病床）

概要 ● 結核の治療を専門的に行う病棟。

対象者 ● 結核と診断され，喀痰塗抹検査陽性者は入院の適応です（入院勧告）。
● 結核患者でも喀痰塗抹検査陰性であれば外来適応ですが，場合によっては入院が必要になることがあります（入院勧告対象外）。

利用負担 ● ①入院勧告または入院措置患者の医療費
・ 各種医療保険を適用したうえ，結核医療に要する費用の自己負担額が公費で負担される
・ 世帯員の総所得税額が147万円を超える人は月額2万円を上限として一部負担あり
● ②上記①以外の患者の医療費
・ 結核の医療を受けようとする人が，結核指定医療機関で適正な医療を受けるための必要な費用について，都道府県がその95％を負担する
・ 患者負担の5％についても給付し，患者負担が生じない場合もある

利用方法 ● ①②ともに申請窓口は保健所になります。
● ①は入院日から公費負担が開始されます。
● ②の公費負担は保健所が申請を受理した日から開始されます。

（鈴木勝喜）

在宅生活を支える医療資源

診療所（医院・クリニック）

概要	● 病床が19床以下の医療機関。症状の初期から診察・診療を行い，患者の生活背景を把握し，生活相談に応じたり，保健指導を行ったりします。
	● 専門的な医療や入院が必要な場合，適切な医療機関を紹介します。
ポイント	● 病気の予防・早期発見のために，かかりつけの診療所をもつことが推奨されています。
	● 診療所のかかりつけ医と病院の医師による2人主治医制が推進されています。連携をとりながら，効果的かつ継続的な治療が可能になります。
	● 診療所によっては往診（急変など状況に応じて診療を行うこと）や訪問診療（訪問計画にもとづき定期診療を行うこと）を行っています。

在宅療養支援診療所

	● 緊急時連絡および24時間往診可能な体制を確保し，訪問診療を行う診療所。
	● 自宅において医師が診察，薬の処方，医療機器の管理・指示を行います。
	● 自宅にくわえて特別養護老人ホーム，有料老人ホーム，グループホームなどでも診療します。
	● 緩和ケアや看取りも行います。
対象者	● 疾病や傷病により通院が難しく，在宅療養している人。
	● 年齢制限，重症度や要介護度等の要件はありません。
利用方法	● かかりつけ医，ケアマネジャー，医療ソーシャルワーカーなどに相談してください。
ポイント	● 医療的ケア児（者）への支援として重要な役割を果たしています。
	● 施設基準の要件として，厚生労働省「人生の最終段階における医療・ケアの決定プロセスに関するガイドライン」等の内容を踏まえた，「適切な意思決定支援にかかわる指針」を作成する必要があります。

外来リハビリテーション

概要	● 外来で，医師の指示のもと，理学療法士（PT），作業療法士（OT），言語聴覚士（ST）が，患者の身体機能やADL（日常生活動作）の向上を目的にリハビリテーションを行います。
対象者	● 医師がリハビリテーションを必要と判断した人。
利用方法	● かかりつけ医に相談してください。
利用負担	● 外来診療の自己負担分（44頁）。
ポイント	● 受けられるリハビリテーション（医療保険）は5つに分類され，疾患によって算定上限日数があります（表2-9）。
	● 必要があって算定上限日数を超えてリハビリテーションを行った場合，月13

表 2-9　疾患別リハビリテーションの分類と算定上限日数の関係

表 2-9　疾患別リハビリテーションの分類と算定上限日数の関係　　　　　　　　　　　　（2024 年 2 月末現在）

分類	心大血管疾患リハビリテーション	脳血管疾患等リハビリテーション	運動器リハビリテーション	呼吸器リハビリテーション	廃用症候群リハビリテーション
主な対象疾患・患者	・急性心筋梗塞等，急性発症した心大血管疾患 ・慢性心不全等，慢性の心大血管疾患により一定程度以上の呼吸循環機能等の低下をきたしている患者	・脳梗塞等の脳血管疾患 ・脳腫瘍等の中枢神経疾患 ・多発性神経炎等の神経疾患 ・パーキンソン病等，慢性の神経筋疾患 ・高次脳機能障害，聴覚・言語機能の障害，構音障害等	・上・下肢の複合損傷等，急性発症した運動器疾患 ・関節の変性疾患，糖尿病足病変等，慢性の運動器疾患により一定程度以上の運動機能等の低下をきたしている患者	・肺炎等の急性発症した呼吸器疾患 ・肺腫瘍等の呼吸器疾患 ・慢性閉塞性肺疾患等，慢性の呼吸器疾患により一定程度以上重症の呼吸困難をきたしている患者 ・食道がん等手術前後の呼吸機能訓練を要する患者	・急性疾患等に伴う安静による廃用症候群であって，一定程度以上の基本動作能力・応用動作能力・言語聴覚能力および日常生活能力の低下をきたしている患者
算定上限日数*	治療開始日から 150 日	発症・手術または急性増悪から 180 日	発症・手術または急性増悪から 150 日	治療開始日から 90 日	廃用症候群の診断または急性増悪から 120 日

*算定上限日数には入院におけるリハビリテーションの日数も含まれる。

表 2-10　算定上限日数を超えてリハビリテーションを受けられる疾患・患者

①失語症・失認および失行症
②高次脳機能障害
③重度の頸髄損傷
④頭部外傷または多部位外傷
⑤慢性閉塞性肺疾患（COPD）
⑥心筋梗塞
⑦狭心症
⑧軸索断裂の状態にある末梢神経損傷（発症後 1年以内）

⑨外傷性肩関節腱板損傷（受傷後 180 日以内）
⑩回復期リハビリテーション病棟入院患者（運動器リハビリテーション対象者以外）
⑪回復期リハビリテーション病棟の退棟日から 3 か月以内の患者
⑫難病患者リハビリテーション料に規定する患者
⑬障害児（者）リハビリテーション料に規定する患者
⑭先天性または神経性の神経・筋疾患
⑮医学的に必要と認められる患者

単位まで算定できることがあります。医師との相談が必要です。

- 表 2-10 の対象においては，月 1 回以上の FIM 測定をし，医師がリハビリテーションの必要性の判断等を行った場合に算定上限日数を超えてリハビリテーションを受けることができます。

訪問看護

概要
- 在宅療養している人に対し，医師の指示のもと看護師や理学療法士などが自宅を訪問して，ケアや診療の補助，リハビリテーションなどを行います。

対象者
- 疾病等により在宅療養していて通院が難しい人。医師の訪問看護指示書が必要です。
- 要介護認定を受けている人は介護保険が適用されますが，要介護認定を受けていても厚生労働大臣が定める疾病等に該当する人は医療保険が適用されます（表 2-11〜表 2-13）。

表 2-11　訪問看護における医療保険と介護保険適用の違い

	医療保険適用の訪問看護	介護保険適用の訪問看護
内容	①病状の観察（病気や障害・血圧・体温・脈拍測定などのチェック） ②医療器具（チューブ・ストーマ・カテーテルなど）の管理 ③褥瘡（床ずれ）防止や処置 ④療養上の世話（食事・排泄・入浴・洗髪・清拭などの介助や指導） ⑤リハビリテーション ⑥ターミナルケア ⑦相談援助・療養環境の整備（介護方法，医療機器の指導など家族への支援） ⑧認知症ケア（認知症介護の相談や助言） ⑨介護予防 ⑩療育相談	
利用者	・40 歳未満の人 ・40 歳以上で介護保険非該当の人 ・要介護認定されているが厚生労働大臣が定める疾病等（表 2-12）に該当する人 ・特別訪問看護指示書が交付された人*1 ・精神科訪問看護指示書が交付された認知症以外の精神疾患に罹患している人（38 頁）	要支援，要介護認定された人（109 頁）
頻度	・週 3 日が限度 ・下記の①〜③に該当する人は週 4 日以上の訪問と複数の訪問看護ステーションから訪問が可能 　①表 2-12 の疾病等に該当する人 　②特別訪問看護指示書が交付された人*1 　③表 2-13 の厚生労働大臣が定める状態の人	ケアプランで定める上限単位数内
費用負担目安	例）利用回数　週 3 日まで　1 割　560 円/日 　　　　　　　週 4 日以降　1 割　660 円/日	例）利用時間　20 分未満　　　　1 割　　313 円 　　　　　　　30 分未満　　　　1 割　　470 円 　　　　　　　30 分〜60 分　　1 割　　821 円 　　　　　　　60 分〜1 時間半　1 割　1,125 円

*1
・急性増悪時，退院直後，終末期など医師が頻回な訪問看護を必要とする状態と認めた場合は月 1 回交付，14 日間まで
・気管カニューレを使用している状態にある，または真皮を越える褥瘡がある人に限り，月 2 回まで交付，28 日間まで

表 2-12　厚生労働大臣が定める疾病等

- 末期の悪性腫瘍
- 多発性硬化症
- 重症筋無力症
- スモン
- 筋萎縮性側索硬化症
- 脊髄小脳変性症
- ハンチントン病
- 進行性筋ジストロフィー症
- パーキンソン病関連疾患
- 多系統萎縮症
- プリオン病
- 亜急性硬化性全脳炎
- ライソゾーム病
- 副腎白質ジストロフィー
- 脊髄性筋萎縮症
- 球脊髄性筋萎縮症
- 慢性炎症性脱髄性多発神経炎
- 後天性免疫不全症候群
- 頸髄損傷
- 人工呼吸器を使用している状態

表 2-13　厚生労働大臣が定める状態の人

- 在宅悪性腫瘍等患者指導管理もしくは在宅気管切開患者指導管理を受けている状態にある人または気管カニューレもしくは留置カテーテルを使用している状態にある人
- 在宅自己腹膜灌流指導管理，在宅血液透析指導管理，在宅酸素療法指導管理，在宅中心静脈栄養法指導管理，在宅成分栄養経管栄養法指導管理，在宅自己導尿指導管理，在宅人工呼吸指導管理，在宅持続陽圧呼吸療法指導管理，在宅自己疼痛管理指導管理，在宅肺高血圧症患者指導管理のいずれかを受けている状態にある人
- 人工肛門または人工膀胱を設置している状態にある人
- 真皮を越える褥瘡の状態にある人
- 在宅患者訪問点滴注射管理指導料を算定している人

利用方法 ● かかりつけ医やケアマネジャー，医療ソーシャルワーカーに相談してください。

利用負担 ● 医療保険や介護保険の自己負担割合の費用負担がかかります。**表 2-11** が費用の目安ですが，事業所の形態や加算により異なります。

● 各種医療費の助成制度により自己負担が軽減される場合があります。

ポイント ● 医療保険，介護保険問わず，24 時間対応している訪問看護ステーションもあります。

訪問リハビリテーション

概要 ● 在宅療養している人に対し，医師の指示のもと病院・診療所の理学療法士（PT）・作業療法士（OT）・言語聴覚士（ST）が自宅を訪問し，運動機能や日常生活動作能力の維持および向上を目的にリハビリテーションを行います。

● 原則，週 6 回（1 回 20 分以上）まで算定できます。

● 下記の場合は算定要件等が異なります。
①末期の悪性腫瘍患者は算定制限がない
②退院日から起算して 3 か月間は週 12 回まで算定できる
③急性増悪時（要件あり）は 6 か月に 1 回，診療を行った日から 14 日以内に限り，1 日 80 分まで算定できる

● リハビリテーションサービスは下記があります。
①歩行，寝返り，起き上がり，立ち上がり，座るなどの機能訓練
②麻痺や褥瘡解消のためのマッサージ
③食事，排泄，着替えなどの生活動作訓練
④生活環境の整備
⑤言語機能，嚥下機能の訓練
⑥介助方法の家族への指導

対象者 ● 要介護認定を受けていない人。

● 疾患等により在宅療養していて通院が難しい人。

● 医師の訪問リハビリテーションの指示書が必要です。

● 要介護認定を受けている人は介護保険が適用されます。

利用方法 ● かかりつけ医や医療ソーシャルワーカー等に相談してください。

ポイント ● 各種医療費の助成制度により自己負担が軽減される場合があります。

● 介護保険の訪問リハビリテーションを受けている人の急性増悪時には医療保険の対象になります。

● 介護保険については 111 頁を参照ください。

（上野真帆）

2 章 医療

● 精神科の医療サービス

精神科の相談，受診

　精神疾患を有する総患者数は，2020年に約614.8万人（入院：約28.8万人，外来：586.1万人）で，入院患者数は減少傾向で，外来患者数は増加しています。

　精神科治療につながるきっかけは，患者本人の希望のほか，身近に接している家族や友人，学校からの助言，近隣住民による発見，精神科以外の診療を受けた時の医師からの紹介などさまざまです。

　地域の身近にある精神科・心療内科診療所（クリニック）が増えてきていますが，受診に際しての不安，治療に結び付けるための課題などがある場合には事前に相談できる機関があります。

精神保健福祉センター（都道府県等および，指定都市）

概要
- 精神保健福祉法の規定にもとづき，地域の精神保健福祉における活動推進の中核的な機能を備えた総合的技術センターとなる機関。その役割は，住民の精神的健康の保持，増進，精神障害の予防，適切な精神医療の推進，地域生活支援の促進，自立と社会経済活動への参加を促進するための援助等，広範囲にわたります。
- 障害者の日常生活及び社会生活を総合的に支援するための法律（障害者総合支援法）には，都道府県および市町村が実施する精神保健福祉に関する相談支援について，精神障害者のみならず精神保健に課題を抱える人を対象とし，心身の状態に応じた適切な支援の包括的な確保を行うことが規定されています。
- 心の健康相談，精神医療にかかわる相談，アルコールや薬物依存症，思春期，認知症などさまざまな相談ができます。診療機能やデイケア，リハビリテーション機能を持っていたり，当事者や家族のグループ支援などを行っているセンターもあります。

相談窓口
- 「厚労省ホームページ　全国精神保健福祉センター」でウェブ検索すると確認できます。

保健所（都道府県，政令指定都市，中核市）

概要
- 精神保健福祉に関する相談窓口。1次予防の観点から，こころの健康づくりを推進し，精神疾患の予防に努めています。保健師や精神保健福祉士などの職員による相談支援や訪問支援等を通じて精神障害者や家族などに対して治療の必要性を説明し，精神疾患の関する知識の普及をはかり，早期に適切な治療につなげることを目指しています。
- 医療機関と連携して精神障害者の急性増悪や再発に迅速に対応するための体制

整備に取り組んでいます。

相談窓口 • 「厚労省ホームページ　保健所管轄区域案内」でウェブ検索すると確認できます。

市区町村の精神保健福祉相談窓口

概要 • 市区町村によっては，精神保健福祉相談窓口を設けています。
　　 • 精神障害者等をより身近な地域できめ細かく支援していくためには，市区町村が相談支援等の取り組みをこれまで以上に積極的に担っていくことが求められます。精神保健福祉センターや保健所と協働し，精神障害者等のニーズや地域の課題を把握したうえで，障害保健福祉圏域等の単位で精神保健医療福祉に関する重層的な連携による支援体制の構築に向け，各業務を総合的に推進することが求められています。

相談窓口 • 各市区町村の精神相談窓口。

精神科病院等の相談室 （精神科病院，精神科クリニック）

概要 • 精神科の受診，入院相談，精神科治療につなげるための以下などの相談支援を行っています。
　　 • 精神科病院の療養環境や精神科治療の一般的な情報提供
　　 • 精神保健福祉法上の入院するための必要な情報提供
　　 • 入院につながるための精神科医の相談対応
　　 • 地域との連携調整や福祉サービスの情報提供

相談窓口 • 地域の近隣精神科病院等，相談員（精神保健福祉士など）がいる医療機関に，まずは電話で相談してみてください。

夜間・休日の精神科救急医療相談

概要 • 医療機関によっては，夜間休日の時間外でも，診療を受け付ける場合があります。
　　 • 夜間や休日にかかりつけの医療機関が利用できない場合，かかりつけの医療機関がない場合などには，都道府県が設置している精神科救急情報センター等に相談することができます。
　　 • 名称は地域によって異なります（例：精神科救急情報センター）。

相談窓口 • 各都道府県の精神科救急医療機関の相談窓口。

入院形態

　精神保健福祉法（「精神保健及び精神障害者福祉に関する法律」）では，精神障害者の人権に配慮した適切な医療と保護を目的に，入院医療について多くの規定があり，精神科病院に入院する場合，入院患者の状態（症状）によって入院形態が定められています（図2-3）。本人の入院の同意を得ていても精神症状が不安定であったり，入院の同意を家族から得られなかった場合など，症状や条件によっては図2-3の通りにいかない場合もあります。

　精神科への入院は，患者本人の同意にもとづく自発的入院と，それ以外の非自発的入院に分けられます。非自発的入院は精神保健福祉法にもとづいて行われ，患者の人権を守るため，医療上必要だと認められたときのみ行うことになっています。

　いずれの入院形態でも，人権配慮規定が適用され，入院に際しては定められた書面で患者の権利や処遇などを告知することが義務づけられています。

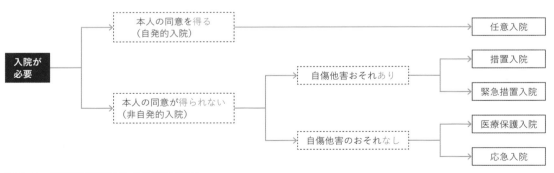

図2-3　精神保健福祉法の入院の形態

任意入院

- 概要 • 本人の同意にもとづく入院。人権擁護の観点から医療を円滑かつ効果的に行うために，精神保健福祉法は任意入院を原則的な入院形態としています。
  - 精神科病院の管理者は，患者が入院するとき，本人の同意にもとづいて入院が行われるように努めなければなりません。
- ポイント • 入院治療の必要性を理解し，患者本人が同意することで入院が成立します。
  - 精神科医師より任意入院の告知（口頭，書面にて）を行い，入院の同意書に患者本人に自署してもらいます。
  - 本人による退院の申し出により退院が可能です（ただし，精神保健指定医または特定医師が診察し，必要があると判断した時は，72時間以内に限り入院継続となる場合がある。その際，入院継続の措置をとることについて，口頭，書面での説明も行う）。

医療保護入院

- 概要 • 自傷他害のおそれはないが，医療および保護が必要な患者の入院について，患者本人の同意が得られないため，家族等が同意して入院する入院形態。
  - この入院形態は，患者本人の同意にもとづかない非自発的な入院であるため，その入院の必要性の判断は精神保健指定医の診察結果にもとづくことが必須の要件です。
  - 家族等の同意者がいない場合は，市区町村長の同意を得て入院します。また，2024年4月より家族等が同意または不同意の意思表示を行わないという意思を明確に表示している場合（当該患者とのかかわりを拒否する意思を明確に示している場合も含む）は，市区村長同意の依頼をします。
- 相談窓口 • 入院を検討している精神科病院の相談員（精神保健福祉士）。
  - 市区村長同意を依頼する場合は，各市区町村の申請窓口。
- ポイント • 家族等とは，配偶者，親権を行う者，扶養義務者（民法に規定されている，①直系血族および兄弟姉妹，②3親等内の親族で家庭裁判所において扶養義務者の審判を受けた者），後見人または保佐人。
  - 上記，「家族等」であっても虐待を行った者は同意者になれません。
  - 患者が未成年者の場合は，両親による同意が必要です。
  - 家族から「同意しない」と意思表示がある場合は，市区村長同意の対象にはなりません。
  - 退院後，退院後生活環境相談員が選任されます（36頁）。
  - 2024年4月から，精神保健福祉法の定める範囲（医療保護入院開始から6か月が過ぎるまでは3か月以内，医療保護入院開始から6か月を過ぎてからは6か月以内）の期間を定めて入院してもらいます。入院継続が必要な場合は，改めて家族等の同意を得て入院期間が更新されます。

応急入院

概要 ● 本人と家族の同意は得られないが，精神保健指定医の診察の結果，直ちに入院させなければ患者の医療および保護をはかるうえで著しい障害があると判断された場合に 72 時間に限り入院できる入院形態。

● 応急入院のうち，一定の要件を満たした「特定病院」では，精神保健指定医が不在で緊急でやむを得ない場合に，「特定医師」の診察によって 12 時間を限度として応急入院を可能にする特定措置が設けられています。

ポイント ● 応急入院に対応できる施設は，精神保健福祉法に定められた基準を満たしている病院です。

● 入院から 72 時間以内に，退院もしくは入院継続について判断する必要があります。入院継続が必要な場合には，任意入院や医療保護入院に入院形態を変更することがあります（医療保護入院の場合は，家族等や市区村長の同意を得る必要がある）。

措置入院・緊急措置入院

概要 ● 措置入院：ただちに入院させなければ，自身を傷つけ，または他人を害するお

それ（自傷他害のおそれ）があると，2名の精神保健指定医が診察をして判断が一致した場合，都道府県知事または政令指定都市の市長の命令により，指定を受けている病院に入院する入院形態。

- 緊急措置入院：入院しなければ自傷他害のおそれがあり，かつ緊急を要する場合に，精神保健指定医1名の診察により72時間に限り入院する入院形態。

ポイント
- 両入院形態は本人や家族の同意がない非自発的入院で，都道府県知事または政令指定都市の市長の命令による入院です。
- 両入院形態の入院費には医療保険が適用され，医療費と食事代の自己負担分の全額が公費負担の対象となる場合があります。ただし，一定の所得以上の人は，自己負担が発生します。
- 2024年4月から，医療保護入院者と同様に退院後生活環境相談員が選任されます（36頁）。

退院請求・処遇改善請求

日本における精神医療の歴史的な背景をふまえ，精神障害者の保健医療福祉業務に従事する関係者は，日頃から精神障害者の人権の擁護に配慮した業務を行うことが求められています。精神保健福祉法では，入院患者，その家族等に「退院請求・処遇改善請求」をする権利を規定しています。精神科病院入院中の患者の人権擁護を確保し，その適正な医療および保護を実現するため，患者または家族等は入院中の治療や入院生活において不明な点，納得のいかない点などがあった場合，病院の職員に申し出ることができます。また，退院・処遇改善を請求都道府県知事に求めることも可能で，その入院が必要か，またその処遇が適当であるかを医療審査会が審査し判断します。医療審査会の審査結果にもとづき，病院管理者に対して退院させる，もしくは処遇改善のために必要な措置をとるように命じます。

対象者
- 入院中の患者と家族等およびその代理人である弁護士。

ポイント
- 医療機関は，入院中の患者または家族等に対し，退院・処遇改善請求があることを口頭，書面で必ず説明します。そして，請求先への連絡については，書面の他，病棟内に掲示されていなければなりません。
- 精神科病院に従事する職員は，患者等から退院の申し出や処遇改善の請求があった場合，適切に対応する必要があります。

病棟・病床の種類・機能・特徴（診療報酬上の病棟・病床区分）

精神科病棟（病床）

概要
- 精神科療養病棟，精神科急性期治療病棟などの特定病棟を除いた精神科の病棟。各精神科病院によって対象とする精神疾患はさまざまで，依存症を対象としたプログラムや身体リハビリテーションを行っている専門病院などもあります。

対象者	• 精神疾患を有して入院が必要な人。
相談窓口	• 精神科病棟の入院相談を担当している職員（精神保健福祉士や相談員など）。
ポイント	• かかりつけ医がいる場合は，入院を依頼する病院に対して診療情報提供書が必要です。
	• 各医療機関の病棟がどのような人を対象としているか，確認，相談しながら入院を進めてください。

精神科急性期治療病棟

概要	• 入院期間は 3 か月を目安とし，入院治療で症状の軽減をはかり，自宅または社会復帰施設への退院調整を行います。医師，看護師，精神保健福祉士等の配置基準など精神科急性期治療病棟入院料の規定があります。
対象者	• 精神疾患を有して入院が必要な人。
	• 主に急性期の集中的な治療を要する人。
相談窓口	• 入院相談を担当している精神科病院の職員（精神保健福祉士や相談員など）。
ポイント	• かかりつけ医がいる場合は，入院を依頼する病院に対して診療情報提供書が必要です。
	• 入院期間がある程度決められているため，病床の空き状況は変動します。病床の空き状況については，各精神科病院に問い合わせて確認する必要があります。

精神科救急入院料病棟

概要	• 「スーパー救急」と呼ばれている病棟。救急に対応する病棟は，精神科救急医療体制加算という形で別算定になり，病床数の上限を 120 床と規定しています。
対象者	• 精神疾患を有して入院が必要な人。算定対象となる患者は，措置・緊急措置・応急入院者や当該病棟に入院する前 3 か月において精神科病院に入院したことがない患者，クロザピン（治療抵抗性統合失調症治療薬）の新規導入患者などです。また，医師配置 16：1，看護師配置 10：1 を要件にしています。
相談窓口	• 入院相談を担当している職員（精神保健福祉士や相談員など）。
ポイント	• かかりつけ医がいる場合は，入院を依頼する病院に対して診療情報提供書が必要です。
	• 入院期間がある程度決められているため，病床の空き状況は変動します。病床の空き状況については，各精神科病院に問い合わせて確認する必要があります。

精神科救急・身体合併症入院料病棟

| 概要 | • 精神科救急入院料の施設基準を総合病院精神科に当てはめ部分改定している病棟。身体合併症を保有していたり身体管理を必要とするような精神疾患の急性期状態の方等に対応しています。 |

- 救命救急センターを有している医療機関で，常勤の精神科医師を 5 名以上配置し，精神保健指定医を 2 名以上，精神保健福祉士 2 名以上配置し，また，身体合併症管理を行うために必要な装置および器具を常時備えている必要があります。都道府県から指定を受け「精神科救急医療体制整備事業」として，常時，精神科救急外来診療が可能（時間外，休日または深夜における診療が可能であること）であることが必要です。

対象者 ● 身体合併症や身体管理を必要とする方等，急性期の集中的な治療を有する精神疾患患者。

● 算定対象となる患者は，措置・緊急措置・応急入院者や当該病棟に入院する前 3 か月において精神科病院に入院したことがない患者などです。

相談窓口 ● 精神科病棟の入院相談を担当している精神科病院の職員（精神保健福祉士や相談員など）。

ポイント ● 緊急で入院する場合があります。かかりつけ医がいる場合は，入院を依頼する病院に対して診療情報提供書が必要です。

精神科療養病棟

概要 ● 長期にわたり療養が必要な精神障害者が入院する病棟。療養環境は，閉鎖病棟や開放病棟に分かれ，その有無は病院によって異なります。入院中に作業療法や精神科リハビリテーションを行い，身体的なリハビリテーションを行っている精神科療養病棟もあります。

● 療養病棟では，退院支援相談員がおり，入院患者に対して，退院に向けた取り組みを行い，相談に応じます（37 頁）。

対象者 ● 主に急性症状の，段階的に経過し病状が比較的安定している人や，長期入院による治療が必要な人。

相談窓口 ● 精神科病棟の入院相談を担当している精神科病院の職員（精神保健福祉士や相談員など）。

● かかりつけ医がいる場合は，入院を依頼する病院に対して診療情報提供書が必要です。

ポイント ● 他の病棟に比べると，長期入院の患者が多く入院している病棟であるため，入退院の動きが少ない場合が多いです。病床の状況など確認しながら相談していく必要があります。

● 療養環境の確認や病棟で行っている退院支援のプログラムや取り組みなどを確認して相談を進めてください。

地域移行機能強化病棟

概要 ● 退院後，地域で安定的に日常生活を送るための訓練や支援を患者に対して集中的に実施し，地域生活への移行をはかる病棟。主治医を含む多職種（看護師，作業療法士，精神保健福祉士など）が協働して，個々の患者に応じた支援について

支援計画を具体的にたてていきます。

対象者 ● 1年以上入院者または入院が1年以上に及ぶ可能性のある入院者。

ポイント ● この病棟の目的として，長期入院患者の退院促進にくわえて，精神科病床削減が挙げられますが，算定する病院が少ない現状もあります。

認知症治療病棟

概要 ● 認知症に伴って幻覚，妄想，夜間せん妄，徘徊，異食等の症状が著しく，そのケアが著しく困難な患者に対して専門的な入院治療を行う病棟。病棟では「生活機能回復訓練」という日常生活動作（ADL）に関連した，生活に必要な機能を維持させる訓練を多職種（医師，看護師，作業療法士，精神保健福祉士など）で行っています。

対象者 ● 精神症状および行動異常が特に著しい重度の認知症患者。

相談窓口 ● 入院相談を担当している職員（精神保健福祉士や相談員など）。

ポイント ● かかりつけ医がいる場合は，入院を依頼する病院に対して診療情報提供書が必要です。

● 長期療養を目的とした病棟ではなく，退院後の生活自宅や高齢者施設など地域社会に戻るための支援を行っています。

退院への支援

退院後生活環境相談員

概要 ● 措置入院，医療保護入院から退院した後の地域移行を促進する役割として「退院後生活環境相談員」が規定されています。入院者および家族等からの相談に応じるほか，退院に向けた意欲の喚起や具体的な取組の工程の相談等を積極的に行い，本人の意向を尊重した退院促進に努めます。また，定期的に患者本人，家族，入院の担当している医師，看護師，退院後生活環境相談員の他，地域の支援者にも参加してもらい，退院支援委員会を開催します。本人や家族の意向を尊重しながら入院継続の必要性の有無と理由，退院に向けた取り組みを審議します。退院後生活環境相談員になれるのは，①精神保健福祉士，②保健師，看護師，准看護師，作業療法士，社会福祉士または公認心理師として精神障害者に関する業務に従事した経験を有する者，③精神障害者およびその家族等との退院後の生活環境についての相談および指導に関する業務に3年以上従事した経験を有する人であって，かつ厚生労働大臣が定める研修を修了した人のいずれかに該当する人です。

対象者 ● 医療保護入院，措置入院をしている本人と家族など。

相談窓口 ● 入院している退院後生活環境相談員に相談してください。

ポイント ● 本人の人権擁護の観点から可能な限り早期治療・早期退院できることが目的です。

- 精神保健福祉法の改正により2024年4月から措置入院も退院後生活環境相談員の選任が義務化されます。

退院支援相談員

概要 • 精神療養病棟に入院した患者に対して退院に向けた取り組みを行い，相談に応じます。住居の場の確保等と環境調整，必要に応じて地域の相談支援事業所と連携し，地域生活が円滑に送れるように支援します。また，退院に向けた支援を推進するため，本人，家族，退院後の主治医，看護職員，退院支援相談員，相談支援事業所等が参加する退院支援委員会を月1回以上行います。退院支援相談員になれるのは，①精神保健福祉士，②保健師，看護師，准看護師，作業療法士，または社会福祉士として精神障害者に関する業務に従事した経験を3年以上有する人です。

対象者 • 精神科療養病棟に入院となった入院患者と家族など（入院形態は問わない）。

相談窓口 • 入院先の精神保健福祉士（相談員）などに相談してください。

ポイント • 退院後生活環境相談員の取り組みと同様に，患者や家族，担当スタッフ，地域支援者と連携をはかり，退院に向けた支援を行います。

地域移行支援

概要 • 精神障害者の人の地域生活に移行する際の相談や支援を行うサービス。これから地域移行しようとする人に，訪問相談，同行支援，住居の確保，サービスの体験利用，施設の体験宿泊，関係機関との調整を行います。
• 利用期間は原則1年間。

対象者 • 障害者支援施設，精神科病院に入所または入院している人など。

利用方法 • 各自治体，相談支援事業者への申請手続きが必要です。

利用負担 • サービスにかかわる利用者負担はありません（サービス提供に伴う実費，交通費，食事代は自己負担）。

相談窓口 • 施設，精神科病院の相談員（精神保健福祉士など）に相談してください。

ポイント • 障害者総合支援法による支援。
• 利用申請と計画相談支援の支給申請が必要になり，支給決定後に相談支援事業者と利用契約を行います。

精神科退院指導

概要 • 精神科病院からの退院後に必要となる保健医療サービスまたは福祉サービスなどに関する計画を策定します。精神科医師，看護師，作業療法士および精神保健福祉士が協働して行い，退院後の治療計画，退院後の療養上の注意点など計画策定した文書を医師が説明します。

対象者 • （入院期間が1か月を超える）精神科病院に入院している患者と家族。

利用負担	● 退院時に入院費（医療保険）自己負担分。
相談窓口	● 入院している主治医や精神保健福祉士（相談員）などに相談してください。
ポイント	● 退院後，地域で患者が安心して生活を継続できることを目的とした支援です。

精神科退院前訪問指導

概要	● 精神科病院に入院中に患者本人の退院先（自宅，施設など利用する機関）を専門職（保健師，看護師，作業療法士または精神保健福祉士など）が訪問し，患者の病状，生活環境および家族関係などを考慮しながら，地域の支援者と連携し療養上必要な支援を調整します。 ● 退院前に患者の自宅などを訪問し，在宅で受けられるサービス内容について検討，提案します。
対象者	● 精神科病院入院中の人で医師が必要と判断した患者。1回の入院につき3回実施可能（入院が6か月を超えると見こまれる場合は6回実施可能）。
利用方法	● 患者と家族の了解を得ることが必要です。
利用負担	● 退院時に入院費（医療保険）自己負担分。
相談窓口	● 入院先の主治医や精神保健福祉士（相談員）などに相談してください。
ポイント	● 患者が地域生活に関する不安を解消し，退院後に円滑な生活を送れるようになることが目的です。

地域生活を送るための支援

精神科訪問看護

概要	● 地域の訪問看護ステーション，精神科病院，クリニックや診療所から看護師，作業療法士または精神保健福祉士などの専門職が自宅（グループホーム含む）を訪問し，本人の症状や生活の困りごとなどの相談に対応する看護サービス。病状を把握し，再発予防の援助，社会資源の利用方法・生活リズムを確立するための日常生活の援助，家族支援などを行います。
対象者	● 精神科に通院中の人。主治医が必要と判断し，本人が希望している人。
利用方法	● 主治医の指示書が必要です。
利用負担	● 実施機関，スタッフの複数名，訪問先などによって費用は異なります。 ● 医療費の自己負担分。
相談窓口	● 通院先の医師や看護師，精神保健福祉士（相談員）などに相談してください。
ポイント	● 医師の指示書をもとに，患者本人にあわせた看護サービスを提供します。 ● 自立支援医療の対象です。

精神科デイケア，ナイトケア，デイ・ナイトケア，ショートケア

| 概要 | ● 精神科デイケアとは，病院，精神科クリニック，保健所，精神保健福祉セン |

ターなどで行っており，日常生活の自立や社会参加，就労などを目的としてさまざまなグループ活動を行う通所の精神科リハビリテーションです。施設には精神科の医師，看護師，作業療法士，公認心理師などの専門職種が所属しています。提供されるプログラムの内容は，創作・趣味活動，スポーツ，料理実習，パソコン学習，ミーティングなどがあります。発達障害，依存症の人を対象にした機関や復職を目的として活動し，利用期間を定めて実施している施設もあります。

- 定員数や実施時間などによっていくつかの種類にわかれます。
- デイケア：6時間程度/日（大規模，小規模の施設基準がある）
- ナイトケア：おおむね16時以降に4時間程度/日
- デイ・ナイトケア：10時間程度/日
- ショートケア：3時間程度/日

対象者 • 外来通院中，精神科の医師が必要と判断した患者。
利用方法 • 通院先にデイケアがない場合，主治医の指示により，デイケア等を行っている機関の利用が可能です。
利用負担 • 医療費の自己負担分。
相談窓口 • 通院先の医師，精神保健福祉士（相談員）などに相談してください。
ポイント • 自立支援医療の対象です。

重度認知症患者デイケア

概要 • 住み慣れた地域で認知症患者が生活を継続するため，さまざまな症状に困っている認知症患者の健康維持や心身機能の回復，精神症状等の軽快，生活機能の回復，家族の負担軽減を目的に，看護，リハビリテーション，介護などを行います。
- 1日6時間程度実施し，創作・趣味活動，運動，体操，レクリエーションなどのプログラムを行っています。送迎や入浴サービスを行っている施設もあります。

対象者 • 認知症患者（認知症高齢者の日常生活自立判定基準ランクMが該当），精神科の医師が必要と判断した患者。
利用負担 • 医療費の自己負担分。
- 自立支援医療の対象です。
相談窓口 • 実施している医療機関や診療所・クリニックに相談してください。高齢者の相談窓口（各自治体や地域包括支援センターなど）からも地域の情報を得ることができます。
ポイント • 通所医療施設に位置づけられているため，介護保険サービスの併用が可能です。

認知症疾患医療センター

概要 • 詳しくは17頁を参照ください。

精神保健福祉法の改正　どう変わる？

■ 2023 年 4 月からの改正点

● **入院患者への告知に関する見直し**

・以下の入院措置を行う患者への告知については，患者本人だけではなく，その家族等にも伝えます。

　措置入院・緊急措置入院：措置診察のための通知を行った家族等に対して告知する

　医療保護入院：同意を行った家族等に対し告知する

・従来からの「入院の措置をとること」「退院請求に関すること」にくわえて，「入院措置をとる理由」も告知することになりました。

● **家族等が虐待等の加害者である場合の対応**

・医療保護入院の同意や退院請求を行うことができる家族等から DV（ドメスティック・バイオレンス）や虐待の加害者を除くことになります。

・市区町村長は同意の事務に関して，関係機関等に必要な事項を照会できるようになります。

・虐待等の加害者が唯一の家族である場合，医療機関は，家族ではなく市区町村長に対して申請できるようになります。

■ 2024 年 4 月からの改正点

● **医療保護入院の期間の法定化と更新手続き**

・原則，医療保護入院の入院期間は，6 か月を経過するまでの間は 3 か月以内とし，6 か月を経過した後はさらに 6 か月以内となります（入院が必要と判断されれば家族等の同意により期間更新）。

・入院中の精神保健指定医の診察の結果，患者に同意能力がなく（任意入院ができない），入院の必要があると判断した場合に限り，以下の要件を満たすことで入院期間を更新する仕組みになります。

　退院支援委員会の開催（入院継続に当たって必要な退院支援の検討）

　家族等に連絡したうえでの同意の確認

　更新の届出の提出

● **家族が同意・不同意の意思表示を行わない場合について（家族の負担の軽減）**

・当該家族等がどうしても同意・不同意を判断できない場合には，家族等は意思表示を行わないことが可能となります。

・家族等の全員が意思表示を行わない場合には，医療機関は市区町村長に申請ができます。

● **地域移行への移行を促進するための措置**

・退院後生活環境相談員について，医療保護入院者（現行）だけでなく，措置入院者にも選任することが義務化されます。

・必要に応じて医療保護入院者に地域援助事業者を紹介するという努力義務（現行）を義務化し，措置入院者にも適用します。

・医療保護入院者の退院支援委員会について，入院後 1 年を経過する者に対しても開催します。

● **入院者訪問支援事業の創設**

・市長同意による医療保護入院者が対象です。

・外部との面会交流の機会を確保し，その権利擁護をはかることを目的に実施します。

・患者本人の希望により，入院者訪問支援員が精神科病院を訪問します。本人の話を聞きながら必要な情報提供を行う「入院者訪問支援事業」が創設されます。

● **精神科病院における虐待防止に向けた取組の一層の推進**

・医療機関における虐待防止の措置が義務化されます。病院管理者は，虐待防止のための研修の開催，相談体制の整備などを行います。

・虐待を発見した人による都道府県への通報が義務化されます。また，病棟内で業務従事者による障害者虐待を発見した場合は，誰もが都道府県に通報しなければなりません。　　　　　　　　　　　（荻生淳希）

TOPIC

精神障害にも対応した地域包括ケアシステムとは？

「精神障害にも対応した地域包括ケアシステム」とは，精神障害の有無や程度にかかわらず，誰もが安心して自分らしく暮らすことができるよう，医療，障害福祉・介護，住まい，社会参加（就労など），地域の助け合い，普及啓発（教育など）が包括的に確保されたシステムのことで，高齢者の「地域包括ケアシステム」と同様に市区町村を中心として構築を進めることが期待されています。また，多くのニーズや課題を抱える精神障害者の地域生活支援を構築するため，多職種・多機関が有機的に連携し，包括的支援を提供するものです。しかし，精神保健や精神医療の施策が各法律に規定される各種施策と必ずしも一体になっていない現状があります。この状況を改善するため，地域の各種施策において精神障害を抱えた人を特別扱いすることなく，精神障害「にも」対応していくことが重要になります。 （荻生淳希）

自死（自殺）に関する相談支援

概要 • 大切な人を亡くした人は，悲しみや悩みを抱え，精神面，身体面，行動面，生活面などにさまざまな影響を受けます。自死遺族等は悩みを相談する相手が限られ，心理的にもつらい状況になるといわれています。その遺族等の相談を受け付けたり，メンタルヘルスの専門家につなげるなど，必要な情報の提供を支援する機関があります。

対象者 • 身近な人，大切な人を亡くした人。

相談窓口 • 主な相談先として下記などがあります。
• NPO法人グリーフサポートリンク全国自死遺族総合支援センター
TEL：03-3261-4350（木曜，日曜）
• 全国自死遺族連絡会のホームページでは会員による全国の自助グループを紹介しています。
• 厚生労働省のホームページ「地方公共団体の自殺対策関連のホームページ」から都道府県の自殺対策関連の情報（相談窓口など）を紹介しています。

いのちの電話

概要 • 誰も自殺に追い込まれることのない社会の実現を目的として，全国の関係団体が専門家と連携し，総合的な自殺対策の取り組みを行っています。「死にたい」「消えたい」「生きることに疲れた」などの気持ちを専門相談員が受け止め，悩みを相談できる窓口があります。

対象者 • 暮らしの困りことなどで誰にも相談できず，1人で抱えて悩んでいる人。

利用方法　● 電話やメールなどで相談できます。

相談窓口　● 主な相談先として下記等があります。

- ● ＃いのち SOS（NPO 法人自殺対策支援センターライフリンク）
  TEL：0120-061-338（毎日 24 時間）
- ● よりそいホットライン（一般社団法人社会的包摂サポートセンター）
  TEL：0120-279-338（24 時間）（岩手県，宮城県，福島県からは，0120-279-226。24 時間）
- ● いのちの電話（一般社団法人日本いのちの電話連盟）
  TEL：0570-783-556（10〜22 時）
  TEL：0120-783-556（毎日 16〜21 時，毎月 10 日 8 時〜翌日 8 時）

ひきこもり地域支援センター

概要　● ひきこもりに関するさまざまな支援機関・相談窓口。

　　　● 社会福祉士，精神保健福祉士などの資格を持つ，ひきこもり支援コーディネーターが中心となって，相談支援を行ったり，地域における関係機関（自立相談支援機関，地域若者サポートステーションなど）と連携した支援を行います。

対象者　● ひきこもりの状態にある人や家族。

利用方法　● 電話や SNS，ひきこもり地域支援センターで相談を受けつけています。

相談窓口　● 都道府県にあるひきこもり地域支援センター。

　　　● 厚労省によるひきこもり支援ポータルサイト「ひきこもり VOICE STATION」では，ひきこもりに関する基礎情報，相談窓口，家族会の案内，イベント情報などを確認することができます。

精神科の自助グループ（セルフヘルプグループ）

　　　例えば依存症の回復には，定期的な通院と服薬，そして自助グループへの参加が大切といわれています。精神科の自助グループでは，アルコール，薬物，ギャンブル，摂食障害など同じ問題を抱えた人たち同士が出会い，ミーティングや情報交換を行いながら回復を目指していきます。依存症治療の専門病院では，退院後に継続して自助グループに参加できるように，入院中から外出し，地域の自助グループの活動に触れたり，当事者に来院してもらい，院内でミーティングを行っています。

　　　また，統合失調症，うつ病，認知症などの精神疾患をもつ人を身内にかかえる家族の会があります。日本では，50 年以上前，今まで以上に精神障害者への差別，偏見が強かった時代がありました。疾病理解を目的に精神科病院や保健所などが開いた学習会に家族が参加したことをきっかけに精神科における家族会が生まれました。近年では，精神科病院の専門職種がサポートしながら開始した家族会や，病院とは関係を持たない地域を基盤とした家族会など，多様化しています。

概要
● アルコールに関する悩みや問題を抱える仲間が集まって体験談や悩みを話し，聞き，共感することで回復につなげる自助グループで，AA，断酒会などがあります。
● AA の活動には，誰でも参加できる「オープンミーティング」と，AA のメンバーで飲酒に問題があり，飲酒を止めたいという願いのある人たちだけが参加できる「クローズドミーティング」があります。
● 断酒会は定期的に例会を行い，当事者，家族，支援者なども参加することが可能です。

対象者
● 酒を止めたいと願う人，アルコール依存症を持つ家族や支援者など。

相談窓口
● AA については AA 日本ゼネラルサービスのホームページや，各地の AA サービスオフィスからミーティング会場や日程案内が確認できます。
● 断酒会については公益社団法人全日本断酒連盟のホームページから例会会場や相談窓口などが確認できます。
● 保健所，精神保健福祉センター，アルコール依存症専門医療機関に相談すると，地域の AA，断酒会の活動の情報を得ることができます。

ポイント
● アルコール依存症の回復には，通院治療が必要といわれていますが，自助グループへの継続的な参加も大切です。アルコール依存症の専門病棟等では，入院中から地域の AA や断酒会に参加するプログラムがあります。また，定期的に AA や断酒会の人に来院してもらい，院内ミーティングや例会を行い，退院後も継続的につながるように支援しています。

その他の依存症（嗜癖）に関するグループ

概要
● 嗜癖とは，ある特定の物質・行動過程・人間関係を好む性向をいいます。タバコや薬物などの物質嗜癖，パチンコやショッピング，ゲーム，インターネットなどの過程嗜癖，家族や恋人と生じる関係嗜癖などがあります。
・ 薬物をやめたい人：ナルコティクス・アノニマス（NA）
・ ギャンブルをやめたい人：ギャンブラーズ・アノニマス（GA）
・ 強迫的な買い物・浪費・借金依存の人：デターズ・アノニマス（DA）
・ 摂食障害の人：オーバーイーターズ・アノニマス（OA），ナバ（NABA）

対象者
● それぞれの依存（嗜癖）を止めたいと願う人，また，家族や支援者など。

相談窓口
● それぞれの嗜癖に関する自助グループのホームページからミーティング会場等が確認できます。
● 保健所，精神保健福祉センター，依存症専門病棟のある医療機関などで相談してください。

ポイント
● 依存症ポータルサイトを設けている自治体もあります。上記の他にも依存（嗜癖）に関する自助グループがあり，家族が中心になって活動しているグループもあるので確認してください。

（荻生淳希）

医療に関する諸制度

医療保険制度等

　　日本の医療は社会保険方式をとっており，病気やけが，失業などのリスクに備え保険料を出し合い，必要な場合に給付を受ける公的な医療保険制度という仕組みで成り立っています。全ての国民に平等に医療が提供されるよう整備されており，その特徴は，全ての国民が公的医療保険に加入している「国民皆保険」，医療行為が提供された後に費用を支払う「現物給付制度」，自らの意思で自由に医療機関を選ぶことができる「フリーアクセス」の3点にあります。

　　本項では，医療保険制度や諸制度について詳しく述べていきます。

国民健康保険

概要 ● 都道府県および市区町村（特別区を含む）と，業種ごとに組織される国民健康保険組合が保険者となる保険（表2-14）。

表 2-14　医療保険別給付内容　　　　　　　　　　　　　　　　　　（2024 年 2 月末現在）

制度		被保険者	保険者	窓口	自己負担額 自己負担（本人・家族）
地域保険	国民健康保険	自営業者 農林水産業者 無職の人 退職者等	都道府県・市区町村	市区町村	0 歳〜小学校就学前*：2 割 小学校就学後〜70 歳未満：3 割（本頁，47 頁）
	国民健康保険組合	同種同業の自営業者	組合	組合事務所	
被用者保険	健康保険 組合管掌健康保険	主として大企業の会社員等	健康保険組合	健康保険組合	
	全国健康保険協会管掌健康保険	主として中小企業の会社員等	全国健康保険協会	全国健康保険協会都道府県支部	
	船員保険	船員	全国健康保険協会	全国健康保険協会都道府県支部	
	共済組合	国家公務員 地方公務員 私立学校教職員	共済組合	共済組合	
前期高齢者医療制度		高齢受給者証対象者（70〜74 歳の人）	各医療保険者	各医療保険者	2 割または 3 割（48 頁）
後期高齢者医療制度		75 歳以上の人 65 歳以上で一定の障害をもつ人	（実施主体）後期高齢者医療広域連合	市区町村	1 割〜3 割（50 頁）

＊小学校就学前とは 6 歳に達した日以降の最初の 3 月 31 日まで。

- 被保険者は医療機関で保険証を提示し，医療費の一部を支払うことで診察，投薬，処置，手術，入院などの必要な治療（療養の給付）を治るまで受けることができます（表 2-15）。

対象者
- 被用者保険，後期高齢者医療の加入者，生活保護を受けている世帯を除く，その市区町村に住んでいる全ての人が加入します。
- 外国人で，在留期間が 3 か月以上で住民基本台帳に記載がある場合は，加入する必要があります。
- 被扶養者の区分がないため，扶養関係であっても家族それぞれが保険料を納めることになります。

表 2-15　保険給付の種類

（2023 年 4 月現在）

療養の給付 （被保険者本人）	健康保険を扱う病院・診療所に被保険者証を提示して，必要な医療を受ける。処方箋が発行されたときは，保険薬局で調剤してもらう。医療費の 7 割が給付され，残りの 3 割は自己負担
家族療養費 （被扶養者）	医療費の 7 割が給付され，残りの 3 割は自己負担。ただし，義務教育就学前は 8 割が給付され，残りの 2 割は自己負担
入院時食事療養費	入院時に療養の給付とあわせて食事の提供を受けたときは，食事療養の費用額から食事療養標準負担額（患者が支払う金額）を除いた部分が入院時食事療養費として給付される。食事療養標準負担額は 1 食 460 円（低所得者は減額）。被扶養者には，家族療養費として給付される
入院時生活療養費	療養病床に入院する 65 歳以上の人が療養の給付とあわせて生活療養（食事療養，温度・照明・給水に関する適切な療養環境の形成である療養）を受けたときは，生活療養の費用額から生活療養標準負担額（患者が支払う金額）を除いた部分が入院時生活療養費として給付される。生活療養標準負担額は 1 日 1,750 円（難病患者は減額）。被扶養者には，家族療養費として給付される
保険外併用療養費	評価療養（先進医療，医薬品・医療機器・再生医療等製品の治験にかかる診療，保険収載前医薬品・医療機器・再生医療等製品の投与・使用，保険収載医薬品の適応外投与，医療機器・再生医療等製品の適応外使用），選定療養（特別療養環境室への入院，予約診察・時間外診察，前歯・総義歯の材料差額，200 床以上病院での初診・再診，180 日超の長期入院，制限回数超の医療行為，小児のう蝕治療後の継続管理，水晶体再建に使用する多焦点眼内レンズ），患者申出療養（平成 28 年度から実施）については，その基礎部分は保険外併用療養費として保険給付され，評価療養・患者申出療養・選定療養についての特別料金を患者が自費負担する。被扶養者には，家族療養費として給付される
訪問看護療養費 家族訪問看護療養費	在宅で継続して療養する難病患者等が医師の指示にもとづき訪問看護ステーションからの訪問看護サービスを受けた場合は，その費用の 7 割（義務教育就学前は 8 割）が給付され，あとの 3 割（義務教育就学前は 2 割）は基本利用料として自己負担
療養費	やむを得ない事情で非保険医にかかったときや被保険者証を提示できないとき，国外で医療を受けたとき，コルセット代などは，いったん全額を自費で支払うが，保険者の承認を得れば，一定部分が後で払い戻される
高額療養費	1 か月の自己負担額が 1 つの医療機関ごとに自己負担限度額を超えたときは超えた分が払い戻され，認定証を提出した場合は窓口負担が自己負担限度額までとなる。また，世帯合算・多数該当の特例もある
高額介護・ 高額医療合算療養費	12 か月間の健康保険の自己負担額と介護保険の利用者負担額を合計した額が自己負担限度額を超えると，超えた分が払い戻される
移送費 家族移送費	緊急時などに病気・けがで移動が困難なため移送されたときは，実費または保険者が認めた額を後で受けられる
傷病手当金	療養のため仕事を 4 日以上休んで給料をもらえないときは，1 日につき直近 12 か月の標準報酬月額の平均額の 30 分の 1 の 3 分の 2 が，4 日目から通算して 1 年 6 か月まで受けられる
出産育児一時金 家族出産育児一時金	被保険者本人・家族とも妊娠 4 か月（85 日）以上で出産したときは，1 児ごとに 500,000 円（在胎週数が 22 週に達していないなど産科医療補償制度加算対象出産でない場合 488,000 円）が受けられる
出産手当金	出産で仕事を休み給料をもらえないときは，出産日（出産が予定日より遅れた場合は出産予定日）以前 42 日（多胎妊娠の場合は 98 日）から出産日後 56 日までの期間，1 日につき直近 12 か月の標準報酬月額の平均額の 30 分の 1 の 3 分の 2 が受けられる
埋葬料（費） 家族埋葬料	被保険者本人が死亡したときは 50,000 円（家族以外の人が埋葬を行ったときはこの範囲内の実費）が支給される。被扶養者が死亡したときは 50,000 円が支給される

（社会保険研究所：社会保険のてびき令和 5 年度版．p.140-141，社会保険研究所，2023 より一部改変）

| 利用方法 | ● | 義務教育就学前は2割，義務教育就学後〜69歳は3割，70〜74歳は所得によって負担が2〜3割となり，年齢や所得によって異なります。 |

| ポイント | ● | 美容整形，歯列矯正，歯科材料費（合金）や正常な妊娠・出産，経済的理由による人工妊娠中絶手術，健康診断，予防接種などは給付を受けることができません（一部，例外的に受けられる場合あり）。 |

- 差額ベッド代や保険適用外の治療などは給付を受けられません。
- 第三者による傷病により診療を受けた際は，すみやかに「第三者行為による傷病届」を提出する必要があります。
- 業務上のけがや病気は労働者災害補償保険の対象となるため，医療保険の給付を受けられません。
- 被災，失業など特別な事情により経済的に困窮し，医療費の支払いが困難になった場合に，医療機関等での自己負担の減免等，また，支払いが猶予される制度があります（国民健康保険法第44条による一部負担金の減免）。
- 特別の事情がなく，保険料を滞納（1年未満）した場合，通常よりも有効期限が短い保険証「短期被保険者証」が交付される場合があります。滞納が1年以上続く場合は，被保険者証は返還することとなり，「資格証明書」（被保険者資格証明書）が交付されることがあります。資格証明書で受診した場合は，医療費の全額を一旦自己負担して支払い，後日，「特別療養費」を申請して自己負担分を除いた額の払い戻しを受けることになります。また，高額療養費，出産一時金を受けられない，限度額適用認定証が交付されない等の場合があります。
- 医療保険の変更がある場合，変更日から14日以内に加入手続き（資格取得）が必要です。
- 高額療養費は54頁，入院時食事療養費は59頁を参照ください。

外国人住民の国民健康保険

| 概要 | ● | 日本に在留し，住所を有する外国人が加入する必要がある国民健康保険。 |
| 対象者 | ● | 以下の①〜⑤に該当する外国人は，国民健康保険の適用を受けます。 |

①住民登録（3か月以上の在留期間での在留資格）をしている人
②在留期間が3か月以下で，在留資格が公用，興行，技能実習，家族滞在，特定活動（医療滞在，観光，保養目的を除く）のいずれかで，3か月を超えて滞在すると認められる人
③職場の健康保険に加入していない74歳までの人
④後期高齢者医療制度の被保険者（75歳以上）ではない人
⑤生活保護を受けていない人

| 利用方法 | ● | パスポート，在留カード（外国人登録証明書），特別永住者証明書，マイナンバーがわかる書類，退職者は「健康保険等資格喪失証明書」等を用意し，市区町村の窓口へ申請します。 |

| ポイント | ● | 在留資格が「特定活動」のうち，「医療を受ける活動」および「医療を受ける人の日常生活上の世話をする活動」を目的に滞在する人，「観光，保養その他 |

これらに類似する活動を行う18歳以上の人」および「その人と同行する外国人配偶者」は，住民登録がある場合でも加入できません。
- 手続きに必要な書類等は自治体や在留資格により異なります。
- 日本と社会保障協定を締結している国の医療保険の適用を受けていて，その国から適用証明書が発行されている人は国民健康保険に加入する必要はありません。

被用者保険

概要 • 会社員，公務員，船員などの被用者や，その被扶養者を対象とした医療保険。
- 主に中小企業の従業員を対象とした全国健康保険協会管掌健康保険（協会けんぽ）と，大企業が単独，もしくは同種同業の企業が共同で組合を設立する組合管掌健康保険（組合健保），公務員，私学の教職員が加入する共済組合があります。

対象者 • 会社員，船員，国家公務員，地方公務員，私立学校教職員やその被扶養者。

利用負担 • 義務教育就学前は2割，義務教育就学後〜69歳は3割，70〜74歳は所得によって負担が2〜3割となり，年齢や所得によって異なります。

ポイント • 一部の組合健保や共済組合では，負担金の軽減を目的とした付加給付制度（自己負担金の一部払い戻し）があります。
- 退職後は，国民健康保険，任意継続制度，家族の健康保険等（被扶養者となる）のいずれかを選択します。毎月の保険料などを比較・検討して手続きしましょう。
- 高額療養費は54頁，入院時食事療養費は59頁を参照ください。

傷病手当金

概要 • 会社員や公務員，船員等健康保険に加入している人が，病気やけがにより欠勤し，給与を受けられない場合に支給される手当金。
- 病気やけがにより3日連続で仕事を休んだ後，4日目以降から支給されます。
- 支給は，支給開始から通算して1年6か月が限度となります。
- 1日あたりの支給金額は，支給開始の直近12か月間の各標準報酬月額を平均した額÷30日×2/3，つまり給与の約6割程度です。
- 被保険者になってから支給開始日以前の期間が12か月未満の場合は，計算方法が異なります。
- 退職後も傷病手当金を受給する場合は，①退職日までに被保険者期間が1年以上ある，②退職日に傷病手当金を受けているか受ける状態にある，③同一の傷病で労務不能状態が継続している，の全てを満たすことが条件です。

対象者 • 以下の①〜④全てに当てはまり，被用者保険の被保険者。
①業務上以外の理由で，傷病療養中であること（労災や美容整形手術などは対象外）
②就労できない状態（労務不能）
③休業期間に給与の支払いがない

④3 日連続して仕事を休み（待機完成），4 日目以降も休んだ日がある

利用方法 ● 勤務先の事業主と主治医に休業を証明してもらった傷病手当金支給申請書を各保険者に提出します。

ポイント ● 休業補償給付（労災保険等による），事業主からの報酬，介護休業手当金，出産手当金を受給している場合，障害厚生年金や障害手当金を受給している場合，原則，傷病手当金は支給されませんが，傷病手当金のほうが額が多ければ，差額が支給されます。

● 被用者保険の加入者で一定の条件を満たせば非正規雇用者でも，傷病手当金が支給されます。

● 国民健康保険組合では一部，実施している保険者もあります。

任意継続制度

概要 ● 退職後の医療保険。退職後，継続の希望があり，要件を満たせば，最長 2 年間，退職前の健康保険等の被保険者でいることができます。

対象者 ● 退職日（資格喪失日前日）までに，継続して 2 か月以上の被保険者期間がある人。

利用方法 ● 退職日翌日（資格喪失日）から 20 日以内に，健康保険任意継続被保険者資格取得申出書等を加入していた健康保険組合，共済組合，もしくは自宅住所地を管轄する全国健康保険協会都道府県支部に提出します。

● 納付期日までに初回の保険料を正当な理由なく納付しなかった場合，任意継続被保険者資格が取り消されます。

ポイント ● 保険料は全額自己負担となるため，他の選択肢である国民健康保険の保険料と比較したうえで選択しましょう。

● 本制度の被扶養者になるためには，その人の収入が一定基準未満である必要があります。

● 後期高齢者医療の被保険者になると，任意継続制度の開始から 2 年を経過しなくても資格を喪失します。

前期高齢者医療制度（前期高齢者財政調整制度）

概要 ● 65〜74 歳の人を対象とした，被用者保険（全国健康保険協会，健康保険組合等）と国民健康保険間の医療費負担を調整するための制度。利用する各医療保険はそのままですが，70〜74 歳の人には，保険者から高齢受給者証（負担金の割合を示すもの）が交付されます。

利用負担 ● 70〜74 歳の一般・住民税非課税世帯区分Ⅱ・Ⅰの人は 2 割負担，現役並み所得者は 3 割負担となります（表 2-16）。

● 70 歳以上で，所得区分が現役並みⅡ・Ⅰの人は，医療保険証，高齢受給者証，限度額適用認定証の 3 点を，所得区分が一般，現役並みⅢの人は，健康保険証，高齢受給者証の 2 点を医療機関に提示すれば，窓口での支払いが自己負担限度額までになります。

表 2-16 70 歳以上 75 歳未満の医療費の自己負担限度額

所得区分		自己負担限度額（1 か月）		多数該当
		外来（個人単位）	外来＋入院（世帯単位）	
現役並みⅢ	健保：標準報酬月額 83 万円以上 国保・後期：課税所得 690 万円以上	252,600 円＋（総医療費−842,000 円）×1%		140,100 円
現役並みⅡ	健保：標準報酬月額 53〜79 万円 国保・後期：課税所得 380 万円以上	167,400 円＋（総医療費−558,000 円）×1%		93,000 円
現役並みⅠ	健保：標準報酬月額 28〜50 万円 国保・後期：課税所得 145 万円以上	80,100 円＋（総医療費−267,000 円）×1%		44,400 円
一般	健保：標準報酬月額 26 万円以下 国保・後期：課税所得 145 万円未満等	18,000 円*1	57,600 円	44,400 円
住民税非課税世帯区分Ⅱ*2		8,000 円	24,600 円	
住民税非課税世帯区分Ⅰ*3（年収 80 万円以下など）		8,000 円	15,000 円	

・総医療費とは，保険適用される診療費用の総額（10 割）。
*1 年間（8 月 1 日から翌 7 月 31 日まで）の合計額は 144,000 円まで。
*2 住民税非課税世帯区分Ⅱとは，同じ医療保険に加入する人と世帯主が住民税非課税の世帯で，区分Ⅰ以外の人。
*3 住民税非課税世帯区分Ⅰとは，同じ医療保険に加入する人と世帯主が住民税非課税で，かつ各種収入等から必要経費・控除（年金の控除額は 80 万円）を差し引いた所得が 0 円となる世帯の人。

表 2-17 後期高齢者医療の自己負担限度額

負担割合	所得区分	自己負担限度額（1 か月）		多数該当
		外来（個人単位）	外来＋入院（世帯単位）	
3 割	現役並みⅢ（課税所得 690 万円以上）	252,600 円＋（総医療費−842,000 円）×1%		140,100 円
	現役並みⅡ（課税所得 380 万円以上）	167,400 円＋（総医療費−558,000 円）×1%		93,000 円
	現役並みⅠ（課税所得 145 万円以上）	80,100 円＋（総医療費−267,000 円）×1%		44,400 円
2 割	一般Ⅱ	6,000 円＋（総医療費−30,000 円）×10%*1 または 18,000 円のいずれか低い方*2	57,600 円	44,400 円
1 割	一般Ⅰ	18,000 円*2	57,600 円	44,400 円
	住民税非課税世帯区分Ⅱ	8,000 円	24,600 円	
	住民税非課税世帯区分Ⅰ	8,000 円	15,000 円	

・総医療費とは，保険適用される診療費用の総額（10 割）。
*1 2025 年 9 月 30 日までの激変緩和措置。
*2 年間（8 月 1 日から翌年 7 月 31 日まで）の合計額は 144,000 円まで。

表 2-18 高額療養費における自己負担限度額（70 歳未満）

限度額適用認定証表示	所得区分	自己負担限度額（1 か月）	多数該当
ア	上位所得者（年収約 1,160 万円超） 健保：標準報酬月額 83 万円以上の人 国保：年間所得 901 万円超の人	252,600 円＋（総医療費−842,000 円）×1%	140,100 円
イ	上位所得者（年収約 770 万〜約 1,160 万円） 健保：標準報酬月額 53 万〜79 万円の人 国保：年間所得 600 万〜901 万円の人	167,400 円＋（総医療費−558,000 円）×1%	93,000 円
ウ	一般所得者（年収約 370 万〜約 770 万円） 健保：標準報酬月額 28 万〜50 万円の人 国保：年間所得 210 万〜600 万円の人	80,100 円＋（総医療費−267,000 円）×1%	44,400 円
エ	一般所得者（年収約 370 万円以下） 健保：標準報酬月額 26 万円以下の人 国保：年間所得 210 万円以下の人	57,600 円	44,400 円
オ	住民税非課税の人	35,400 円	24,600 円

総医療費とは，保険適用される診療費用の総額（10 割）。

ポイント

- 所得区分が一般，現役並みⅢの人には，限度額適用認定証は発行されません。
- 住民税非課税世帯区分Ⅱ・Ⅰの人は，加入している医療保険の窓口で「限度額適用・標準負担額減額認定証」の申請が必要です。
- 高齢受給者証は，70 歳の誕生日月に郵送されます。使用開始日は誕生日月の翌月 1 日からです。
- 高額療養費は 54 頁，入院時食事療養費は 59 頁を参照ください。

後期高齢者医療制度

概要
- 75 歳以上の人や一定の障害がある 65 歳以上の人が加入する制度。それまでの被保険者資格はなくなります。社会全体で支える仕組みであり，後期高齢者医療にかかる費用は患者負担を除き，税金（公費。国・都道府県・市町村負担），現役世代からの支援金，本制度の被保険者の保険料でまかなわれます。
- 都道府県ごとに設置された後期高齢者医療広域連合が運営しています。

対象者
- 75 歳以上の人（75 歳の誕生日当日から）。
- 65 歳以上 75 歳未満で，本人の申請により，後期高齢者医療広域連合から一定の障害があると認定された人（身体障害者手帳 1〜3 級および 4 級の一部，療育手帳 1 度または 2 度，精神障害者保健福祉手帳 1 または 2 級，国民年金法等の障害年金 1，2 級のいずれかに該当する人）。

利用負担
- 自己負担割合は，原則 1 割，一定以上所得者（一般Ⅱ）は 2 割，現役並み所得者（Ⅰ〜Ⅲ）は 3 割です（表 2-17）。
- 自己負担割合が 2 割になる人には，外来医療の負担増加額を月 3,000 円までに抑える配慮措置があります（2025 年 9 月 30 日まで）が，入院の医療費は対象外です。
- 自己負担割合は，前年の住民税課税所得等が確定した後，毎年 8 月 1 日に見直されます。
- 自己負担限度額は 70 歳以上の前期高齢者と同じです。
- 所得区分が現役並みⅡ・Ⅰの人は「限度額適用認定証」，住民税非課税世帯区分Ⅱ・Ⅰの人は「限度額適用・標準負担額減額認定証」を保険証とともに医療機関に提示すると，支払いが自己負担限度額までになります（57 頁）。
- 療養病床に入院したときは，居住費の自己負担があります（59 頁）。

ポイント
- 保険料の基準や軽減策などは後期高齢者医療広域連合に問い合わせてください。
- 高額療養費は表 2-18（49 頁），入院時食事療養費は 59 頁を参照ください。

日雇特例健康保険

概要
- 日雇い労働者は，健康保険法第 3 条第 2 項の日雇特例被保険者として，健康保険等の給付を受けられます。

対象者
- 次の①〜④のいずれかに該当する人。
  ①日々雇い入れられる人

②2か月以内の期限を定めて使用される人

③季節的業務（4か月以内）に使用される人

④臨時的業務（6か月以内）に使用される人

利用方法 ● 申請から給付までの主な流れは①～③のようになります。

①初めて日雇特例被保険者になった日から5日以内に，住所地を管轄する年金事務所で健康保険被保険者手帳の交付を受けます。

②被保険者手帳に出勤する日ごとに，事業主に健康保険印紙を貼付してもらいます（保険料納付の証明となる）。療養の給付を受ける月の前2か月間に通算26日以上，または前6か月間に通算して78日以上の保険料を納めていることが要件となります。

③確認欄に確認印を押された「健康保険被保険者受給者証」を医療機関に提示することで，療養の給付が受けられます。

（小林夏紀）

無料低額診療事業

概要 ● さまざまな事情によって生活に困窮している人が経済的な理由によって必要な医療を受ける機会を制限されることがないように，無料または低額で診療を行う事業（社会福祉法第2条にもとづく第二種社会福祉事業）。基準を満たした医療機関（無料低額診療施設）が実施しています。

● 介護老人保健施設や介護医療院が無料低額診療事業を実施している場合があります。

対象者 ● 低所得者，ホームレス状態にある人，社会的援護を要する人，DVや虐待の被害者，さまざまな事情により保険が取得できない外国人，人身取引被害者等の生計困難者など。

利用方法 ● 無料低額診療を実施している各施設に直接相談してください。

● 各施設で独自の無料低額診療事業規定があるため，利用方法や必要書類が異なり，所得や経済状況を証明するもの（非課税証明や給与証明など）が必要な場合があります。

ポイント ● 利用回数，薬代の負担，その他の自費請求分の請求の基準などは，実施している施設により異なります。薬代について，無料低額診療事業調剤処方費用助成制度が利用できる自治体もあります。

● さまざまな事情で医療にかかれない人が安心して医療を受けることができるよう，まずは実施している各施設の医療ソーシャルワーカーに相談してください。

（猪瀬光穂）

労働者災害補償保険（労災保険）

概要
- 業務災害や通勤災害によってけがや病気になった場合，治療費や休業中の生活の安定を補償する制度。仕事中または通勤途上の労働者の負傷，疾病，障害，死亡等に対する保険給付や社会復帰促進等事業などが行われます（詳しくは250頁を参照）。
- 補償の対象となる疾病は「職業病リスト」（労働基準法施行規則別表第1の2）で定めています。過労死が労災認定されることもあります。
- 症状が治った（完全な回復だけでなく，医療を行ってもそれ以上の効果が期待できず症状が安定した状態を含む）後に，再発，後遺障害に伴う新たな病気の発症を防ぐため，必要に応じて「アフターケア」（診察や保健指導，検査など）を無料で受診することができます。対象となるけがや病気は20種類あり，それぞれに障害等級等の要件があります（表2-19）。労災病院，労災保険指定医療機関等で受けられます。
- 社会復帰促進等事業を活用して義肢等補装具費の支給を受けることができます。
- 重度の障害等がある人は労災ホームヘルプサービス事業（褥瘡の予防・措置，排泄処置等の専門的サービス，食事，排泄等に関する一般的サービス，掃除，洗濯等に関する家事援助サービス），労災特別介護施設（ケアプラザ）の利用が可能です。
- 業務災害は事業主が補償責任を負い，労働基準監督署への報告義務もあります。療養中の休業期間とその後30日間は解雇が禁止されます。通勤災害では同様の義務や解雇制限はありません。
- 労災保険指定医療機関であれば，業務および通勤災害に対する診断や治療は，原則，無償で受けられますが，それ以外で治療を受けた場合はいったん全額を自己負担した後，労災保険の請求手続きをすると自己負担分が支給されます。健康保険証を使用した場合は，医療保険から支払われた治療費を返還したうえで，労災保険の請求をします。
- 複数事業労働者（事業主が同一でない複数の事業場と労働契約関係にある労働者）が被災した場合は，全ての就業先の賃金額を合算した額を基礎として給付基礎日額が決定されます（2020年9月1日以降に被災した場合）。また，次の勤務先への移

表2-19　労災保険「アフターケア」の対象傷病

①せき髄損傷	⑦大腿骨頸部骨折及び股関節脱臼・脱臼骨折	⑪尿路系腫瘍	⑯精神障害
②頭頸部外傷症候群等		⑫脳の器質性障害	⑰循環器障害
③尿路系障害	⑧人工関節・人工骨頭置換	⑬外傷による末梢神経損傷	⑱呼吸機能障害
④慢性肝炎	⑨慢性化膿性骨髄炎	⑭熱傷	⑲消化器障害
⑤白内障等の眼疾患	⑩虚血性心疾患等	⑮サリン中毒	⑳炭鉱災害による一酸化炭素中毒
⑥振動障害			

各対象傷病の要件を満たす人が対象となる。

動は「通勤」として扱われ通勤災害となります。

対象者 ● 正職員，非正規職員，日雇，アルバイト，パートなどの雇用形態にかかわらず，賃金（労働の対償として事業主が労働者に支払うもの）を受ける全ての労働者で，業務中または通勤途上にけがや病気，障害を負ったり，死亡し，労災認定を受けた人，またはその遺族。

● 派遣社員は派遣元の労災保険を利用します。

● 役員や事業主は対象外ですが，中小企業事業主，左官業などの一人親方等および家族従業者は申請により特別加入できます。

利用方法 ● 被災労働者や遺族が労働基準監督署または都道府県労働局に必要書類を提出します。必要書類は給付内容により異なるので，事前に提出先へ問い合わせてください。

● 事業主が労災を認めず，事業主証明を拒否し，提出書類に署名しない場合でも提出できるので，提出時に労働基準監督署に相談します。

● 労災保険指定医療機関で療養する場合，療養（補償）給付の請求手続きの書類は医療機関を経由して提出します。

ポイント ● 自動車損害賠償責任保険（次項目）からの補償や，障害厚生年金（240頁）からの給付を受ける場合などで，補償が重複する部分は片方が減額もしくは受けられないなど，調整されます。

● 労災申請に関する決定に不服がある場合は，再審査請求をすることができます。

自動車損害賠償責任保険（自賠責保険）

概要 ● 自動車損害賠償保障法にもとづく，自動車やバイクなどによる交通事故の被害者の救済制度。事故の加害者（自動車の保有者）が損害賠償責任を負うため，自動車の保有者は保険に加入しなければ運転することはできません（強制加入）。

● 被害者は直接，加害者が加入している損害保険会社に保険金を請求できます。損害に応じて保険金が支払われます。

● 被害者の業務上または通勤途上の事故の場合には，自賠責保険，労災保険（52，250頁）のどちらを使うかは被害者が自由に選べます。けがの程度や補償金額，加害者の保険加入状況，事故の過失割合等を含めて検討し，どちらの保険を優先先行させるのか考えます。重複する賠償は受けることができません。

● 被害者に過失がある場合，過失割合等によって補償額が少なくなることがあります。

● 自賠責保険の対象とならない無保険事故やひき逃げによる被害者で，加害者からの賠償を受けられない場合は，政府保障事業に請求することができます。

● 示談が長引いた場合など，被害者救済の制度として，治療費などさしあたり必要な費用を早く受け取れるようにする仮渡金制度があります。

● 補償内容：損害には，傷害による損害，後遺障害による損害，死亡による損害の3つがあります（286頁）。

● 傷害による損害の補償：治療関係費（治療費・看護料・通院交通費・診断書・義肢費

用など），文書料，休業補償，慰謝料など。補償限度額（被害者1名につき）は，120万円まで
- 後遺障害による損害の補償：逸失利益（事故による後遺障害によって労働能力が減少するため，将来発生するであろう収入減），慰謝料など。補償限度額（被害者1名あたり）は，障害の程度によって75万～4,000万円まで
- 死亡による損害の補償：葬儀費，逸失利益，慰謝料など。補償限度額（被害者1名あたり）は，3,000万円まで

対象者 ● 人身事故による損害が対象で，物損事故は対象外です。被害者が複数いる場合は，全員が補償の対象となります。

利用方法 ● 警察に届け出をし，自動車安全運転センターが発行する「交通事故証明書」の交付を受けます。必要書類をそろえ，加害者が加入する損害保険会社に直接請求します。

ポイント ● 「交通事故証明書」の交付期限は事故発生から5年なので，将来必要になる際に備え取得しておきましょう。
　● 医療保険や労災保険を使う場合は，「第三者行為による傷病届」が必要です。
　● 道路交通法上，自転車は軽車両と位置づけられています。
　● 事故の加害者に警察への届け出義務がありますが，被害者が届け出ることも必要です。特にけがをしたときには「人身扱い」の届け出が重要です。

相談窓口 ● 独立行政法人自動車事故対策機構（NASVA）では，自動車事故の被害者支援や事故防止対策を行っています。そのホームページでは，関連する法律や介護，金銭に関する各種相談窓口を紹介しています。
　　　　　NASVA交通事故被害者ホットライン相談窓口　TEL：0570-000738

（小林夏紀）

医療費等の自己負担を軽減する制度

高額療養費制度

高額療養費制度

概要 ● 同一月（1日から末日まで）に医療機関や薬局で支払った医療費が高額となった場合に，自己負担限度額を超えた額の払い戻し（還付）を受けられる制度（図2-4）。
　● 自己負担限度額は年齢や所得によって定められています（表2-16～表2-18）。
　● 診療費，治療費，薬代などの医療保険が適用される医療費が対象です。医療保険適用外の入院中の食事代，差額ベッド代，おむつ代，リネン代，診断書代や柔道整復，鍼灸，あん摩マッサージの施術費用などは対象外です。
　● 保険調剤薬局，医療保険対応の訪問看護事業でも利用できます。
　● 複数の医療機関を同一月に受診した場合や世帯内で同じ医療保険に加入してい

保険者負担 7 割 (700,000 円)	自己負担 3 割 (300,000 円)

自己負担限度額 ⇒ 80,100 円 + (1,000,000 円 − 267,000 円) × 1% = 87,430 円

・高額療養費を申請すると，300,000 円を窓口支払い後，
　　　　　　　　　　　　　300,000 円 − 87,430 円 = 212,570 円が払い戻し

	212,570 円	87,430 円
	約 3 か月後に還付	自己負担限度額

・限度額適用認定証を利用した場合 87,430 円が窓口での自己負担

保険者負担	87,430 円
	窓口での自己負担額

・多数該当（4 回目以降）　　　　　44,000 円が窓口での自己負担

保険者負担	44,000 円
	4 回目以降

図 2-4　高額療養費と限度額適用認定証の利用例　70 歳未満一般所得者（区分ウ），総医療費 100 万円だった場合

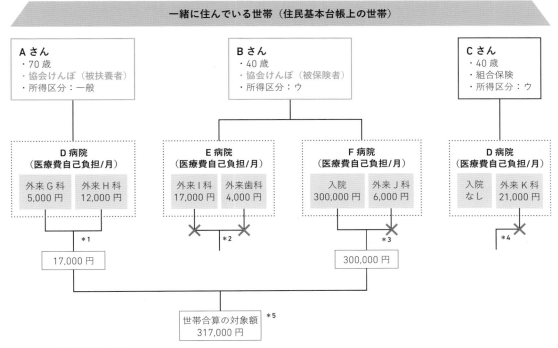

図 2-5　世帯合算の例

*1　A さんは 70 歳のため，21,000 円を超えていなくても合算可能。
*2　同一医療機関であっても医科と歯科は別々に計算し，それぞれ 21,000 円を超えていないため合算不可。
*3　入院と外来は合算不可。
*4　異なる医療保険のため合算不可。
*5　この例の場合，「世帯合算の対象額 317,000 円」から「表 2-18 の区分に応じて計算された額 87,430 円」を引いた額の 229,570 円が払い戻し。

　　る人が同一月に受診した場合は，自己負担額を合算して還付される額を計算します。同じ医療機関であっても，入院と外来，医科と歯科は別々に計算します。入院中に同一医療機関のほかの診療科（歯科を除く）で治療を受けた場合は合算できます。ただし，70 歳未満の場合は，同一医療機関での同一月の自己負担額が 21,000 円以上の場合に限ります（図 2-5）。

- 高額療養費に該当する月が多い場合は多数該当となり，自己負担限度額がさらに軽減されます。世帯内で，過去 12 か月以内に 3 回以上該当した場合は，4 回目から多数該当となります（図 2-6）。
- 加入する医療保険が変更となった場合は，変更前の高額療養費の該当回数を継続することはできません。
- 国民健康保険の人が，同一都道府県内での住所変更であれば，高額療養費の該当回数は継続されます。

<table>
<tbody>
<tr><td>対象者</td><td>● 医療保険に加入している被保険者（本人）および被扶養者（扶養家族）で，自己負担限度額を超えた人。</td></tr>
<tr><td>利用方法</td><td>● 加入している医療保険の保険者から高額療養費支給申請書を取り寄せて必要事項を記入し，医療機関の領収書，被保険者の振込先がわかるもの，医療保険証を揃えて保険者へ申請します。
● 健康保険の保険者によっては申請しなくても還付される場合があります。各保険者か職場の担当窓口へ問い合わせると，手続き方法が確認できます。
● 申請期限は，診療を受けた翌月初日から 2 年以内です。</td></tr>
<tr><td>ポイント</td><td>● 申請から支給までに 3 か月程度かかるため，限度額適用認定証，高額療養費貸付制度（57 頁），高額療養費受領委任払制度（58 頁）の利用も検討しましょう。
● 高額療養費を利用できなかった場合でも，医療機関や保険調剤薬局の領収書は医療費控除（71 頁）の申請時に必要となるので保管しておきましょう。</td></tr>
</tbody>
</table>

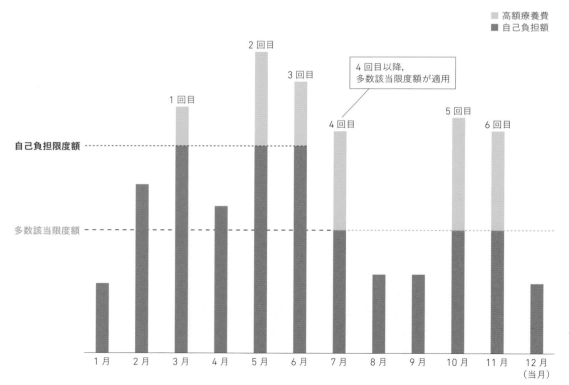

図 2-6　高額療養費の多数該当の例

- 後期高齢者医療被保険者の場合は，後期高齢者医療制度（50頁）を参照ください。

限度額適用認定証

概要
- 事前に保険者に申請して交付された限度額適用認定証を，医療機関等を受診した際に保険証と一緒に提示すると，その月の窓口負担が高額療養費の自己負担限度額（認定証に記載されている適用区分の自己負担限度額）までになります（表2-16，表2-18，図2-4）。
- 高額療養費による払い戻しがあるとはいえ，一時的な支払いは大きな負担になるので医療費が高額になると見込まれる場合に保険者から交付を受けるとよいでしょう。
- 申請した月初から有効となり，受付日より前の月の交付はできません。
- 限度額適用認定証を医療機関等の窓口へ提示している場合でも，1か月のうちに複数の医療機関で治療を受け，自己負担額が各医療機関（入院，通院別）あたり21,000円を超えても自動的に合算されません。あらためて高額療養費の申請を行うことになります（54頁）。
- 保険料の滞納などがあると限度額適用認定証が交付されない場合があります。

対象者
- 医療保険の被保険者（本人）および被扶養者（扶養家族）で，窓口負担が月の医療費の自己負担限度額を超える人。

利用方法
- 保険者へ申請します（郵送で受け付けている場合もある）。
- マイナンバーカードを医療保険証として利用できる医療機関では，限度額適用認定証の交付を受けなくても窓口負担が自己負担限度額以内となります。

ポイント
- 70歳以上75歳未満で所得区分が「一般」「現役並みⅢ」の人は，自己負担限度額までの支払いになりますが，「現役並みⅡ，Ⅰ」「住民税非課税世帯」の人は，限度額適用認定証の交付を受ける必要があります（表2-16）。

高額療養費貸付制度

概要
- 月の医療費が自己負担限度額を超えた場合，高額療養費支給見込み額の8〜10割を無利子で貸付（融資）する制度。
- 高額療養費が戻るまでに約3か月かかるため，医療費自己負担額の支払いが困難な場合は，この制度の利用を検討します。
- 保険料の未納・滞納がある場合は，利用できないことがあります。

対象者
- 医療保険の被保険者（本人）または被扶養者（扶養家族）で，限度額適用認定証の交付前の月の高額療養費相当額の支払いが困難な人。

利用方法
- 医療機関に相談した後，医療保険の保険者へ申請します。

ポイント
- 「高額医療費貸付制度」「高額療養費つなぎ資金」など，保険者により名称が異なることがあります。

高額療養費受領委任払制度

概要
- 国民健康保険に加入している人の高額療養費支給額を保険者が医療機関に直接支払う制度。
- 国民健康保険の世帯主が高額療養費受領の権限を医療機関等に委任することで，医療機関での窓口負担を自己負担限度額内にとどめることができます。
- 高額療養費制度や限度額適用認定証を利用できない場合にこの制度の利用を検討します。

対象者
- 国民健康保険の被保険者（本人）または被扶養者（扶養家族）で，高額療養費相当額の支払いが困難な人。

利用方法
- 医療機関に相談した後市区町村の国民健康保険の窓口へ相談してください。

ポイント
- 市区町村によっては取り扱っていない場合もあります。

高額医療・高額介護合算療養費制度

概要
- 高額療養費と高額介護サービス費の合算額が一定額を超えた場合に，手続きにより払い戻しを受け，自己負担額を軽減する制度。
- 医療保険と介護保険の自己負担の合算額が著しく高額になる世帯の負担を軽減するものです。両方の保険の1年間（8月1日～翌年7月31日）の自己負担を合計した額が高額医療・高額介護合算療養費の自己負担限度額を超えた場合，申請により負担額の一部が払い戻されます（表2-20）。
- 申請期限は，合算基準日である7月31日の翌日から2年以内です。

表2-20　**高額医療・高額介護合算療養費の自己負担限度額（1年につき）**

（2024年2月末現在）

所得区分		70歳以上の人がいる世帯	70歳未満の人がいる世帯
現役並みⅢ	健保：標準報酬月額83万円以上の人 国保・後期：課税所得690万円以上の人 70歳未満の国保・健保：年間所得901万円超の人	212万円	212万円
現役並みⅡ	健保：標準報酬月額53万～79万円の人 国保・後期：課税所得380万円以上の人 70歳未満の国保・健保：年間所得600万～901万円の人	141万円	141万円
現役並みⅠ	健保：標準報酬月額28万～50万円の人 国保・後期：課税所得145万円以上の人 70歳未満の国保・健保：年間所得210万～600万円の人	67万円	67万円
一般	健保：標準報酬月額26万円以下の人 国保・後期：課税所得145万円未満等の人 70歳未満の国保・健保：年間所得210万円以下の人	56万円	60万円
住民税非課税世帯	区分Ⅱ	31万円	34万円
住民税非課税世帯	区分Ⅰ（年収80万円以下など）	19万円＊	34万円

・対象となる世帯に70～74歳の人と70歳未満の人が混在する場合，まずは70～74歳の人の自己負担合算額に限度額を適用した後，残る負担額と，70歳未満の人の自己負担合算額を合算した額に，限度額を適用する。
＊世帯内に介護サービス利用者が複数いる場合は31万円となる。

| 対象者 | ● | 世帯員が同一の医療保険で，医療費と介護サービス費の自己負担合算額が，各所得区分に設定された自己負担限度額を超えている世帯。 |

| 利用方法 | ● | まず介護保険者（市区町村）に申請して受理されると，自己負担額証明書が発行されるので，それに医療保険証や介護保険被保険者証等を添えて医療保険者へ申請します。申請時に必要なものは医療保険の保険者へ確認してください。 |

| ポイント | ● | 医療保険・介護保険それぞれの負担比率に応じて，双方の保険者から支給されます。 |
| | ● | 払い戻し額が500円を超えないときは支給されません。 |

（名古屋恵美子）

入院時食事療養費の自己負担の減額

| 概要 | ● | 入院中の食事代の自己負担額が減額される制度（表2-21）。一般病床と療養病床では自己負担額が異なります。 |

| 対象者 | ● | 医療保険に加入しており，住民税非課税世帯の人，指定難病の人，および小児慢性特定疾病の人。 |

| 利用方法 | ● | 各保険者へ申請します。対象になると限度額適用・標準負担額減額認定証が交付されるので，医療機関の窓口で提示します。 |

ポイント	●	申請月から入院時食事療養費は減額されますが，それ以前の申請，払い戻しを受けることはできません。
	●	住民税非課税世帯区分Ⅱに該当する人で，過去12か月の入院日数が90日を超えた場合，入院期間を証明する医療機関の領収書などを添えて再申請します。
	●	生活保護，原爆被爆者医療，労災保険で治療を受けている人は，入院時食事療養費の自己負担はありません。
	●	自治体によっては，障害者医療，乳幼児医療，ひとり親家庭等医療で治療を受

表2-21 **入院時食事療養費自己負担額（標準負担額）と居住費（光熱水費）**

（2024年2月末現在）

		医療療養病床				一般病床 食費（1食）
		医療区分1		医療区分2・3		
		食費 （1食）	居住費 （1日）	食費 （1食）	居住費 （1日）	
65歳 未満	上位所得者，一般所得者	460円	0円	460円	0円	460円
	住民税非課税世帯	210円	0円	210円	0円	210円[*1]
65歳 以上	現役並み所得者，一般所得者	460円[*2]	370円	460円[*2]	370円	460円[*2]
	住民税非課税 世帯区分Ⅱ　90日までの入院	210円	370円	210円	370円	210円
	90日を超える入院	210円	370円	210円	370円	160円
	住民税非課税 世帯区分Ⅰ	130円	370円	130円	370円	100円
	老齢福祉年金受給者	100円	0円	100円	0円	

*1　90日を超えると160円
*2　管理栄養士または栄養士による適時・適温の食事の提供等の基準を満たさない場合は1食420円。

けている人の入院時食事療養費の自己負担への助成を行っています。

- 2024 年度診療報酬改定により，2024 年 6 月から入院時食事療養費が，1 食あたり 10〜30 円増額されます。

さまざまな医療費助成制度

特定医療費 (指定難病) 助成制度

概要
- 「難病の患者に対する医療等に関する法律」にもとづき，厚生労働大臣が指定した指定難病の治療費の負担を軽減する制度。

対象者
- 指定難病と診断され，病状の程度が，厚生労働大臣が定める重症度分類を満たす人。
- 指定難病と診断されているが，病状の程度が重症度分類を満たさない軽症者で，指定難病の医療費の総額 (10 割) が 33,330 円を超える月が，申請した月以前の 12 か月以内に 3 か月以上あった人（軽症高額該当）。

利用負担
- 原則，2 割負担（後期高齢者は 1 割負担）。世帯所得に応じて自己負担上限額が設けられています（表 2-22）。
- 世帯内に同じ医療保険で，指定難病もしくは小児慢性特定疾病の医療費助成を受けている人が複数いる場合，それぞれの負担上限額が設定されます。
- 所得の区分が一般所得 I 以上の特定医療費の受給者で，指定難病および小児慢性特定疾病にかかわる医療費の総額が 50,000 円を超える月が年間 6 回以上ある場合（高額かつ長期）は，月額の医療費が軽減されます。

表 2-22　特定医療費（指定難病）助成における自己負担上限額　(2024 年 2 月末現在)
(単位：円)

区分	区分の基準 （金額は夫婦 2 人世帯の場合における年収の目安）		患者負担割合 2 割		
			自己負担限度額（外来＋入院＋薬代＋訪問看護）		
			一般	高額かつ長期*	人工呼吸器等装着
上位所得	市町村民税 25.1 万円以上 収入約 810 万円以上		30,000	20,000	1,000
一般所得II	市町村民税 7.1 万円以上 25.1 万円未満 収入約 370 万〜約 810 万円		20,000	10,000	
一般所得I	市町村民税 課税以上 7.1 万円未満 収入約 160 万〜約 370 万円		10,000	5,000	
低所得II	市町村民税非課税	本人収入 80 万円超	5,000	5,000	
低所得I		本人収入 80 万円以下	2,500	2,500	
生活保護	−		0	0	0
入院時の食費			全額自己負担（生活保護受給者を除く）		

*「高額かつ長期」とは，月ごとの医療費総額が 5 万円を超える月が年間 6 回以上ある人を指す（たとえば医療保険の 2 割負担の場合，医療費の自己負担が 1 万円を超える月が年間 6 回以上）。

利用方法 • 申請書類を提出し，審査を経て支給認定されると，「特定医療費（指定難病）受給者証」「自己負担上限額管理票」が交付されます。指定医療機関を受診する際は，受給者証と管理票を医療機関の窓口に提出します。

• 受給者証に記載されていない傷病による医療費や入院中の差額ベッド代，おむつ代，文書料など医療保険適用外の費用は，助成の対象外です。

ポイント • 自己負担上限額を利用できるものは，同月内に受診した複数の医療機関，薬局，訪問看護，介護保険サービス（訪問看護，訪問リハビリテーション，居宅療養管理指導，介護医療院）で助成の対象となります。

• 2023年10月1日からの制度改正により，医療費助成の開始時期が「重症度分類を満たしていると診断した日」等に遡ることが可能となりました（遡れる期間は原則1か月。やむを得ない事情があった場合は，最長3か月まで延長可能）。

• 入院中の指定難病の人の食事代自己負担は，1/2に軽減されます（59頁）。

自立支援医療

概要 • 心身の障害を軽減，または進行や悪化を防ぐための医療の自己負担額が減額される制度。

• 世帯の所得に応じて医療費が軽減されます。

対象者 • 精神通院医療：統合失調症，双極性障害（躁うつ病），うつ病，てんかん，認知症，薬物依存症，高次脳機能障害など，精神保健福祉法5条に規定する精神疾患等をもつ人で，通院による精神医療を継続的に必要とする人。または，精神医療に3年以上の経験を有する医師が必要と判断した人。

• 更生医療：18歳以上で，身体障害者手帳の交付を受け，その障害を除去・軽減する治療により効果が期待できる人。

• 育成医療：18歳未満で，身体に障害，疾病のある児童で，その疾病や障害を除去・軽減する治療により効果が期待できる人。

利用方法 • 市区町村により提出書類が異なります。

利用負担 • 原則，1割負担。世帯（同じ医療保険に加入している人）の所得（市町村民税額）や本人の収入額に応じて1か月あたりの自己負担上限額が設けられています（表2-23）。住民票上，同じ世帯であっても異なる医療保険に加入している場合は別の世帯として取り扱われます。

• 市町村民税課税世帯（中間所得1，2，一定所得以上）の人でも，「重度かつ継続」して医療が必要であると認められる場合は自己負担上限額が別に設けられています。

• 同一世帯（同一医療保険）で，ほかにも障害者福祉サービス，介護保険サービスを受けている人がいる場合は，合算額が上限を超えないように軽減されます。

ポイント • 有効期間は1年間のため，毎年の更新手続きが必要です。

表 2-23　自立支援医療における自己負担上限額　　(2024 年 2 月末現在)

所得区分		精神通院医療 更生医療	育成医療	重度かつ継続[1]
一定所得以上	市町村民税 235,000 円以上の世帯	対象外	対象外	20,000 円[2] (経過的特例措置)
中間所得 2	市町村民税 33,000 円以上 235,000 円未満の世帯	高額療養費と 同様	10,000 円	10,000 円
中間所得 1	市町村民税課税 33,000 円未満の世帯		5,000 円	5,000 円
低所得 2	市町村民税非課税世帯 (本人収入が 80 万円超)	5,000 円	5,000 円	5,000 円
低所得 1	市町村民税非課税世帯 (本人収入が 80 万円以下)	2,500 円	2,500 円	2,500 円
生活保護	生活保護世帯	0 円	0 円	0 円

[1]　「重度かつ継続」の範囲
　　・疾病等から対象になる人
　　　精神通院医療 ：①統合失調症，双極性障害（躁うつ病），うつ病，てんかん，認知症などの脳
　　　　　　　　　　　機能障害，薬物関連障害（依存症等）の人，②精神医療に一定以上の経験を
　　　　　　　　　　　有する医師が判断した人
　　　更生・育成医療：腎臓機能障害，小腸機能障害，心臓機能障害（心臓移植後の抗免疫療法に限
　　　　　　　　　　　る），肝臓機能障害（肝臓移植後の抗免疫療法に限る），免疫機能障害（抗
　　　　　　　　　　　HIV 療法）の人
　　・疾病等にかかわらず，高額な医療費負担が継続することから対象になる人
　　　精神通院・更生・育成医療：医療保険の多数該当の人
[2]　自己負担上限額の一定所得以上で，「重度かつ継続」の経過的特例措置は，2023 年 11 月 20 日の厚
　　生労働省社会保障審議会障害者部会において，2027 年 3 月 31 日まで延長予定としている。

肝炎治療医療費助成制度

概要 ● B 型ウイルス性肝炎に対するインターフェロン治療および核酸アナログ製剤治療の医療費，C 型ウイルス性肝炎の根治を目的としたインターフェロン治療とインターフェロンフリー治療に対する医療費助成制度。

対象者 ● 医療保険の加入者で，B 型および C 型ウイルス肝炎治療を受けている人。

利用方法 ● 保健所等に申請します。必要書類等は都道府県ごとに異なります。

利用負担 ● 自己負担限度額は原則月 1 万円です。上位所得階層（市町村税課税年額年間 235,000 円以上の世帯に属する）の場合は 2 万円です。

ポイント ● 治療製剤によっては助成対象外になったり，また，医療の内容によっては助成期間が異なります。

● 受給者証交付前に治療を受けた場合等，事情により受給者証を提示できず，自己負担限度額を超えて医療費を支払った場合は，償還払いで払い戻しを受けます。

特定疾病療養費（高額長期疾病）

概要 ● 高額療養費の特例により，長期間にわたり高額な治療を継続しなければならない疾病に対して，医療費の負担を軽減する制度。

対象者 ● 対象となる特定疾病は次の 3 つです。

・人工腎臓（透析）を実施している慢性腎不全

・血漿分画製剤を投与している先天性血液凝固第Ⅷ因子障害および先天性血液凝固第Ⅸ因子障害（血友病 A，血友病 B）

- 抗ウイルス剤を投与している後天性免疫不全症候群（HIV 感染を含み厚生労働大臣が定める者に限る）

利用方法
- 加入する医療保険の保険者へ特定疾病療養申請書を提出し認定を受けます。交付された特定疾病療養受療証を受診時に医療機関に提示します。

利用負担
- 自己負担限度額が月 1 万円になります。ただし，人工腎臓を実施している 70 歳未満の上位所得者は 2 万円になります。
- 自己負担限度額の超過分は医療機関へ直接支給されます（高額療養費の現物給付）。

感染症医療費助成

概要
- 「感染症の予防及び感染症の患者に対する医療に関する法律」（感染症法）により定められた感染症にかかった場合に，必要な医療を全額公費で受けることができる仕組み。感染症指定医療機関で治療を受けられます。

対象者
- 感染症にかかり，まん延を防止するための入院勧告・措置により入院した人（医療保険等加入の有無を問わない）（23 頁）。

利用方法
- 居住地の保健所へ申請します。医療費公費負担申請書，入院勧告等の通知の写し，世帯員の各種所得証明書などが必要です。

ポイント
- 1 類感染症，2 類感染症，指定感染症，新型インフルエンザ感染症で入院した際，入院の勧告・措置による入院期間が医療費助成の対象です。
- 通院治療を受けている結核患者の場合（入院勧告・措置の対象外），申請の受理日から医療費の 95% が助成されます。
- 新型コロナウイルス感染症の医療費助成は，2023 年 10 月以降，一部負担金が生じることになりました。一部公費負担については，2024 年 3 月末までの特例措置です。
- 本人または世帯員の所得税額により自己負担が生じることがあります（上限月額 2 万円）。

HIV 陽性者・エイズ患者が利用できる医療費軽減制度

概要
- 高額で長期にわたる，HIV 陽性者・エイズ患者の医療費の自己負担を軽減する制度。
- 利用できる制度は，以下のように感染経路により異なります。
- 血液製剤による HIV 感染の場合：①特定疾病療養費，②先天性血液凝固因子障害治療研究事業〔医療費の自己負担分（入院時食事療養費含む）全額助成，指定医療機関でのみ利用可能〕
- 性感染・母子感染・その他の場合：①身体障害者手帳（免疫機能障害），②自立支援医療（更生医療），18 歳未満の場合は小児慢性特定疾病医療費助成制度，もしくは育成医療，③重度障害者医療費助成（名称や助成内容は自治体によって異なる）

ポイント
- 自立支援医療（更生医療）は，身体障害者手帳を取得もしくは申請中で，抗 HIV

薬などの治療が開始されている場合に利用できます。
- 上記の制度の利用開始までは，高額療養費制度（54頁），限度額適用認定証（57頁），高額療養費貸付制度（57頁）などの利用を検討します。

障害者医療 （重度心身障害者医療費助成）

概要 • 重度の障害がある人の医療費の自己負担を軽減する制度。医療費の自己負担額の全額または一部が助成されます。

対象者 • 医療保険に加入している，重度の身体障害者，知的障害者，精神障害者。

利用方法 • 市区町村の窓口へ申請し，受給者証の交付を受けます。
- 受給者証の有効期間は1年間のため，毎年の更新手続きが必要です。更新時期は自治体ごとに異なります。

ポイント • 都道府県や市町村によって，対象者や自己負担額が異なります。また，受給資格の要件として，本人（20歳未満の場合は原則世帯主）の所得制限があります。
- 医療保険が適用される医療費が助成対象です。入院中の食事療養費や差額ベッド代，健康診断費，予防接種代，文書料など医療保険適用外の費用は対象外です。
- ほかの公費制度による医療費の助成を受けられる場合（自立支援医療など）は，そちらが優先されます。

（小林夏紀）

子どもに関する医療費等の自己負担を軽減する制度

小児慢性特定疾病医療費助成制度

概要 • 小児慢性特定疾病にかかっている児童等について，健全育成の観点から患児家庭の医療費の負担軽減を図るため，医療費の自己負担の一部を助成します。

対象者 • 厚生労働省が指定した以下の16疾患群に分類される小児慢性疾病788疾患であり，①〜④全ての要件を満たす状態である18歳未満の児童。
- 16疾患群：悪性新生物/慢性腎疾患/慢性呼吸器疾患/慢性心疾患/内分泌疾患/膠原病/糖尿病/先天性代謝異常/血液疾患/免疫疾患/神経・筋疾患/慢性消化器疾患/染色体または遺伝子に変化を伴う症候群/皮膚疾患/骨系統疾患/脈管系疾患
- 要件
①慢性に経過する疾病
②生命を長期に脅かす疾病
③症状や治療が長期にわたって生活の質を低下させる疾病
④長期にわたって高額な医療費の負担が続く疾病
- 18歳に達した時点で，すでに本助成制度を利用しており，引き続き治療継続が必要と認められる場合は，20歳まで延長することが可能です。

利用方法 • 申請には，「小児慢性特定疾病医療意見書」を含め，所定の書類があります。

「小児慢性特定疾病医療意見書」は指定医療機関の指定医の記載が必要です。必要な書類は自治体によって異なる場合があります。

- 助成決定後に，「小児慢性特定疾病医療受給者証」「自己負担上限額管理票」が交付されます。受給者証に記載された病名で指定医療機関を受診する際は，窓口に受給者証と管理票を提出します。

利用負担
- 原則2割負担です。世帯の所得に応じて自己負担上限額が設定されています（表2-24）。
- 重症患者認定基準に該当する場合，高額な医療費が長期的に継続する場合，人工呼吸器等装着者，血友病等は本制度の特例措置にもとづき，自己負担上限額が軽減される場合があります。

ポイント
- 原則1年ごとに更新が必要です。
- 自己負担上限額は，同月内に受診した複数の医療機関（外来・入院），薬局，訪問看護の自己負担を合算したうえで適用されます。
- 受給者証記載の病名以外の病気やけがによる医療費，また，差額ベッド代，文書料，おむつ代など医療保険が適用されない費用，指定医療機関以外で受けた医療費，交通費・移送費，補装具代は対象外です。
- 申請日以前の診断日に遡って適用します。通常1か月前までですが，事情により最大3か月前まで遡れます。
- 本助成制度対象者で特定疾病医療費助成においても対象病名に該当する場合，自治体により，特殊疾病手当が支給される可能性があります（手当の名称は自治体により異なる）。
- 都道府県や自治体により，「小児慢性疾患自立支援事業」を行っています。

表2-24　**小児慢性特定疾病医療費助成における自己負担上限額**　（2024年2月末現在）（単位：円）

階層区分	区分基準		負担割合2割・自己負担限度額（外来＋入院）		
			一般	重症または高額長期*	人工呼吸器等装着
VI	上位所得 市区町村民税25.1万円以上 収入約850万以上		15,000	10,000	500
V	一般所得II 市区町村民税7.1万～25.1万 収入約430万～約850万		10,000	5,000	
IV	一般所得I 市区町村民税7.1万未満 収入約200万～約430万		5,000	2,500	
III	市区町村税 非課税	低所得II 本人収入80万円超	2,500	2,500	
II		低所得I 本人収入80万円以下	1,250	1,250	
I	生活保護等または血友病等患者		0	0	0
入院時の食事療養費			1/2自己負担		

*高額長期：医療費総額が5万円/月（医療保険の2割負担の場合，医療費の自己負担が1万円/月）を超える月が年6回以上あること

- 本助成制度対象者に「日常生活用具給付事業」を行っている自治体があります。
- 2024年度診療報酬改定により，2024年6月から入院時食事療養費が，1食あたり20円増額されます。

未熟児養育医療給付

概要	● 入院による養育が必要である未熟児（乳児）に対し，養育に必要な医療費を公費負担する制度。
対象者	● 以下のいずれかの症状に該当し，医師が入院して養育が必要と認めた乳児（1歳の誕生日の前々日まで） 　①出生時体重が2,000g以下の乳児 　②生活力が特に弱く，以下の症状等のいずれかを示す乳児 　・運動不安，けいれんまたは運動が異常に少ない状態 　・体温が34℃以下 　・強いチアノーゼなど呼吸器・循環器の異常 　・繰り返す嘔吐など消化器異常 　・強い黄疸
利用方法	● 自治体の窓口へ申請します。原則，3か月以内の申請が必要です。
利用負担	● なし（入院中の医療費・食事療養費を助成）。
ポイント	● 都道府県等が指定する指定養育医療機関への入院の場合のみ助成を受けることができます。 ● 転院時は，新たに申請を行う必要があります。

子ども医療費助成（乳幼児医療費助成）

概要	● 小児の年齢に応じ，保険診療の自己負担の全額または一部を助成する制度。
対象者	● 健康保険に加入している小児。
利用方法	● 自治体の窓口へ申請します。
利用負担	● 0〜18歳間の対象年齢や入院・外来の自己負担額，所得制限の有無，医療費助成の名称等は，自治体により異なります。 ● 入院中の食事療養費・差額ベッド代，文書料等の保険診療が適用されない費用は対象外です。ただし，一部の自治体では入院時の食事療養費負担額助成も受けられます。
ポイント	● 居住地以外の都道府県で受診した際は使用できないため，一旦，全額を自己負担した後に居住地の自治体で払い戻しの申請を行います。

ひとり親家庭等医療費助成

概要	● ひとり親家庭を対象に，保険診療の自己負担の全額または一部を助成する制度。
対象者	● ひとり親家庭の母または父，両親のいない児童を養育している養育者，ひとり

親家庭または養育者に養育されている児童。

- 児童が18歳に達する年度の末日までが対象です。ただし，中等度以上の障害（おおむね身体障害者手帳1〜3級・療育手帳1〜3度）がある児童は20歳まで対象となります。

利用方法
- 自治体の窓口に申請します。

利用負担
- 自治体による所得区分に応じて自己負担額が異なります。入院中の食事療養費・差額ベッド代，文書料等の保険診療が適用されない費用は対象外です。

ポイント
- 居住地以外の都道府県で受診した際は使用できないため，一旦，全額を自己負担した後に居住地の自治体で払い戻しの申請を行います。

出産育児一時金

概要
- 医療保険加入者の出産時，一定額が支給される保険給付。

対象者
- 出産した被保険者およびその被扶養者。

利用方法
- 保険者から医療機関に直接支払う直接支払制度と，被保険者が受けとるべき保険者からの支給を医療機関が代理で受け取る受取代理制度があります。医療機関により，対象になる制度が異なります。
- 直接支払制度や受取代理制度を利用せず，保険者に申請し，受け取る方法もあります。

ポイント
- 一児につき，50万円支給されます。多胎児を出産した際は胎児数に応じて支給されます。
- 産科医療補償制度未加入の医療機関における出産や在胎週数22週未満の分娩の場合は，48万8,000円が支給されます。
- 直接支払制度や受取代理制度を利用し出産費が50万円未満の場合は，被保険者が差額分を保険者に申請すると支給されます。

入院助産（出産費用の助成）制度

概要
- 保健上，入院して分娩が必要であるにもかかわらず，経済的に支払いが困難である妊産婦に対し出産費用を助成する制度。

対象者
- 生活保護受給世帯もしくは住民税非課税世帯等の妊産婦。

利用方法
- 事前に自治体に申請します。自治体により，対象の基準は異なります。

利用負担
- 世帯の所得に応じ，一部自己負担があります。

ポイント
- 自治体が指定する助産施設で出産する必要があります。
- 特定妊婦（出産後の養育について出産前から支援することが特に必要と認められる妊婦）や，扶養義務者からDVを受けている妊産婦は，要件に該当しなくても円滑な実施が行われるよう厚生労働省より通知が出ています（厚生労働省子ども家庭局母子保健課：子母発0808第1号令和元年8月8日「児童福祉法第22条の規定に基づく助産の円滑な実施について」）。

（根本圭子）

被害者救済制度

医薬品副作用被害救済制度

概要
- 医薬品を適正に使用したにもかかわらず，その副作用により健康被害が生じた場合に，医療費や年金などの給付を行う公的な救済制度。
- 救済給付には，医療費，医療手当，障害年金（18歳以上），障害児養育年金（副作用により障害の状態になった18歳未満の人を養育する人），遺族年金，遺族一時金，葬祭費の7種類があります。給付の種類に応じて，請求期限や必要な書類があります。
- 医薬品とは，製造販売の承認・許可を受けたものであり，病院・診療所で処方された医療用医薬品にくわえて，薬局・ドラッグストアで購入した要指導医薬品，一般用医薬品も含まれます（ただし，別途対象除外医薬品等が定められている）。

対象者
- 1980年5月1日以降（再生医療等製品については2014年11月25日以降）に医薬品を適正に使用したにもかかわらず発生した副作用による疾病（入院治療を必要とする程度），障害（日常生活が著しく制限される程度）を有する人，およびその遺族。
- 医薬品・再生医療等製品の製造販売業者等の損害賠償責任が明らかな場合など，申請しても給付の対象にならないことがあります。

利用方法
- 被害者または遺族が，必要書類（給付の種類により異なる）を医薬品医療機器総合機構（PMDA）に送り，給付の請求を行います（図2-7）。
- 詳しくは下記に問い合わせてください。
- 医薬品医療機器総合機構（PMDA）救済制度相談窓口
  TEL：0120-149-931（受付時間：土・日・祝日・年末年始を除く9：00～17：00）

ポイント
- 医薬品等の副作用による被害が対象で，原疾患による症状は対象外です。

（小林夏紀）

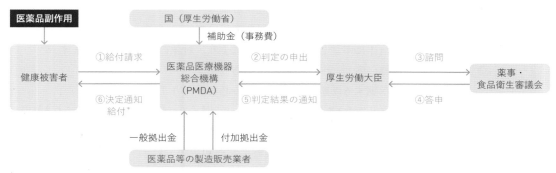

図2-7　医薬品副作用被害救済制度の給付のしくみ

*救済給付の決定に不服があるときは，厚生労働大臣に対し，審査申立てをすることができる。

〔医薬品医療機器総合機構：医薬品副作用被害救済制度．医薬品医療機器総合機構ホームページ（参照2024-2-29）より一部改変〕

予防接種健康被害救済制度

概要 ● 予防接種により健康被害が生じた場合の予防接種法にもとづく救済制度。

対象者 ● 予防接種法にもとづく定期の予防接種を受けて健康被害が生じた場合，その健康被害が接種を受けたことによるものであると厚生労働大臣が認定した人とその遺族。

利用方法 ● 予防接種を受けた時に住民票を登録していた自治体に申請します。

ポイント ● 定期の予防接種は，以下のA類疾病とB類疾病に分類されます。

● A類疾病：ジフテリア，百日せき，破傷風，急性灰白髄炎（ポリオ），B型肝炎，Hib感染症，小児の肺炎球菌感染症，結核（BCG），麻しん，風しん，水痘，日本脳炎，ヒトパピローマウイルス（HPV）感染症，ロタウイルス

● B類疾病：季節性インフルエンザ，高齢者の肺炎球菌感染症

● 給付の種類には，医療費および医療手当，障害児養育年金，障害年金，死亡一時金，遺族年金，遺族一時金，葬祭料があり，A類疾病とB類疾病によって給付が異なります。

● 新型コロナワクチン接種による健康被害が生じた場合も本制度の対象です。

● 任意の予防接種による健康被害が生じた場合は，医薬品副作用被害救済制度の対象になります。

（根本圭子）

アスベストによる健康被害救済制度

概要 ● 「石綿による健康被害の救済に関する法律」にもとづき，アスベスト（石綿）による健康被害を受けた人や遺族に対して医療費等の救済給付，特別遺族給付金等の支給を行う救済制度。

対象者 ● アスベスト（石綿）による中皮腫，肺がん，著しい呼吸機能障害を伴う石綿肺，著しい呼吸機能障害を伴うびまん性胸膜肥厚の4つの指定疾病で健康被害を受けて療養中の人，およびその遺族。

利用方法 ● 医学的資料を含む必要書類を環境再生保全機構，保健所または地方環境事務所へ提出します。必要書類は下記相談ダイヤルや環境再生保全機構のホームページ等で確認してください。

● 環境再生保全機構アスベスト石綿救済相談ダイヤル
　 TEL：0120-389-931（受付時間：平日10：00〜17：00）

ポイント ● 労働者災害補償保険制度（労災保険制度）による補償の対象とならない人，対象であったものの時効により給付を受けられなかった人の救済を目的とした制度のため，労災保険制度による給付を受給している人は救済制度の給付を受けることができません。

● 特別遺族弔慰金・特別葬祭料の請求期限は，疾病により異なるため注意が必要です。

（山田麻記子）

原爆被爆者医療

概要 ● 原爆被爆者の治療と健康管理のための制度。要件を満たす被爆者は，指定医療機関での医療費が無料になります。

● 指定医療機関以外を受診した場合は償還払いの手続きが必要です。

● 介護保険サービス（訪問看護，訪問リハビリテーション，居宅療養管理指導，通所リハビリテーション，短期入所療養介護，介護老人保健施設・介護医療院への入所等。助成対象外の介護保険サービスあり）の利用は助成対象となり，自己負担がありません。ただし，居住費（滞在費）および食費は自己負担となります。

対象者 ● 規程される要件を満たして，被爆者健康手帳の交付を受けている人。

利用方法 ● 指定医療機関の受診時に，医療保険証と被爆者健康手帳を提出します。

公害健康被害補償制度

概要 ● 「公害健康被害の補償等に関する法律」にもとづき，大気汚染や水質汚濁の影響により健康被害を受けた人に対して，補償給付を支給する補償制度。

● 補償給付の内容は，療養の給付および療養費，障害補償費，遺族補償費，遺族補償一時金，児童補償手当，療養手当，葬祭料の7種類です。

対象者 ● 公害健康被害の認定を受けている人（被認定者）およびその遺族など。

● 旧第一種地域（著しい大気の汚染が生じ，その影響により気管支喘息等の疾病が多発している地域）は指定が全て解除され，新たな患者の認定は行われなくなりましたが，指定解除前に認定を受けた既被認定者や遺族等への補償給付等は継続されています。

● 第二種地域（水俣病やイタイイタイ病のように汚染原因物質との関係が一般的に明らかな疾病が多発している地域）に指定されているのは5地域です。患者の認定にあたっては個々の患者の疾病と汚染原因物質との因果関係を確認したうえで行われます。

● 水俣病の被認定者は，本制度による補償またはチッソとの補償協定にもとづく補償（慰謝料，医療費全額支給，特別調整手当，はりきゅう・温泉療養費等）を選択することができます。また，水俣病認定申請者に対して，認定結果が出るまでの間，治療に要した費用の一部を助成する制度もあります（水俣病認定申請者治療研究事業。自治体により名称が異なる）。

ポイント ● 公害保健福祉事業では，被認定者の健康の回復等を目的に，保健師等による療養指導，空気清浄機等，療養に必要な用具の貸与なども受けることができます。

● 被認定者で，この制度の適用を引き続き受ける必要のある人は，認定有効期間（3年）が終了する前までに更新の手続きが必要です。

（小林夏紀）

税制上の軽減制度

医療費控除

概要
- 1年間に支払った医療費が一定額を超えた際に，それに応じた金額を所得から控除する税制の所得控除の制度の1つ。
- 1年間（1月1日～12月31日）に支払った医療費等が10万円（総所得金額が200万円未満の人は総所得金額の5%）を超えた場合に，確定申告をすることで最高200万円までの医療費控除を受けることができます。扶養家族の医療費等も合算できます。
- 医療費控除額は下記で算出します。

| 実際に支払った医療費等の合計額 | − | 生命保険や高額療養費等で還付された額 | − | 10万円（総所得金額が200万円未満の人は総所得金額の5%） | = | 医療費控除額（最高200万円） |

- 医療費控除の特例として，スイッチOTC薬剤費を対象としたセルフメディケーション税制が2017年から創設され，医療費控除かセルフメディケーション税制のいずれか一方を選択します。予防接種や健康診断など健康のための一定の取組みを行っている人が，対象となるスイッチOTC医薬品を1年間に12,000円以上購入した場合に，一定額の所得控除（上限88,000円）を受けることができます。申告の際は領収書（レシート）が必要です。

医療費控除の対象となる項目

①医師，歯科医師による診療費・治療費・入院費，その処方による医薬品の費用
②入院の際の部屋代（自身の都合で利用した差額ベッド代は除く）や食事代の費用
③通院のための交通費（公共交通機関の運賃，1人では通院困難な場合の患者と付添人の通院費，遠方の医療機関でないと治療できない場合の旅費も可能）
④介護老人保健施設，介護療養型医療施設，指定介護老人福祉施設，指定地域密着型介護老人福祉施設，助産所の入院・入所費用
⑤介護保険制度のサービスを利用した費用のうち，医学的管理下における療養上の世話等に相当するサービス（医療系サービス）が対象。例えば，訪問看護，訪問リハビリテーション，居宅療養管理指導，ショートステイ，定期巡回・随時対応型訪問介護看護，看護・小規模多機能型居宅介護，介護福祉士による痰吸引等。また，医療系サービスとあわせて利用する場合のみ医療費控除対象となる居宅サービス等（福祉系サービス）もあり
⑥治療のためのあん摩マッサージ指圧師，はり師，きゅう師，柔道整復師による施術費
⑦助産師による分娩の介助料
⑧妊娠と診断されてからの定期健診や検査などの費用や通院費，出産時に入院するための交通費
⑨医師の指示による治療に必要な松葉づえなど，医療器具の購入費やレンタル料で通常必要なもの（義手，義足，松葉づえ，補聴器，義歯およびストーマ用装具代等）

⑩6か月以上寝たきり状態で，医師がおむつを必要と認めた人のおむつ代（おむつ使用証明書が必要）

⑪骨髄移植推進財団に支払う骨髄移植のあっせんにかかわる患者負担金

⑫日本臓器移植ネットワークに支払う臓器移植のあっせんにかかわる患者負担金

利用方法
- 確定申告書，医療費控除の明細書，医療通知書，本人確認書類，給与所得の源泉徴収票，印鑑などを揃え，原則，対象年の翌年の2月16日～3月15日までに税務署で確定申告をします。
- おむつ代の控除には医師による「おむつ使用証明書」が必要になるため，かかりつけ医に相談してください。2年目以降は，「おむつ使用証明書」の代わりに介護保険の主治医意見書の写しでも申告できます。

ポイント
- 5年前までさかのぼり申告できます（確定申告の時期以外でも受付）。
- 「医療費の領収書」は，5年間自宅等で保管する必要があります。
- 次のような費用は医療費として認められません。
  ①健康診断や美容整形の費用
  ②疾病予防や健康増進のための予防接種，サプリメント等の費用
  ③治療を受けるために直接必要としない，近視・遠視・乱視などの矯正用メガネ，コンタクトレンズ，補聴器等の費用
  ④自家用車で通院するためのガソリン代，駐車料金，タクシー代（緊急時や公共交通機関を利用できない場合を除く）
- 医療用ウィッグは医療費控除の対象になりませんが，購入費を助成している自治体があります。

（名古屋恵美子）

治療を継続する人と家族への支援

治療と仕事の両立支援

　　日本の労働人口の約3割が，何らかの治療のために通院しているといわれています。医学の進歩により，治療をしながら仕事をすることも可能な時代になってきましたが，今も病気を理由に仕事を辞めざるを得ない人や，仕事を続けていても職場の理解が乏しいなど，治療と仕事の両立が困難な状況に直面している人が多くいます。

　　病気を抱えながらも働く意欲のある人が，治療をしながら安心して仕事を続けるための取り組みとして，厚生労働省から「事業場における治療と仕事の両立支援のためのガイドライン（令和5年3月改訂版）」（以下，ガイドライン）が公開されています。ガイドラインでは，労働者である患者本人と職場と主治医が，勤務情報や医学的な情報を共有し，連携して治療と仕事を両立するための合理的配慮を盛り込んだ両立支援プランを作成することが推奨されています（図2-8）[1]。

長期療養者就職支援事業

概要 ● 長期にわたる治療を受けながら就職を希望する人への就職支援。専門相談員である「就職支援ナビゲーター」をハローワークに配置し，職業相談，職業紹介

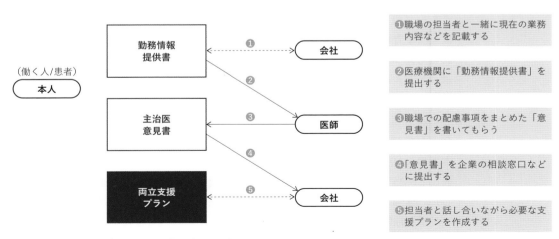

図 2-8　両立支援プランの基本的な作成の進めかた
（厚生労働省：治療と仕事の両立支援ハンドブック．厚生労働省，2023）

に応じています。また，がん診療連携拠点病院のがん相談支援センターでハローワークによる出張相談を行い，職業相談・職業紹介を実施しています。

対象者 ● がん，脳卒中，肝疾患，難病，心疾患，糖尿病など長期にわたる治療が必要な求職者が対象です。在職中でも，就労継続や退職に関する相談などハローワークの助言や支援を希望する人は相談できます。

相談窓口 ● ハローワークに配置された「就職支援ナビゲーター」による長期療養者専門窓口，または一部のがん診療連携拠点病院等でも出張相談が開催されています。

● 厚生労働省のホームページを参照してください。

・ 厚生労働省長期療養者就職支援事業（がん患者等就職支援対策事業）
　https://www.mhlw.go.jp/stf/seisakunitsuite/bunya/0000065173.html

ポイント ● がん相談支援センター等の相談支援センターとハローワークが協働して支援します。

● 労働者健康安全機構が実施する研修を修了した「両立支援コーディネーター」が配置されている医療機関もあります。

● セルフヘルプグループ （アルコール，嗜癖は 42 頁）

　病気や障害，解決の難しい生活課題を抱え生きづらさを感じるとき，周囲に相談しても理解が得られず孤独を感じたり，解消できない不安に悩まされることがあるかもしれません。そのようなとき，共通する課題を抱える当事者同士が，心理的に安全性の保たれた場で行う情報交換や，同じような経験を語り合うといった体験が支えになることがあります。情緒的な交流が支えとなり，新しい視点に気づき，現状と折り合いを見い出すことにつながることもあるでしょう。また，相互に支え合うことを体験することで，自己の存在を肯定し，社会における役割を再発見し，回復する力を得たり成長する機会にもなるといわれています。このような「なんらかの問題を共有する患者本人や家族が企画運営を担って活動するグループのこと」[2] をセルフヘルプグループと言います。セルフヘルプグループは，当事者の自主的な活動として組織され，相互が対等な立場で協同して運営されるセルフヘルプグループと，医療者などの専門家によって企画運営されるサポートグループに分けられます。専門家がセルフヘルプグループを支援する場合もであっても，原則，側面的かつ限定的な関与にとどまります。

　セルフヘルプグループの始まりは，1935 年のアメリカでアルコール依存症の会として結成された AA（アルコホーリクス・アノニマス）に起源がありますが，日本では，1948 年の日本患者同盟，1951 年の全国ハンセン氏病患者協議会の結成など，当事者の命と尊厳を守り，人権を獲得するための患者運動から発展しました。以降，公害や薬害，心身の障害，慢性疾患，難病，嗜癖問題のグループなどが早い段階から活動を展開してきました。また，大切な人との死別体験などライフイベントに伴う困難，DV（ドメスティック・バイオレンス）や虐待，犯罪等の被害者・加害者，ひきこもり，LGBTQ[注]，それらの当事者家族など多種多様な

グループの設立へと広がり，その規模や目的，活動内容，専門家の関与の度合い
も多彩です。

　セルフヘルプグループの活動方法は対面が中心でしたが，インターネットの普
及によってメーリングリストやインターネット掲示板，SNS（ソーシャルネット
ワーキングサービス）を中心とした，緩やかなつながりを持つ活動が増加し，コロ
ナ禍を経てオンライン会議システムを活用した活動が一般的になるなど，その方
法は多様化しています。

患者会，当事者会

概要
● 同じ病気や障害など，共通した困難や体験をもつ人が自主的に集まり運営され
る会。

● グループによりさまざまな活動目的を持っており，共通する体験から生じる悩
み・不安の語り合いや気持ちのよりどころとなることを目的とした活動，正し
い知識やスキルの獲得・社会資源などの情報交換を目的とした活動など，さま
ざまです。グループによっては社会に対する働きかけや啓発活動を目的とする
ものもあります。活動内容も多岐にわたり，集合またはオンライン会議システ
ムを活用しての定期的な集い，講演会や勉強会などを行うグループもあれば，
電話や電子メールによる個別相談をするグループもあります。多くは，ニュー
スレターによる情報共有・情報提供を行い，相互の交流に役立てています。

● 近年では，患者会と呼ばれるグループのなかにも，自治体や医療機関また医療
者が中心になってプログラムを提供するサポートグループに近いものもあり，
厳密には分けることが難しくなっています。特に，がん領域においては第4
期がん対策推進基本計画に，ピア（peer）サポーターと連携した支援の促進が
明記されたことにより，体験者同士による支え合いは，より多様な形で普及し
ていくと期待されています。

対象者
● 長期的な治療や療養を要する人や障害などを持つ人。

利用方法
● 医療機関や地域の保健所等に聞いてみましょう。インターネットで情報を調べ
ることもできます。

利用負担
● 年会費や参加費などの額は患者会によってさまざまです。直接，参加を希望す
るグループ等に問い合わせてください。

ポイント
● 活動目的や活動内容は多様で運営の仕組みも患者会ごとに異なります。まずは
問い合わせたり定例会の見学をして，ニーズに合うか確認してから参加すると
よいでしょう。

註）
LGBTQとは「Lesbian（レズビアン）」「Gay（ゲイ）」「Bisexual（バイセクシュアル）」「Transgender
（トランスジェンダー）」「Queer（クィア）/Questioning（クエスチョニング）」の頭文字を取って名付け
られた，幅広いセクシュアリティ（性のあり方）を総称する言葉。

家族会

概要 ● 家族が当事者の病気や障害などを受け入れることが難しかったり，自責の念などから心身ともに疲弊し，当事者に向き合うことが難しくなってしまうなど，病気や障害などの当事者と同様に，家族もまた解決の難しい課題を抱えて苦悩することがあります。また，当事者が苦しんでいるなか，「幸せを感じること」に罪悪感を覚える家族もいます。そのような家族が，誰かの家族である以前に，ひとりの個人として社会生活を送る存在であることを保証し，社会から孤立せず心の安定を保ちながら当事者に向き合うことの助けになるのが家族会です。日本では精神疾患の家族会を中心に発展してきましたが，難病や医療的ケア児，LGBTQなどの多領域において家族やパートナーを対象とした家族会が活動しています。

● 活動目的は患者会・当事者会と同様に，お互いに悩みや不安を語り合い，気持ちのよりどころとなることを目的とした活動，正しい知識を得たり，活用できる社会資源などの情報交換をする場としての活動のほか，グループによっては社会に対する働きかけや啓発活動をするなど，さまざまです。

対象者 ● 病気や障害などを持つ人たちの家族，パートナー。

利用方法 ● 医療機関や地域の保健所等に聞いてみましょう。インターネットで情報を調べることもできます。

利用負担 ● 年会費や参加費などの額は家族会によってさまざまです。直接，参加を希望するグループ等に問い合わせてください。

ポイント ● 活動目的や活動内容は多様で，運営の仕組みも家族会ごとに異なります。まずは問い合わせたり，定例会の見学をして，ニーズに合うか確認してから参加するとよいでしょう。

遺族会

概要 ● 大切な人を亡くした人の集まりで，グリーフケアを目的とした会。大切な人を亡くす喪失体験は，人生における価値を大きく変えてしまうことがあります。深い悲しみや不安，孤独，時として怒りといった悲嘆（grief）の感情から，心身ともに不調をきたすことも多くあります。しかし，死別体験によって生じる悲嘆反応は，自然で正常なこころの反応であり，一般的には長い時間をかけて，徐々に故人のいない世界に適応していきます。グリーフケアとは，悲しみが消えることはなくても，その感情に向き合って大切な人の死を受け止め，遺された人が生き続ける意味を見い出すこと，そして，自らの人生に対する肯定的な感情を取り戻すまでの過程に寄り添い支えるかかわりをいいます。

● 本来，グリーフケアには，亡くなる前から提供される幅広いケアが含まれますが，多くは死別後に遺族会として医療機関や自治体，当事者と専門職が協働するNPO法人などによるサポートグループのほか，セルフヘルプグループで提供されています。どのような運営形態であっても，安心できる場で当事者同士

が喪失の悲しみを語り，感情を分かち合うことを大切にします。

対象者 ● 病気や事故，自死などで大切な人を亡くした人。

利用方法 ● 自治体のホームページなど，インターネットで情報を探すことができます。

利用負担 ● 参加費などの額は遺族会によってさまざまです。直接，参加を希望するグループ等に問い合わせてください。

ポイント ● 複雑性悲嘆（強い悲嘆反応が長期的に持続し，社会生活や心身の健康状態に大きな支障が生じている状態）[3]を抱える場合には，専門家による支援を検討する必要があります。

（山田麻記子）

引用文献

1) 厚生労働省：治療と仕事の両立支援ハンドブック．厚生労働省，2023
2) 高橋都：がん患者とセルフヘルプ・グループ：当事者が主体となるグループの効用と課題．ターミナルケア 13（5）：357-360，2003
3) 日本サイコオンコロジー学会・日本がんサポーティブケア学会：遺族ケアガイドライン 2022 年版．p.49，金原出版，2022

医療 2章

高齢者

高齢者サービス・介護保険

現在，日本では65歳以上人口が全人口の21％を超え，「超高齢社会」に突入しています。2035年頃までは85歳以上人口が増加し，要介護状態の人がさらに多くいる社会が想定されています[1]。そのため，地域包括ケアシステムの整備，地域共生社会の実現，健康寿命の延伸などを目指し，2040年頃までを視野に入れた，全世代型社会保障の構築が進められています。また，「超高齢社会」において対応が必須となる認知症について，65歳以上におけるその有病率は2025年の時点で約20％と推計され[2]，「共生」と「予防」の視点で施策が進められています[3]。

このような高齢化等の状況のもと提供される高齢者サービスは，介護保険制度が主軸に整備されています（表3-1）。くわえて市区町村，都道府県独自の施策，民間サービスも選択肢となります。本章は，高齢者サービスについて概説し，相談窓口での具体的な情報の入手，支援の手助けとなることを目指します。

▌高齢者サービスで求められる支援者の姿勢

支援者は，高齢者自身が自らサービスを選択してよりよい生活に向かえるように，対象者のニーズに合わせてかかわります。支援者として気をつけたいのは，「家事ができない高齢者がいるからヘルパー利用」といった，安易なマッチングに傾倒しないことです。可能な限り当事者が意思決定していくことを前提に，必要な時に必要なサービスにつながれるよう，関係機関とネットワークをつくり，ゆるいお節介の中で見守るようなかかわりが，保健医療福祉の現場では求められています。支援者は，介護保険制度はもちろん，各地域独自のサービスも把握し，当事者が取捨選択できるようにガイド，サポートすることが大切です。

● 介護保険の仕組みと手続き

▌基本的な考え方

▌自立支援

単に介護を要する高齢者の身の回りの世話をするということを超えて，高齢者の自立を支援することが理念として掲げられています。

▌利用者本位

利用者の選択によって，多様な保健医療福祉サービスを総合的に受けられることを前提としています。

表 3-1　高齢者が利用できるサービス（入所系サービスは 97 頁）　　　　　　　　　　　（2024 年 2 月末現在）

	サービス	内容	介護予防サービス	介護サービス	費用負担の目安	参照頁
訪問系	訪問介護（ホームヘルプ）	訪問介護員（ホームヘルパー）が自宅に訪問し、身体介護や家事等の生活支援を行うサービス	△	○	介護保険の自己負担（1〜3 割）	109
	訪問看護	看護師等が自宅を訪問し医療処置やケアを行うサービス	○	○		109
	定期巡回・随時対応型訪問介護看護*	訪問介護や訪問看護を定期巡回もしくは必要時に行う 24 時間対応のサービス	利用できない	○		110
	訪問入浴介護	自宅に浴槽を持ちこみ、入浴介助を行うサービス	○	○		110
	訪問リハビリテーション	リハビリテーションの専門職（理学療法士、作業療法士、言語聴覚士）が自宅でリハビリテーションを行うサービス	○	○		111
	居宅療養管理指導	医師、歯科医師、薬剤師、管理栄養士等が自宅を訪問し、薬や食事等の療養生活上の管理・指導を行うサービス	○	○		111
通所系	通所介護（デイサービス）	通所介護事業所に通って、食事や入浴等の介護やレクリエーションを日帰りで行うサービス	△	○	・介護保険の自己負担・食費・教養娯楽費、日用品費等	112
	通所リハビリテーション（デイケア）	病院や老健等に通って、日常生活動作に必要な機能訓練や個別リハビリーテンションを行うサービス	○	○		112
	小規模多機能型居宅介護*	通いを中心に、利用者の状態や希望に応じて、訪問や泊まりを柔軟に組み合わせて行うサービス	○	○	・介護保険の自己負担・食費・宿泊費・おむつ代等	113
	看護小規模多機能型居宅介護*	通い・訪問・泊まりに看護を組み合わせて行うサービス	利用できない	○		113
福祉用具・住宅改修費等	福祉用具貸与	自立した生活が送れるよう車いすやベッド等の福祉用具のレンタル、一部販売を行うサービス	△	△	介護保険の自己負担（1〜3 割）	114
	福祉用具購入費	排泄、入浴等直接肌に触れる際に使う福祉用具の購入費用の支給サービス（償還払い）	○	○	年間 10 万円が上限でその 1〜3 割が自己負担	114
	日常生活用具	安全で円滑に自立した日常生活が送れるようシルバーカー等用具を借りたり、給付するサービス	要支援・要介護認定とは無関係		利用者負担は実施する市区町村によって異なる	115
	住宅改修費	より安全な生活が送れるよう生活環境を整えるための住宅改修費用の支給サービス（償還払い）	○	○	20 万円が上限でその 1〜3 割が自己負担	115
	市区町村独自サービス	自立した生活を維持するため、自治体独自の日常生活に密着したさまざまなサービス	要支援・要介護認定とは無関係		サービスの種類等は自治体によって異なる	116

○：全員が利用できる，△：一部の人が利用できる
*地域密着型サービス：原則として事業所がある市区町村の住民のみが利用できる。

▍社会保険方式

　医療保険や年金などでも採用され，世界中の社会保障で中心となっている共助による財源確保方法。国民から保険料を徴収し，それを財源にサービスを提供します。日本では，さらに税金を投入しています。

概要

- 介護保険制度では，傷病や加齢に伴う寝たきり，認知症等で常時介護を必要とする状態（要介護状態）になった場合，日常生活に支援が必要であり，特に介護予防サービスが効果的な状態（要支援状態）になった場合に，介護の必要度合いに応じた介護サービスを受けることができます。
- 介護保険制度は，介護給付，予防給付，介護予防・日常生活支援総合事業（総合事業）で構成されます。介護給付，予防給付の内容は全国共通で，総合事業は市区町村により異なります。

仕組みと手続き

利用できる人
- 65歳以上で，介護給付は要介護1〜5，予防給付は要支援1〜2，総合事業は総合事業対象者，要支援1〜2と認定された人（表3-2）。
- 40歳以上64歳以下で医療保険に加入しており，特定の疾病（表3-3）と診断され要支援・介護状態と認定された人[4]（交通事故など外傷性由来の場合は，対象

表3-2　介護保険を利用できる人

	第1号被保険者	第2号被保険者
対象者	・65歳以上の人 ・要介護状態，日常生活に支援が必要な状態の人	・40〜64歳で医療保険に加入している人 ・特定疾病（表3-3）により，介護や支援が必要と認定された人*
保険料	・市区町村ごとに決定 ・一人ひとりの住民税課税状況等により14段階に分類	・加入している医療保険ごとの算定方法により決定 国民健康保険：所得等により異なる 職場の健康保険：給与，賞与に対して各保険で決めた保険料率により異なる
保険料支払い方法	・普通徴収（口座振替，納付書で金融機関へ納付） ・特別徴収（年金天引き）	給与天引き

＊交通事故など外傷性由来の場合は，対象外。

表3-3　40歳以上64歳以下の人で介護保険が適用される特定疾病

①がん（がん末期）（医師が一般に認められている医学的知見に基づき回復の見込みがない状態に至ったと判断したものに限る。「概ね余命が6か月間程度」）
②関節リウマチ
③筋萎縮性側索硬化症
④後縦靱帯骨化症
⑤骨折を伴う骨粗鬆症
⑥初老期における認知症（アルツハイマー病，脳血管性認知症等）
⑦進行性核上性麻痺，大脳皮質基底核変性症およびパーキンソン病（パーキンソン病関連疾患）
⑧脊髄小脳変性症
⑨脊柱管狭窄症
⑩早老症（ウェルナー症候群）
⑪多系統萎縮症
⑫糖尿病性神経障害，糖尿病性腎症および糖尿病性網膜症
⑬脳血管疾患（脳梗塞，脳出血等）
⑭閉塞性動脈硬化症
⑮慢性閉塞性肺疾患（肺気腫，慢性気管支炎等）
⑯両側の膝関節または股関節に著しい変形を伴う変形性関節症

外）。詳しくは，「主治医意見書記入の手引き」「特定疾病にかかる診断基準」
（厚生労働省）に定められています。

利用方法 ● 図 3-1 に利用方法の全体像を示します[5]。介護が必要な状態になった場合や，サービス利用を希望するときは，市区町村の介護保険担当窓口や地域包括支援センター（87 頁）に申請します。出向くことが困難であれば，地域包括支援センター職員が自宅訪問してくれる場合もあります。本人，家族のほか，成年後見人，地域包括支援センター，または居宅介護支援事業所（87 頁）や介護保険施設などに代行してもらうこともできます。

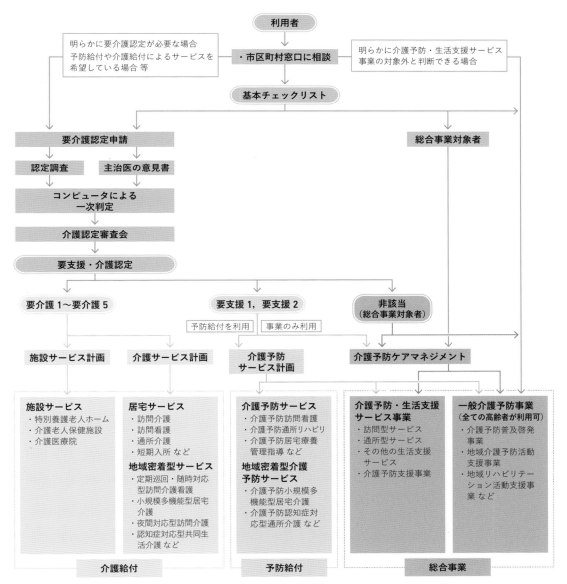

図 3-1　要介護認定とサービス利用の手順

〔厚生労働省：介護予防・日常生活支援総合事業のサービス利用の流れ．厚生労働省ホームページ，https://www.kaigokensaku.mhlw.go.jp/commentary/flow_synthesis.html（参照 2024-2-29）を一部改変〕

表 3-4　基本チェックリスト（質問項目と判定基準）

質問項目	
No.1　バスや電車で 1 人で外出していますか	No.14　お茶や汁物等でむせることがありますか
No.2　日用品の買い物をしていますか	No.15　口の渇きが気になりますか
No.3　預貯金の出し入れをしていますか	No.16　週に 1 回以上は外出していますか
No.4　友人の家を訪ねていますか	No.17　昨年と比べて外出の回数が減っていますか
No.5　家族や友人の相談にのっていますか	No.18　周りの人から「いつも同じ事を聞く」などの物忘れがあると言われますか
No.6　階段を手すりや壁をつたわらずに昇っていますか	No.19　自分で電話番号を調べて，電話をかけることをしていますか
No.7　椅子に座った状態から何もつかまらずに立ち上がっていますか	No.20　今日が何月何日かわからない時がありますか
No.8　15 分位続けて歩いていますか	No.21　（ここ 2 週間）毎日の生活に充実感がない
No.9　この 1 年間に転んだことがありますか	No.22　（ここ 2 週間）これまで楽しんでやれていたことが楽しめなくなった
No.10　転倒に対する不安は大きいですか	No.23　（ここ 2 週間）以前は楽にできていたことが今はおっくうに感じられる
No.11　6 か月間で 2～3 kg 以上の体重減少がありましたか	No.24　（ここ 2 週間）自分が役に立つ人間だと思えない
No.12　身長（　　　　cm）体重（　　　　kg）（BMI＝　　　　）*	No.25　（ここ 2 週間）わけもなく疲れたような感じがする
No.13　半年前に比べて固いものが食べにくくなりましたか	

*BMI〔＝体重（kg）÷身長（m）÷身長（m）〕が 18.5 未満の場合に該当とする。
・質問項目には「はい」「いいえ」いずれかで回答する。

判定基準	リスク該当項目
①質問項目 No.1～20 までの 20 項目のうち 10 項目以上に該当	生活機能全般
②質問項目 No.6～10 までの 5 項目のうち 3 項目以上に該当	運動機能
③質問項目 No.11～12 の 2 項目の全てに該当	栄養状態
④質問項目 No.13～15 までの 3 項目のうち 2 項目以上に該当	口腔機能
⑤質問項目 No.16 に該当	閉じこもり
⑥質問項目 No.18～20 までの 3 項目のうちいずれか 1 項目以上に該当	認知症
⑦質問項目 No.21～25 までの 5 項目のうち 2 項目以上に該当	うつ

（厚生労働省：介護保険法施行規則第 140 条の 62 の 4 第 2 号の規定に基づき厚生労働大臣が定める基準．厚生労働省告示第 197 号，2015 を一部改変）

- 市区町村等の担当窓口での相談時には，介護保険証，医療保険証，かかりつけ医の医療機関名，医師氏名，連絡先の用意が必要な場合があります。申請書類に必要事項を記入します。
- 第 1 号被保険者は，生活や健康状態を振り返り，心身の機能で衰えているところがないかチェックするためのツール「基本チェックリスト」（表 3-4）を用いて状態確認が実施されます[6]。その結果，市区町村が行う「地域支援事業」の総合事業（図 3-1）の該当者か，要介護状態で介護給付適用か，予防給付（要支援認定者が利用できる介護サービス）の対象か判断されます[7]。
- 要介護認定申請を行うと，認定調査員が自宅や入院先，施設入所先等を訪問

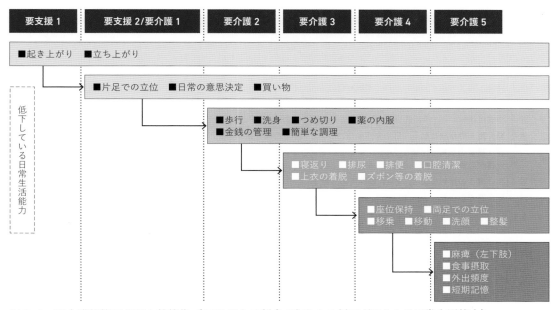

| 要支援1 | 要支援2/要介護1 | 要介護2 | 要介護3 | 要介護4 | 要介護5 |

■起き上がり　■立ち上がり

■片足での立位　■日常の意思決定　■買い物

■歩行　■洗身　■つめ切り　■薬の内服
■金銭の管理　■簡単な調理

■寝返り　■排尿　■排便　■口腔清潔
■上衣の着脱　■ズボン等の着脱

■座位保持　■両足での立位
■移乗　■移動　■洗顔　■整髪

■麻痺（左下肢）
■食事摂取
■外出頻度
■短期記憶

低下している日常生活能力

図 3-2　要介護状態区分別の状態像（80％以上の割合で何らかの低下が見られる日常生活能力）

・全74項目の要介護認定調査項目において，
　・介助の項目（16項目）で，「全介助」又は「一部介助」等の選択肢
　・能力の項目（18項目）で，「できない」又は「つかまれば可」等の選択肢
　・有無の項目（40項目）で，「ある」（麻痺，拘縮など）等の選択肢
を選択している割合が80％以上になる項目について集計
・市町村から国（介護保険総合データベース）に送信されている平成26年度の要介護認定情報に基づき集計（平成28年2月15日時点）。
・要介護状態区分は二次判定結果に基づき集計。
・74の各調査項目の選択肢のうち何らかの低下（「全介助」，「一部介助」等）があるものについて集計。

〔厚生労働省：要介護認定の仕組みと手順．厚生労働省ホームページ，https://www.mhlw.go.jp/file/05-Shingikai-11901000-Koyoukintoujidoukateikyoku-Soumuka/0000126240.pdf（参照 2024-2-29）を一部改変〕

し，本人の心身の状態や，日常生活の様子などについて，本人や家族，病院・施設職員から聞き取り調査をします。

● 要介護認定にあたっては，本人の主治医に病気または負傷の状況について意見を求めるため，主治医の意見書の作成依頼を市区町村から行います。主治医は，本人が介護を必要とする原因疾患や必要な事柄などについて記入します。

● 認定調査の結果や，主治医の意見書の内容をもとにしたコンピュータによる介護必要時間の一次判定を行います。その後，保健・医療・福祉の専門家で構成される「介護認定審査会」で，一次判定の結果と主治医の意見書をもとに，要介護状態区分（図3-2，表3-5）[8, 9] を総合的に審査・判定し，「要支援・介護認定」がなされます。

● 「要支援・介護認定」後に介護保険サービスを利用するためには，それぞれ計画（いわゆるケアプラン）を作成する必要があります。要介護の認定者は居宅介護支援事業所の介護支援専門員（ケアマネジャー）に，要支援の認定者は，地域包括支援センターまたは委託・指定された居宅介護支援事業所の介護支援専門員に作成を依頼します。地域包括支援センター，医療機関のソーシャルワーカーに介護支援専門員を紹介してもらうこともでき，最終的には利用者が決定

表 3-5 **要介護状態区分別の状態像**

区分	状態像
自立 （非該当）	歩行や起き上がりなどの日常生活上の基本的動作を自分で行うことが可能であり，かつ，薬の内服，電話の利用などの手段的日常生活動作を行う能力もある状態
要支援1 要支援2	日常生活上の基本的動作については，ほぼ自分で行うことが可能であるが，日常生活動作の介助や現在の状態の防止により要介護状態となることの予防に資するよう手段的日常生活動作について何らかの支援を要する状態
要介護1	要支援状態から，手段的日常生活動作を行う能力がさらに低下し，部分的な介護が必要となる状態
要介護2	要介護1の状態に加え，日常生活動作についても部分的な介護が必要となる状態
要介護3	要介護2の状態と比較して，日常生活動作および手段的日常生活動作の両方の観点からも著しく低下し，ほぼ全面的な介護が必要となる状態
要介護4	要介護3の状態に加え，さらに動作能力が低下し，介護なしには日常生活を営むことが困難となる状態
要介護5	要介護4の状態よりさらに動作能力が低下しており，介護なしには日常生活を営むことがほぼ不可能な状態

（厚生労働省：高齢者介護研究会報告書「2015年の高齢者介護」．厚生労働省ホームページ，https://www.mhlw.go.jp/topics/kaigo/kentou/15kourei/sankou3.html（参照 2024-2-29），を一部改変）

することが必要です。作成を依頼すると，介護支援専門員が本人や家族と相談し，サービス内容や利用するサービス提供事業者などを盛り込んだケアプランを作成します。その後，利用者や家族，サービス担当者が集まってサービス担当者会議を開き，ケアプランの内容を検討します。この会議は，利用者の状態が変化してケアプランの変更が必要になった際にも開催します。会議でケアプランに同意した後，サービスの利用が開始されます。

- 介護保険施設に入所したい場合は，入所を希望する施設に直接申し込みます。地域包括支援センター，居宅介護支援事業所，医療機関のソーシャルワーカーなどに，施設を紹介してもらうこともできます。最終的には利用者が決定することが必要です。入所が決まったら施設と契約し，施設の介護支援専門員が利用者に合ったケアプランを作成します。

- 要支援・介護認定に納得できない場合，認定の通知を受け取った日から3か月以内に都道府県に対して不服申立てを行うことができます。

ポイント
- 地域包括支援センターや居宅介護支援事業所の介護支援専門員に依頼せずとも，自ら作成して市区町村に届け出て，実際に利用するサービス提供事業所を選択し，個別に契約を結ぶ，セルフプランで進めることもできます。しかし，書類の準備や関係先との連絡には時間と手間を要すため，よほどの理由がなければ，各窓口に相談してお願いすることが無難です。

- 交通事故等，第三者による行為が原因で介護保険サービスを利用する場合，市区町村へ申請する義務があります。費用は加害者負担が伴い，保険適用分は，いったん，市区町村が立て替え，後日，加害者へ請求（第三者行為求償）するためです。

- 40歳以上から介護保険料を納めることが義務となっています。介護保険料の滞納期間によって，費用が3割，全額自己負担に引き上げられるなどの措置がとられます。

（関田歩）

● 相談できる機関

地域包括支援センター

概要 ● 市区町村が設置主体で保健師・社会福祉士・主任介護支援専門員等を配置している，高齢者の介護，医療，福祉等の総合相談窓口。以下のような相談が可能です。
①介護，生活，医療，福祉などの総合相談
②介護予防サービス計画の作成，サービス提供事業者との連絡調整
③介護予防・日常生活支援総合事業の利用支援
④高齢者の権利擁護。高齢者虐待への対応，成年後見制度の利用相談・手続き等の支援
⑤介護・医療・福祉等との制度横断的連携や支援，介護支援専門員への指導・助言
● 地域ケア会議の開催や介護予防教室，地域住民への啓発活動も行っています。

対象者 ● 高齢者，家族，地域住民，支援関係者などが利用できます。
● 介護予防サービス計画作成については要支援1，2の人が利用できます。

利用方法 ● センターで相談したり，電話でも相談できます。

利用負担 ● 不要。

コメント ● 地域の特性に合わせ，地域住民，企業や各団体，関係機関等とのネットワークづくりを支援し，住まい，医療，介護・予防，生活支援が一体的に提供される地域包括ケアシステムの拠点として，相談支援や情報提供を行っています。

居宅介護支援事業所

概要 ● 在宅で暮らす要介護者が心身の状況等に応じた適切な介護サービスを利用できるよう，介護に関するさまざまな相談を通して，介護サービス計画（ケアプラン）の作成や介護サービス事業者等との連絡・調整などを行う事業所。
● 介護支援専門員（ケアマネジャー）が次のサービスを提供します。
・要支援・要介護認定申請などの申請代行
・介護サービス計画（ケアプラン）の作成，サービス提供事業者との連絡調整
・介護全般や介護保険制度の利用についての相談

対象者 ● 介護サービス計画の作成については要介護1〜5の人が利用できます。
● 市区町村から指定または委託を受けた居宅介護支援事業所は，要支援1，2の人の介護予防サービス計画を作成することができます。
● 介護保険制度利用に関する相談は，誰でも利用できます。

利用方法 ● 事業所で相談したり，電話でも相談できます。
● 介護サービス計画作成は利用者と居宅介護支援事業所の「契約」に基づき行わ

れるため，サービスが始まったあとで，居宅介護支援事業所や担当の介護支援専門員（ケアマネジャー）を変更（契約解除して他の人を探す）することもできます。

利用負担 ● 相談は無料です。介護サービス計画の作成については介護保険で全額給付されるため利用者の負担はありません。

（林未来）

● サービスを提供する機関

サービス提供事業所

　　介護保険でサービスを提供する事業所には民間，社会福祉法人，医療法人，非営利団体などさまざまな種類があり，居宅での介護を中心にサポートする居宅サービス提供事業所と施設入所してもらいサービスを提供する介護保険施設があります。どちらも都道府県知事の指定を受けます。また居宅介護支援事業所と地域密着型サービス事業所，介護予防・日常生活支援総合事業のサービス提供事業所は市区町村の指定を受け，地域密着型サービスはその事業所と同じ市区町村に住んでいる人のみが利用できます。

　　サービス提供事業所は介護サービス情報の公表が義務付けられており，年1回都道府県に情報を報告し，その情報はインターネットなどを通じて公表されています。

　　介護保険では利用者がサービス提供事業所を選択，契約する仕組みになっています。利用する事業所がどのようなところなのか，その概要や内容をきちんと確認することが大切です。事業の開始時期や営業時間など，利用者の希望に合わせて選択し，適切なサービスを上手に利用できるように支援しましょう。

（髙橋史子）

文献
1)　厚生労働省：第217回社会保障審議会介護給付費分科会資料「介護分野の最近の動向について」．厚生労働省ホームページ，https://www.mhlw.go.jp/content/12300000/001099975.pdf（参照2024-2-29）
2)　二宮利治ほか：日本における認知症の高齢者人口の将来推計に関する研究（平成26年度総括・分担研究報告書）．2015
3)　認知症施策推進関係閣僚会議：認知症施策推進大綱．厚生労働省ホームページ，https://www.mhlw.go.jp/content/000522832.pdf（参照2024-2-29）
4)　厚生労働省：要介護認定における「認定調査票記入の手引き」，「主治医意見書記入の手引き」及び「特定疾病にかかる診断基準」について．老老発0816第1号，厚生労働省ホームページ，https://www.mhlw.go.jp/content/000819403.pdf（参照2024-2-29）
5)　厚生労働省：介護予防・日常生活支援総合事業のサービス利用の流れ．厚生労働省ホームページ，https://www.kaigokensaku.mhlw.go.jp/commentary/flow_synthesis.html（参照2024-2-29）
6)　厚生労働省：介護保険法施行規則第140条の62の4第2号の規定に基づき厚生労働大臣が定める基準．厚生労働省告示第197号，2015
7)　厚生労働省：第92回社会保障審議会介護保険部会資料「介護保険制度をめぐる最近の動向について」．厚生労働省ホームページ，https://www.mhlw.go.jp/content/12300000/000917423.pdf（参照2024-2-29）

8) 厚生労働省：要介護認定の仕組みと手順. 厚生労働省ホームページ，https://www.mhlw.go.jp/file/05-Shingikai-11901000-Koyoukintoujidoukateikyoku-Soumuka/0000126240.pdf（参照 2024-2-29）

9) 厚生労働省：高齢者介護研究会報告書「2015 年の高齢者介護」. 厚生労働省，2003

高齢者サービス・介護保険の費用

● 介護保険サービスの費用

- 65歳以上の人は所得金額に応じて自己負担は1〜3割になります（図3-3）。
- 要介護・支援認定を受けた人，介護予防・日常生活支援総合事業（総合事業）対象者には，負担割合を示す「介護保険負担割合証」が交付されます。
- 被爆者健康手帳を持っている人，特定医療費受給者証を持っている人などは，利用者負担に相当する額が公費助成されるものがあります。

▌ 新高額障害福祉サービス等給付費
- 65歳になるまで5年以上障害福祉サービスを利用していた低所得（住民税非課税）や生活保護受給者など，一定要件を満たした人が65歳になり障害福祉サービスに相当する介護保険サービスを利用する場合，償還払いにより利用者負担分が軽減されます。市区町村の障害福祉課などに問い合わせてみましょう（142頁）。

▌ 居宅サービスの区分支給限度額
　要介護度ごとに1か月に利用できるサービスに上限（支給限度額）が設けられています（表3-6）。

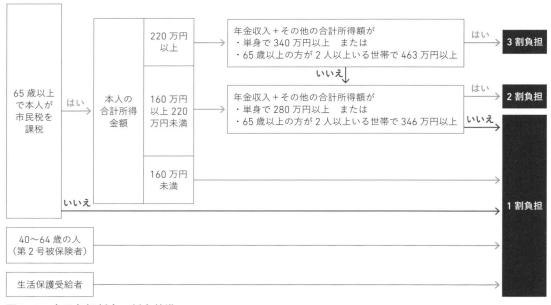

図 3-3　**自己負担割合の判定基準**

表 3-6　介護（予防）サービスの支給限度額（1 か月につき）

（2024 年 2 月末現在）

事業対象者*	5,032 単位	要介護 1	16,765 単位
要支援 1	5,032 単位	要介護 2	19,705 単位
要支援 2	10,531 単位	要介護 3	27,048 単位
		要介護 4	30,938 単位
		要介護 5	36,217 単位

1 単位は，地域やサービスの種類によって異なる。1 単位 10.00～11.40
円で計算する。
*事業対象者については，要支援 1 の区分支給限度額を目安に市区町村
ごとに設定している。

　介護（予防）サービスの単価は，サービスの種類や時間によって異なる介護報
酬が定められています。支給限度額を超えてサービスを利用した分は全額自己負
担となります。

介護保険負担限度額認定

概要　● 要件を満たすことで，介護保険施設（介護老人福祉施設，介護老人保健施設，介護医
療院）に入所またはショートステイを利用する場合の食費と居住費（ショートス
テイでは滞在費）が軽減される制度（表 3-7）[1, 2]。

対象者　● 住民税非課税世帯または生活保護世帯の人。
● 別世帯の配偶者なども含む世帯全員が住民税非課税であること。
● 預貯金などの資産が一定額を超えていない人。
● 公的年金など収入金額には非課税年金（遺族年金，障害年金）収入も含まれます。
● 第 2 号被保険者は利用者負担段階にかかわらず預貯金など資産要件は「単身
1,000 万円以下，夫婦 2,000 万円以下」となります。
● 介護保険料の未納がない人。

利用方法　● 市区町村の介護保険担当課に申請書と通帳のコピーなどを提出し（郵送でも
可），受け取った「介護保険負担限度額認定証」を利用施設に提示します。

ポイント　● 要件を満たしていても，申請月の 1 日より前に遡って認定を受けることはで
きないため，利用が決まったらできるだけ早く申請手続きをするようにしま
しょう。
● 特例減額措置：住民税課税世帯は原則として食事・居住費の負担限度額制度の
軽減はありません。しかし高齢夫婦世帯などで一方が施設に入り利用料の負担
により在宅で生活する配偶者の実質収入が一定水準以下となって生活が困難と
なる場合，全世帯員の年間収入額から施設の年間利用見込み費（自己負担額，食
費および居住費）を除いた額が 80 万円以下などの対象要件をすべて満たす場合
は食費または居住費，もしくはその両方について特例減額措置の適用を受ける
ことができます。ショートステイの利用は特例減額措置の対象外です。

表 3-7① 居住費・食費の自己負担限度額（1 日あたり） 2024 年 7 月まで （2024 年 2 月末現在）

利用者負担段階	所得の状況		預貯金等の資産状況	居住費（滞在費）					食費	
				多床室	従来型個室		ユニット型個室	ユニット型個室的多床室	施設入所	ショートステイ
					老健・介護医療院等	特養等				
1 段階	生活保護受給者の人等		要件なし	0 円	490 円	320 円	820 円	490 円	300 円	300 円
	世帯全員が住民税非課税	老齢福祉年金受給の人	単身：1,000 万円以下 夫婦：2,000 万円以下							
2 段階		年金収入＋その他の合計所得金額が80 万円以下の人	単身：650 万円以下 夫婦：1,650 万円以下	370 円	490 円	420 円	820 円	490 円	390 円	600 円
3 段階-①		年金収入＋その他の合計所得金額が80 万円超～120万円以下の人	単身：550 万円以下 夫婦：1,550 万円以下	370 円	1,310 円	820 円	1,310 円	1,310 円	650 円	1,000 円
3 段階-②		年金収入＋その他の合計所得金額が120 万円超の人	単身：500 万円以下 夫婦：1,500 万円以下	370 円	1,310 円	820 円	1,310 円	1,310 円	1,360 円	1,300 円
4 段階*	上記に該当しない人（住民税課税世帯，預貯金等合計額が基準額を超過している人等）			377 円（老健・介護医療院等）855 円（特養等）	1,668 円	1,171 円	2,006 円	1,668 円	1,445 円	1,445 円

＊4 段階の居住費・食費については基準費用額（平均的な費用額），実際の費用は施設との直接契約となる。

〔厚生労働省：第 237 回社会保障審議会介護給付費分科会資料「介護報酬改定率，多床室の室料負担，基準費用額（居住費）について（報告）」，厚生労働省ホームページ，https://www.mhlw.go.jp/content/12300000/001184569.pdf（参照 2024-2-29）を一部改変〕

表 3-7② 居住費・食費の自己負担限度額（1 日あたり） 2024 年 8 月～2025 年 7 月 （2024 年 2 月末現在）

利用者負担段階	所得の状況		預貯金等の資産状況	居住費（滞在費）					食費	
				多床室	従来型個室		ユニット型個室	ユニット型個室的多床室	施設入所	ショートステイ
					老健・介護医療院等	特養等				
1 段階	生活保護受給者の人等		要件なし	0 円	550 円	380 円	880 円	550 円	300 円	300 円
	世帯全員が住民税非課税	老齢福祉年金受給の人	単身：1,000 万円以下 夫婦：2,000 万円以下							
2 段階		年金収入＋その他の合計所得金額が80 万円以下の人	単身：650 万円以下 夫婦：1,650 万円以下	430 円	550 円	480 円	880 円	550 円	390 円	600 円
3 段階-①		年金収入＋その他の合計所得金額が80 万円超～120万円以下の人	単身：550 万円以下 夫婦：1,550 万円以下	430 円	1,370 円	880 円	1,370 円	1,370 円	650 円	1,000 円
3 段階-②		年金収入＋その他の合計所得金額が120 万円超の人	単身：500 万円以下 夫婦：1,500 万円以下	430 円	1,370 円	880 円	1,370 円	1,370 円	1,360 円	1,300 円
4 段階*	上記に該当しない人（住民税課税世帯，預貯金等合計額が基準額を超過している人等）			437 円（老健・介護医療院等）915 円（特養等）	1,728 円	1,231 円	2,066 円	1,728 円	1,445 円	1,445 円

＊4 段階の居住費・食費については基準費用額（平均的な費用額），実際の費用は施設との直接契約となる。

〔厚生労働省：第 239 回社会保障審議会介護給付費分科会参考資料「令和 6 年度介護報酬改定における改定事項について」，厚生労働省ホームページ，https://www.mhlw.go.jp/content/12300000/001213182.pdf（参照 2024-2-29）を一部改変〕

表 3-7③　居住費・食費の自己負担限度額（1 日あたり）　2025 年 8 月以降　(2024 年 2 月末現在)

利用者負担段階	所得の状況		預貯金等の資産状況	居住費（滞在費）					食費	
				多床室	従来型個室		ユニット型個室	ユニット型個室的多床室	施設入所	ショートステイ
					老健・介護医療院等	特養等				
1 段階	生活保護受給者の人等		要件なし	0 円	550 円	380 円	880 円	550 円	300 円	300 円
		老齢福祉年金受給の人	単身：1,000 万円以下 夫婦：2,000 万円以下							
2 段階	世帯全員が住民税非課税	年金収入＋その他の合計所得金額が 80 万円以下の人	単身：650 万円以下 夫婦：1,650 万円以下	430 円	550 円	480 円	880 円	550 円	390 円	600 円
3 段階−①		年金収入＋その他の合計所得金額が 80 万円 超〜120 万円以下の人	単身：550 万円以下 夫婦：1,550 万円以下	430 円	1,370 円	880 円	1,370 円	1,370 円	650 円	1,000 円
3 段階−②		年金収入＋その他の合計所得金額が 120 万円超の人	単身：500 万円以下 夫婦：1,500 万円以下	430 円	1,370 円	880 円	1,370 円	1,370 円	1,360 円	1,300 円
4 段階*	上記に該当しない人（住民税課税世帯，預貯金等合計額が基準額を超過している人等）			437 円（老健・介護医療院等，室料の徴収無）697 円（老健・介護医療院等，室料の徴収有）915 円（特養等）	1,728 円	1,231 円	2,066 円	1,728 円	1,445 円	1,445 円

* 4 段階の居住費・食費については基準費用額（平均的な費用額），実際の費用は施設との直接契約となる。

〔厚生労働省：第 239 回社会保障審議会介護給付費分科会参考資料「令和 6 年度介護報酬改定における改定事項について」，厚生労働省ホームページ，https://www.mhlw.go.jp/content/12300000/001213182.pdf（参照 2024-2-29）を一部改変〕

高額介護サービス費

概要
- 同月 1 日から末日までの 1 か月に支払った介護サービスの自己負担額（1〜3 割）の合計が負担限度額を超えたとき，申請により超えた分が払い戻される制度（表 3-8）。
- 同一世帯に利用者が複数いる場合は，世帯内の合計額が対象となります。
- 介護保険対象外の費用（施設サービスの食費，居住費，日常生活費など）や福祉用具購入費，住宅改修費は対象外です。また，1 か月の支給限度額を超えて全額自

表 3-8　高額介護サービス費　(2024 年 2 月末現在)

自己負担段階区分	負担限度額（月額）
生活保護を受給している人等 境界層に該当する人	15,000 円（個人）
住民税非課税世帯で ・老齢福祉年金を受給している人 ・前年の公的年金等収入金額＋その他の合計所得額の合計が 80 万円以下の人等	15,000 円（個人）24,600 円（世帯）
住民税非課税世帯	24,600 円（世帯）
住民税課税世帯（年収約 383 万円以上〜約 770 万円）	44,400 円（世帯）
住民税課税世帯（年収約 770 万円以上〜約 1,160 万円未満）	93,000 円（世帯）
現役並み所得者（年収約 1,160 万円以上）	140,100 円（世帯）

己負担した分も払い戻しの対象になりません。

対象者	●	介護保険サービスを利用し，1か月の負担限度額を超えた人。
利用方法	●	要件に該当する人には，サービス利用月の3か月後に自治体から支給申請書が送られてきます。
ポイント	●	一度申請を行えば，その後は該当した月分については申請がなくても指定した口座に自動的に振り込まれます。

高額医療・高額介護合算療養費制度

| 概要 | ● | 詳しくは58頁を参照ください。 |

境界層該当（介護保険に関する内容のみ）

概要	●	利用者負担や保険料などの介護費用の負担で生活保護を必要とする状態になる人に対して，より負担の低い基準などを適用し，生活保護の受給を避ける対応を行います。
対象者	●	介護費用の負担で生活保護を必要とする状態になる人，生活保護の申請者または現に生活保護を受けている人
利用方法	●	市区町村の生活保護担当窓口で生活保護の申請をし，審査後に対象者は福祉事務所で「境界層該当証明書」が交付されます。
	●	介護保険課に「境界層該当証明書」と介護保険境界層措置申請書を提出します。
	●	有効期限は，境界層の適用を受けてから迎える最初の7月31日までとなります。継続を希望される場合は，毎年申請・手続きが必要となります。
ポイント	●	介護保険課への提出が遅れると軽減を受けられない期間が発生する場合があるので福祉事務所から「境界層該当証明書」を受け取り次第，すぐに介護保険課に申請する手続きをとることが重要です。

社会福祉法人などによる利用者負担軽減制度

概要	●	事前に届け出を行っている社会福祉法人などが提供するサービスを利用した際，低所得者を対象に利用者負担額が軽減される制度（表3-9）。
対象者	●	①以下の要件を全て満たし，市区町村が生計困難と認めた人。
		・世帯全員が住民税非課税であること
		・年間収入が1人世帯で150万円以下（世帯の人数が増えるごとに50万円を加えた額）
		・預貯金額などが350万円以下（世帯の人数が増えるごとに100万円を加えた額）
		・日常生活に供する資産以外に資産がない
		・親族などに扶養されていないこと
		・介護保険料を滞納していないこと
		②生活保護受給者で介護老人福祉施設の個室を利用する人。
利用方法	●	市区町村に申請し「軽減確認証」の交付を受け，該当する事業所のサービス利

表 3-9　軽減制度の対象になるサービスおよび内容

対象サービス	軽減される費用	負担軽減の割合		
		住民税非課税世帯	老齢年金受給者	生活保護受給者
介護老人福祉施設（特別養護老人ホーム，地域密着型介護老人福祉施設）（介護予防）短期入所生活介護	利用者負担額（1割負担分），食費，居住費（滞在費）	25%	50%	個室の居住費（滞在費）は100%
通所介護，地域密着型通所介護，（介護予防）認知症対応型通所介護，第1号通所事業のうち介護予防通所介護に相当する事業	利用者負担額（1割負担分），食費			対象外
（介護予防）訪問介護，夜間対応型訪問介護，定期巡回・随時対応型訪問介護看護，第1号訪問事業のうち介護予防訪問介護に相当する事業	利用者負担額（1割負担分）			対象外
（介護予防）小規模多機能型居宅介護，看護小規模多機能型居宅介護（複合型サービス）	利用者負担額（1割負担分），食費，宿泊費			対象外

用時に提示します。

ポイント ● 社会福祉法人などの事業所の全てが対象ではないので，市区町村に利用者負担軽減制度を実施している事業所を確認しましょう。

（髙橋史子）

文献
1) 厚生労働省：第237回社会保障審議会介護給付費分科会資料「介護報酬改定率，多床室の室料負担，基準費用額（居住費）について（報告）」．厚生労働省ホームページ，https://www.mhlw.go.jp/content/12300000/001184569.pdf（参照 2024-2-29）
2) 厚生労働省：第239回社会保障審議会介護給付費分科会参考資料「令和6年度介護報酬改定における改定事項について」．厚生労働省ホームページ，https://www.mhlw.go.jp/content/12300000/001213182.pdf（参照 2024-2-29）

入所系サービス

　高齢者向けの住まいはさまざまな種類があり，それぞれ役割や機能，提供するサービス，そして費用などが異なります。そのため，本人・家族の状況や意向に即して選択できるよう，まずはそれぞれの施設について理解しておきましょう。

　図3-4に施設の選び方の例を紹介しています。施設を選ぶ際，健康状態や医療依存度，自立度や介護の有無，費用面，そして本人がどのように生活したいか（生活してもらいたいか）が重要です。また，表3-10では高齢者の住まい一覧を示しています。

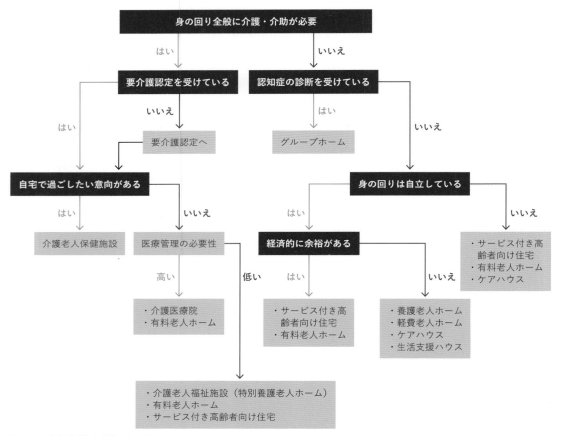

図3-4　各施設を選択する流れ

表 3-10　高齢者が利用できる住まい一覧

住まい	対象	内容	参照頁
介護老人福祉施設 （特別養護老人ホーム）	要介護高齢者	食事・排泄・入浴などの介護，その他日常生活上の介護，機能訓練やレクリエーション・健康管理および療養上の世話などの生活支援を行う施設	98
地域密着型介護老人福祉施設 入所者生活介護	要介護高齢者	入所定員が 29 名以下の小規模な介護老人福祉施設	—
介護老人保健施設	要介護高齢者	食事・排泄・入浴などの介護，その他日常生活上の介護や医療管理，リハビリテーションを提供し，在宅復帰支援を行う施設	99
介護医療院	要介護高齢者	長期にわたり療養が必要な人が，療養上の管理，看護，医学的管理のもと，介護や機能訓練を受ける施設	100
認知症対応型共同生活介護 （グループホーム）	認知症高齢者	少人数（5〜9 名）の入居者が素地や洗濯，料理などの生活に必要な支援や介護を受けながら共同で生活する施設	101
サービス付き高齢者向け住宅	高齢者	安否確認や健康管理，生活相談などのサービスが受けられる，バリアフリー構造の高齢者向けの賃貸住宅	101
有料老人ホーム	高齢者	食事・排泄・入浴などの介護，健康管理やその他日常生活上のサービスを提供する施設。健康型，住居型，介護型の 3 種類がある	102
養護老人ホーム	高齢者	身のまわりのことはできるが，家庭の事情（経済面，住環境など）で自宅での生活が困難な人がときに生活する施設	103
軽費老人ホーム	高齢者	家庭環境，住宅事情により在宅生活が困難な人が利用できる低料金の老人ホーム。A 型，B 型，ケアハウスの 3 種類がある	104
特定施設入居者生活介護 （介護付有料老人ホームなど）	要介護高齢者	特定施設に入居している要介護者に，食事・排泄・入浴などの介護，その他日常生活上の介護，機能訓練などのサービスを提供する施設	105
生活支援ハウス （高齢者生活福祉センター）	高齢者	地域の高齢者のための居住センターで，居室を提供し各所相談や助言，緊急時の対応，地域住民との交流の場を提供する施設	107
短期入所生活介護	要介護高齢者	自宅で生活している人が特養等の施設に一時的に泊まり，食事や入浴等の介護や機能訓練を行うサービス	107
短期入所療養介護	要介護高齢者	医療ケアやリハビリテーションが必要な人が老健等に一時的に泊まり，ケアや介護，個別リハビリテーションを行うサービス	107

・身体的状態や生活状況，経済状況，介護認定などの条件等がある。

● 自宅以外の住まいを考える際に検討すること

　　自宅以外の住まいを考えるうえで，このようなことを検討します。

　　施設の特徴やどこにあるのか，何を判断基準に決めたらよいか，どうしたら入所できるのか，わからず悩むことが多々あります。相談を受けるソーシャルワーカーや入退院支援看護師，ケアマネジャー等は，以下のような項目や内容について話を聞きながら候補の選定を進めます。

　　どのような施設でどのように生活したいか，そのイメージを共有するためにも，支援者側は各施設の種類や機能を把握するだけでなく，施設を見学し直接見るなどして理解を深めておくことも重要です。

- ● 疾患や既往歴，健康状態
- ・病状や既往歴，治療の継続の有無，本人や家族の理解
- ・処方内容や内服の自己管理の状況
- ・医療管理の有無（インスリン注射，在宅酸素，痰の吸引など）
- ・ADL（日常生活動作）などの本人の状態
- ・移動方法や食事，排泄などの自立度や介助の内容

- 食事の形態（常食，柔らかい食事，とろみの有無など）や摂取量，アレルギーの有無
- 認知症状の有無や普段の様子
- 施設の内容（設備やケア，提供サービス等）
- 施設の種類や機能，部屋のタイプについて
- 入所期間や介護，医療体制の状況（医師や看護師の配置など）
- リハビリテーションの必要性や希望，提供の有無
- 本人の趣味や興味に対するレクリエーションや行事などの余暇活動
- 地域
- 地域にどのような施設がどの程度あるか
- 自宅の近くや家族宅から通いやすさなどの距離
- 交通の便（徒歩，自家用車，電車，バスなどの利用）
- 費用・本人の年金額や預貯金，家族の協力の可否などの確認
- 各施設の費用の概算
- 費用面の不安や支払いの可能範囲
- 意思確認や環境について等
- 本人の意向（本人の意識や判断能力がない場合は推定意思），意思決定支援（アドバンス・ケア・プランニング：ACP）
- 本人の趣味嗜好，家族の協力，面会の可否や頻度，外出外泊の可否
- 看取り体制の有無など

　相談を進める際，相談者が家族の場合，家族の意向を聞いてしまいがちですが，重要なのは本人の意向です。本人がどうしたいか，どうしたいと希望していたかを確認しましょう。ある程度の見通しが立ったところで，説明を直接聞くために施設を見学することや，可能なら複数箇所への相談を本人や家族に勧めます。ただし，本人が置かれている状況や緊急度によってはその限りではありません。

　どのような施設も必ずメリットやデメリット，限界があるので，支援者はその点を踏まえてていねいに説明し，自己決定できるよう支援することが求められます。

介護老人福祉施設 （特別養護老人ホーム）

概要 ● 常時介護を必要とする人の入所を受け入れ，食事・排泄・入浴，その他日常生活上などの介護，機能訓練やレクリエーション・健康管理および療養上の世話などの生活支援を提供する施設。

対象者 ● 原則，要介護3以上の認定を受けている人。
- 要介護1または2認定を受けている人のうち，下記のようなやむを得ない事情で在宅生活が困難な人。
- 認知症や知的障害，精神障害で日常生活に支障をきたす症状や言動がある人
- 家族等から深刻な虐待が疑われ，安全の確保が困難な人
- 単身や同居家族が介護困難等の理由で十分な支援が得られない人

利用負担 ● 介護度に応じた自己負担（おむつ代含む），食費，居住費，日用品費用などが必要です。なお，収入の少ない人は，食費や居住費が軽減されます（91頁）。

ポイント
- 多床室で構成される「従来型」と，個室で構成される「ユニット型」があります。「従来型」は主に4人部屋や2人部屋，個室があり，「ユニット型」は個別ケアを重視し部屋は個室のみで，10人程度の小グループ単位で介護や生活支援を提供します。そのため従来型とユニット型では入所費用が異なります。
- 入所待機者が多く，入所するまで時間を要することがほとんどのため，その間自宅での生活が困難な場合は一時的に他施設を利用することがあります。
- 夜間は医師，看護師の配置義務がないため，夜間帯に医療管理が必要な人は入所困難となります。また，胃ろうなどの経管栄養も看護師の配置人数の兼ね合いで入所ができないことがあります。
- 入所者の重度化や老衰などのケースが増えており，看取り体制整備の重要性が高まっています。
- 虐待などのやむを得ない事由が発生した場合，入所措置が適用されます。

(一杉浩史)

介護老人保健施設

概要
- 食事・排泄・入浴などの日常生活上の介護を入所・通所等の人に行いながら自立を支援し，医師による医学的管理のもと，理学療法士や作業療法士らによるリハビリテーション，栄養などの総合的なマネジメント，レクリエーションやクラブ活動などの余暇活動などを提供する施設。

対象者
- 通所（デイケア）：要支援・要介護認定を受けている人（ただし，事業内容による）（通所リハビリテーション，112頁）。

TOPIC

老健のソーシャルワーク機能へのさらなる期待

　2024年度介護報酬改定で，介護老人保健施設（以下，老健）の機能強化が行われました。その中で，老健の利用の窓口である「支援相談員」に，社会福祉士の配置が一部要件化されました。これまで，特定の資格者が名指しされることはありませんでした。社会福祉士とは，「専門的知識及び技術をもって，身体上精神上の障害があること又は環境上の理由により日常生活を営むのに支障がある者の相談に応じ，助言，指導，福祉サービスを提供する者」「医師その他の保健医療サービスを提供する者その他の関係者との連絡調整その他の援助を行う者」（社会福祉士及び介護福祉士法）とされています。社会福祉士の行うソーシャルワークは，「生活課題に取り組みウェルビーイングを高めるよう，人々やさまざまな構造に働きかける」とされています（国際ソーシャルワーカー連盟「ソーシャルワーク専門職のグローバル定義」より抜粋）。「平成29年2月7日第9回厚生労働省社会保障審議会福祉部会 福祉人材確保専門委員会」「令和4年12月16日 第12回全世代型社会保障構築会議」において，分野を問わない相談支援，あらゆる業種との連携で新たな社会サービスの創設，地域包括システム構築におけるコーディネーターとして，ソーシャルワークが必要とされています。老健は，「在宅復帰，在宅療養支援のための地域拠点施設」「リハビリテーションを提供する機能維持・改善の役割を担う施設」です。その窓口を社会福祉士が担うことにより，老健の役割や機能をより発揮させて，さらなる地域包括ケアシステムの深化を狙っています。しかし，2019年より施設数が減少しており，地域ごとの老健のあり方が問われています。

(関田歩)

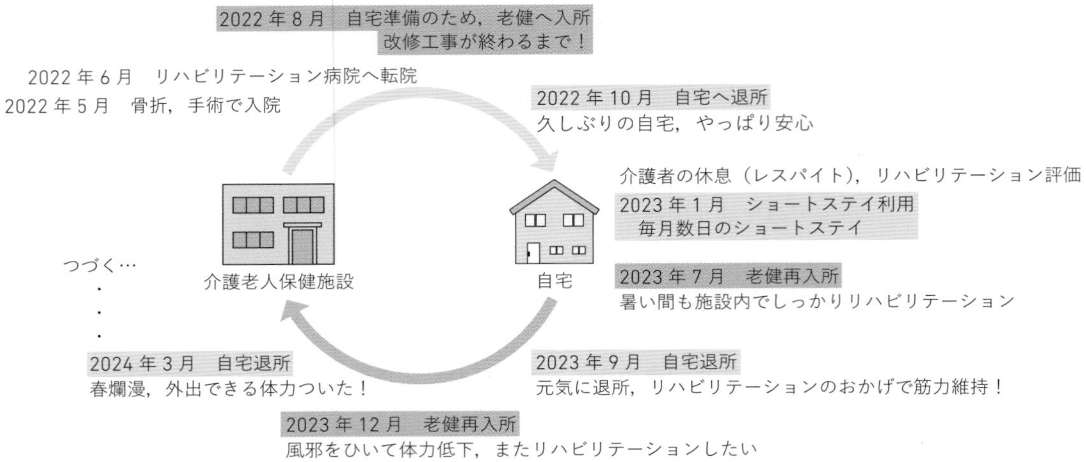

2022 年 8 月　自宅準備のため，老健へ入所
改修工事が終わるまで！

2022 年 6 月　リハビリテーション病院へ転院
2022 年 5 月　骨折，手術で入院

2022 年 10 月　自宅へ退所
久しぶりの自宅，やっぱり安心

介護者の休息（レスパイト），リハビリテーション評価
2023 年 1 月　ショートステイ利用
毎月数日のショートステイ

つづく…
・
・
・
介護老人保健施設

自宅

2023 年 7 月　老健再入所
暑い間も施設内でしっかりリハビリテーション

2024 年 3 月　自宅退所
春爛漫，外出できる体力ついた！

2023 年 9 月　自宅退所
元気に退所，リハビリテーションのおかげで筋力維持！

2023 年 12 月　老健再入所
風邪をひいて体力低下，またリハビリテーションしたい

図 3-5　くり返し利用のイメージ

- 短期入所（ショートステイ）：要支援・要介護認定を受けている人〔短期入所療養介護（ショートステイ），107 頁〕。
- 入所：要介護 1〜5 の人。

利用負担
- 施設サービス費の自己負担分（おむつ代を含む），食費，居住費，日用品費用などが必要です。

ポイント
- 在宅復帰・在宅生活を支援する役割を担う中間施設で，リハビリテーション等の体制の違いで 5 段階（超強化型，在宅強化型，加算型，基本型，その他型）に分かれます。3〜6 か月などと入所期間の目安を設定したり，ケアプランの評価に沿って退所準備を進めていくため，ほとんどの場合，長期間の入所は困難です。
- 施設に配置されている医師が健康管理を行うため，原則，入所中は病院に受診できません。受診する際は，施設に配置されている医師の紹介状が必要です。
- 無料低額介護老人保健施設利用事業（無料低額診療事業，51 頁）を利用できる施設もあります。
- 在宅生活の持続を目的として介護者の休息（レスパイト）や，季節に応じた 2〜3 か月の生活の場としての利用や，集中的なリハビリテーションのために，くり返し利用することができます（図 3-5）。

（林未来）

介護医療院

概要
- 長期療養が必要な要介護者に，療養上の管理，看護，医学的管理下での介護，リハビリテーション，必要な医療を提供する生活施設。

対象者
- 要介護 1〜5 の人。

利用方法
- 要介護認定を受けてから，施設に問い合わせます。

利用負担
- 要介護度に応じた費用，食費，日用品費用等の自己負担金が必要で，値段は各施設で異なります。

ポイント	●	介護医療院の施設基準にはⅠ型とⅡ型があります。医師の人員配置はⅠ型：48対1以上（施設で3人以上），Ⅱ型：100対1以上（施設で1人以上）。介護職員の人員配置はⅠ型：5対1以上　Ⅱ型：6対1以上など，Ⅰ型の人員配置がより手厚くなっています。該当する人の状態をよく把握し，相談先を考えましょう。
	●	介護医療院への転院は，急性期病院や地域包括ケア病棟，回復期リハビリテーション病棟の在宅復帰率等において，自宅と同等の居住系介護施設への退院として数えられます。
	●	明らかな要介護認定の状態であっても，未申請，または要支援からの各種申請中により結果が出ていない場合は利用困難です。
	●	2024年3月末で介護療養型医療施設は廃止となりました。

認知症対応型共同生活介護（グループホーム）

概要	●	認知症の人が少人数で職員とともに共同生活をする施設。
対象者	●	医師から認知症の診断を受けており，要支援2，要介護1〜5の認定を受けた人。
	●	原則，施設のある市区町村の住民のみが利用可能です（地域密着型サービス）。
利用方法	●	施設に直接申し込みます。
利用負担	●	介護保険の自己負担額，家賃，食費，光熱水費，維持管理費，日用品費用，おむつ代，理美容代。
ポイント	●	1施設あたり5人以上〜9人以下を1つの共同生活住居（ユニット）として，最大3ユニットまでとなっています。
	●	地域住民との交流の下，利用者とスタッフが共同で食事の準備，掃除，洗濯などを行い，家庭的で落ち着いた雰囲気の中で過ごします。
	●	認知症の症状がありながらも個人を尊重した人間関係と，持てる力を最大限に発揮して支え合う生活の中で本人の尊厳を保ちます。
	●	日中は常勤で利用者3人につき1人の職員，夜間はユニットごとに1人の職員が配置されます。
	●	医師や看護師は必須配置ではないため，医療行為を必要とする人は各施設によく相談が必要です。

サービス付き高齢者向け住宅

概要	●	高齢者単身・夫婦世帯が安心して居住できる賃貸等の住宅。
対象者	●	60歳以上の人。
	●	要介護認定を受けている60歳未満の人。
	●	1人暮らし状態で見守りや介護が必要でありながら，安否確認や食事提供，バリアフリーの環境が必要な人。
利用方法	●	施設に直接申し込みます。

利用負担 ● 入居一時金，家賃，管理費，共益費，基本サービス費，生活支援のオプション
　　　　　　　サービス費，食費，介護保険の在宅サービス，医療費，水・光熱費，おむつ
　　　　　　　代，その他自宅と同様の日常生活消耗品，家具代など。

　　　　　 ● 地域や施設によって差があります。

ポイント ● 高齢者の居住の安定確保に関する法律（高齢者住まい法）による，国土交通省・
　　　　　　　厚生労働省の共管施設です。

　　　　　 ● 安否確認，生活相談は必須サービスですが，食事提供，入浴等の介護，調理等
　　　　　　　の家事，健康維持に関するサービスの提供は任意です。そのため，選ぶ際には
　　　　　　　何が必要か，それに合うサービスを提供しているかの確認が必要です。

　　　　　 ● 介護サービスが必要な場合は，自宅と同様，外部または併設の介護保険サービ
　　　　　　　スを利用します。

　　　　　 ● 台所，浴室，洗濯場などが専有，または共用など施設によって異なります。

　　　　　 ● 重度の介護が必要な場合は，他の介護保険施設サービス等への住み替えが必要
　　　　　　　になる場合があります。

有料老人ホーム

　　概要 ● ①介護の提供（入浴，排泄または食事），②食事の提供，③洗濯，掃除等の家事，
　　　　　　　④健康管理のいずれかのサービスを行う高齢者向けの居住施設（表 3-11）。

　対象者 ● おおむね 60 歳または 65 歳以上の人。

利用方法 ● 施設に直接問い合わせます。

利用負担 ● 入居一時金（施設による），管理費，食費，日用品費用，介護保険のサービス利
　　　　　　　用費など

　　　　　 ● 斡旋をしている民間事業所。

ポイント ● 介護型，住宅型，サービス付き高齢者向け住宅は，提供するサービスや設備の
　　　　　　　違いが少ないため，各施設情報で差をよく比較しましょう。

　　　　　 ● 費用は最も高額な施設であり，料金設定や支払い方法が各施設で異なるため，
　　　　　　　個別によく確認する必要があります。

　　　　　 ● ホームごとに取り組みや対応範囲が異なるため，利用される人のニーズに沿っ

表 3-11　**有料老人ホームの類型**

種類		内容
介護型	一般型	・特定施設入居者生活介護（105 頁）の指定を受けて，施設職員から介護を受けながら生活。介護付有料老人ホームなどと表記されている
	外部サービス利用型	・介護が必要となった場合，各ホームが委託する外部のサービス事業所と入居者自身が契約して，介護保険サービスの提供を受ける
住宅型		・食事，生活支援等のサービスが付いている ・介護が必要となった場合，入居者自身の選択により，地域の訪問介護等の介護サービスを利用しながら，ホームでの生活を継続することが可能。そのため，ケアマネジャーに相談する際は，利用する施設外で見つける必要がある。
健康型		・食事等のサービスが付いている ・介護が必要となった場合には，退去しなければならない

たホーム選びが重要となります。

- 施設数が多く，各相談先では施設の詳細把握が困難な場合が多い状況にあります。そのため，斡旋をしている民間事業者に相談することは避けられなくなっています。民間事業者では無料で希望に合った施設の情報をもらうことができたり，施設に見学同行してくれたり，施設選びのサポートが受けられます。その後，施設と契約するとホームから民間事業者に仲介手数料が入る仕組みとなっています。各民間事業者によって，取り扱う情報や紹介先が異なるため，複数の民間事業者から自分に合う相談先をみつけましょう。

（関田歩）

養護老人ホーム

概要
- 65歳以上で身のまわりのことはできるが，環境上の理由（健康面や住環境）および経済的理由（経済的困窮）で自宅での生活が困難な人が利用する施設。
- 居室での生活を中心に，生活相談員による生活相談や各種イベント・行事，健康管理，食事の提供などが受けられます。
- 本人と施設との入所契約によって利用する施設ではありません。

対象者
- 65歳以上の人で以下のような場合に利用できます。
  - ・経済的に困窮している場合や生活保護受給者
  - ・身体的または精神的な障害や認知症などにより，在宅生活が困難な場合
  - ・立ち退きなどの理由でホームレスになった場合，環境が劣悪など住環境に問題があるため生活が困難な場合
- 65歳未満の人でも以下のような場合は特例で利用できます。
  - ・老衰が著しく，救護施設への入所が困難な場合
  - ・初老期における認知症の場合
  - ・配偶者が老人ホームの入所措置を受ける場合であって，かつ本人が老人ホームへの入所基準に適合する場合

利用方法
- 居住地の市区町村窓口で申しこみます。
- 心身の状況や扶養義務者等の養護状況などの調査を行い，市区町村長が措置の要否を決定します。

利用負担
- 前年度の収入に応じて，負担額は変わります。
- 扶養義務者の所得税額によっては，それぞれに費用負担があります。
- 入居金はありません。

ポイント
- 特別養護老人ホームとは異なります。
- 入所する際，要支援・要介護認定の有無は関係ありません。
- 介護が必要になった場合は，外部の介護サービスは外部に依頼し，利用したサービス分の自己負担があります。認知症や介護の状況で対応困難な場合は介護施設の検討が必要となります。

軽費老人ホーム

概要	● 経済的に困窮している，家庭環境や住宅事情により自宅での生活が困難な人が入所できる施設。食事の提供その他，日常生活上必要な便宜を供与し，以下の種類があります。
	・A型：居室は個室，トイレと風呂は共同。食事サービス，生活上の相談を行う
	・B型：食事の提供はなく自炊。それ以外はA型と同じ
	・ケアハウス
対象者	● 自立した生活に不安を抱えている60歳以上の人。
利用方法	● 施設に直接申しこみます。または市区町村や地域包括支援センター等が相談窓口となります。
	● 原則施設との契約ですが，状況に応じて契約か措置での入居か判断されます。
利用負担	● 前年度の収入と施設の種類に応じて負担額は変わり，低額あるいは無料の場合もあります。
ポイント	● 利用負担は自治体や施設によって異なるので，施設に確認します。
	● 介護が必要になった場合は，外部の介護サービスは外部に依頼し，利用したサービス分の自己負担があります。

（一杉浩史）

都市型軽費老人ホーム

	● 軽費老人ホームの中でも入所定員が5人以上20人以下であって，原則として既成市街地等（首都圏，近畿圏，中部圏にある一定の区域）に設置され，都道府県知事が指定する施設。
対象者	● 身体機能の低下等により自立した日常生活を営むには不安があると認められ，家族による援助を受けることが困難な人。
	● 原則，60歳以上で施設のある市区町村に住民票を有する人。
利用方法	● ケアハウスと同様です。
利用負担	● ケアハウスと同様です。
ポイント	● 2008年に発生した「無届け有料老人ホームたまゆらの火災事件」（群馬県渋川市）で，都市部の低所得者は施設の金額が高くて入れず，遠方の施設に住む実態が明らかになりました。低所得高齢者の受け皿の1つである軽費老人ホームは，都市部では施設を設置する広い土地が少なく，土地代が高額であることから，利用料が都市部以外の地域と比べ高額となり，整備が進まず，低所得者が利用しづらい実態がありました。そのため，2010年に設置と利用促進のため，制度化されました。
	● 軽費老人ホーム（ケアハウス）との相違点は，居室面積7.43 m^{2}でよいこと（10.65 m^{2}以上が望ましい），利用定員，娯楽室や集会室の設置は任意であること，職員の配置要件が緩和されていることなどがあります。

（関田歩）

NOTE

特定施設入居者生活介護（介護付有料老人ホームなど）

概要
- 特定施設とは，有料老人ホーム，有料老人ホームの基準を満たしたサービス付き高齢者向け住宅，軽費老人ホームのケアハウス，養護老人ホームのことです（図3-6）[1]。これらに入居している要介護者を対象として行われる，日常生活上の世話，機能訓練，療養上の世話のことをいいます。介護保険在宅サービスとしての位置づけになります。

対象者
- 要支援以上の認定を受けている人。
- 地域密着型サービスの場合は，原則，施設のある市区町村の住民のみが利用可能です。

利用方法
- 各施設に直接申しこみます。
- 養護老人ホームは，住民票がある市区町村の高齢者福祉担当窓口に申しこみます。
- 軽費老人ホーム（ケアハウスのみ）は，各施設ないし，住民票がある市区町村の高齢者福祉担当窓口に申しこみます。

利用負担
- 介護保険の自己負担額，家賃，食費，光熱水費，維持管理費，日用品費用，おむつ代，理美容代。
- 前払いでの入居一時金，月払い方式で単月契約など，施設により支払い方法が異なります。一般的に，入居一時金は高額な費用が必要になり，利用日数により償却されていきます。
- 軽費老人ホームは所得によって費用が異なります。

ポイント
- 「一般型」と「外部サービス利用型」があります（表3-12）[1]。
- 資料には「介護付き有料老人ホーム」「指定特定施設」と表記されています。
- 施設方針によって対応範囲が異なるため，医療行為や利用可否は個別に確認が必要です。
- 近年では，看護・介護従事者不足が深刻で人材確保困難であること，行政にとって費用負担が大きいサービスであることなどから，施設数には地域差があります。

（関田歩）

3章　高齢者

表3-12　特定施設入居者生活介護の「一般型」と外部サービス利用型

	一般型	外部サービス利用型
報酬の概要	包括報酬 ＊要介護度別に1日当たりの報酬算定	定額報酬（生活相談・安否確認・計画作成） ＋ 出来高報酬（各種居宅サービス）
介護の提供方法	3対1で特定施設に配置された介護・看護職員による	特定施設が委託する介護サービス事業者による
特徴	生活相談等の日常生活の支援の比重が大きいため，要介護者が多い場合，効率的なサービス提供が可能	1対1のスポット的なサービスの比重が大きいため，要介護者が少ない場合，効率的なサービス提供が可能

〔厚生労働省：社会保障審議会介護給付費分科会（第221回）資料4「特定施設入居者生活介護・地域密着型特定施設入居者生活介護」，厚生労働省ホームページ，https://www.mhlw.go.jp/content/12300000/001131790.pdf（参照2024-2-29）を一部改変〕

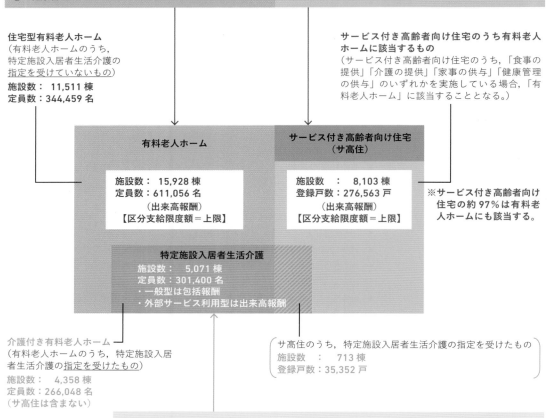

図 3-6　特定施設入居者生活介護と有料老人ホーム，サービス付き高齢者向け住宅の関係

〔厚生労働省：社会保障審議会介護給付費分科会（第221回）資料4「特定施設入居者生活介護・地域密着型特定施設入居者生活介護」．厚生労働省ホームページ，https://www.mhlw.go.jp/content/12300000/001131790.pdf（参照 2024-2-29）を一部改変〕

生活支援ハウス （高齢者生活福祉センター）

概要 • 高齢者に対し，介護支援や居住場所，交流の機会を総合的に提供し，安心して健康な生活を送れるよう支援する施設。

• 原則，居室は 18 m² 以上の個室とし，居室には洗面所，トイレ，収納スペースおよび調理設備があります。また，居室にブザー等緊急連絡用の設備もあります（風呂は共同）。

• 各種相談・助言，緊急時の対応をします。

• 保健福祉サービスや介護サービスが必要な場合，利用手続を援助します。

• 地域住民との交流の場を提供します。

対象者 • 原則，60 歳以上のひとり暮らし，または夫婦のみの世帯の人および家族による援助を受けることが困難な人で，独立した生活が困難な人。

• 日常生活で身のまわりのことがある程度できる人に限られます。

利用方法 • 市区町村の窓口に直接申し込みます。

利用負担 • 前年度の収入に応じて負担があります。光熱費，食費，日用品費用などの生活費は実費負担です。

ポイント • 基本自炊ですが，食事提供をしているケースもあります。

• 入所期間が定められており，一時的な住まいです。期間は市区町村で異なります。

• 未実施の市区町村もあるので，市区町村へ問い合わせてください。

（一杉浩史）

短期入所生活介護 （ショートステイ）

概要 • 施設に短期間入所し，入浴，排泄，食事などの介護や日常生活上の世話および機能訓練を受ける介護保険サービス。介護者の病気や介護疲れなどの負担軽減や，利用者本人の生活を整えるなどの目的で利用できます。

▎サービスを提供する施設の種類

• 介護老人福祉施設（特別養護老人ホーム），短期入所生活介護事業所，ケアハウスなど。

対象者 • 要支援・要介護認定を受けている人。

利用負担 • 介護保険の自己負担分（おむつ代を含む），食費，滞在費などが必要です。食費と居住費については減額の仕組みがあります（介護保険負担限度額認定，91 頁）。

ポイント • 利用期間は原則連続して 30 日を超えてはいけないことにくわえ，合計利用日数は要介護認定の有効期間の半数を超えない範囲とされています。詳しくは担当の介護支援専門員（ケアマネジャー）に相談してください。

短期入所療養介護 （ショートステイ）

概要 • 施設に短期間入所し，看護，医学的管理下における介護，機能訓練，その他必

要な医療および日常生活上の世話を受ける介護保険サービス。介護者の病気や介護疲れなどの負担軽減や，利用者本人の生活を整えるなどの目的で利用できます。また，リハビリテーション評価などの目的でも利用できます。

▎サービスを提供する施設の種類
- 介護老人保健施設，介護療養型医療施設（療養病床），介護医療院など。

対象者 ● 要支援・要介護認定を受けている人。

利用負担 ● 介護保険の自己負担分（おむつ代を含む），食費，居住費，日用品費用などが必要です。食費と居住費については減額の仕組みがあります（介護保険負担限度額認定，91頁）。

ポイント ● 利用期間は原則連続して30日を超えてはいけないことにくわえ，合計利用日数は要介護認定の有効期間の半数を超えない範囲とされています。詳しくは担当の介護支援専門員（ケアマネジャー）に相談してください。

（林未来）

> **NOTE**
> ### 介護が受けられるのはどれ？　高齢者向け住まいの選び方
> 　現在，さまざまな種類の高齢者向け施設があります。
> 　特別養護老人ホーム，介護老人保健施設，介護医療院は介護が必要な人向けですが，それ以外の見分け方について整理します（図 3-4，図 3-6 参照）。
> 　生活全般に介護が必要な場合，「特定施設入居者生活介護」の施設を選びましょう。資料に，「介護付き有料老人ホーム」，または「指定特定施設」という記載があればそうです。次に，「有料老人ホーム」「サービス付き高齢者向け住宅」「軽費老人ホーム（ケアハウス）」「養護老人ホーム」のいずれかの記載があるかどうかを見ます。各施設の基準により，台所や浴室，洗濯場の有無が異なります。例えば，簡単な調理をしたいというニーズがあれば，指定特定施設のサービス付き高齢者向け住宅を選ぶといったようにみていきます。
> 　実際に選ぶとなると，とても難しく，仲介業者に相談しながら選ぶ人が多いのではないでしょうか。その仲介業者も多数存在するため，相見積もりをとるなど，複数比較しながら，検討する人が「これ！」と思える仲介業者と巡り合えるよう，サポートが必要な情勢になっています。支援者自身も，そのための情報収集が欠かせません。まずは，本書に記載のある施設やその中身について確認し，ニーズに合わせてマッチングしていくことが必要です。
> （関田歩）

文献
1) 厚生労働省：社会保障審議会介護給付費分科会（第221回）資料4「特定施設入居者生活介護・地域密着型特定施設入居者生活介護」．厚生労働省ホームページ，https://www.mhlw.go.jp/content/12300000/001131790.pdf（参照2024-2-29）

訪問系サービス

訪問介護

概要 ● 訪問介護員（ホームヘルパー）が自宅を訪問し，「身体介護」「生活援助」「通院等乗降介助」を提供するサービス。要支援・要介護の高齢者が自立した生活を送るためにサポートします。
  - ・身体介護：入浴，排泄，食事などの介助
  - ・生活援助：調理，洗濯，掃除，買い物など（原則，同居家族がいる場合は利用できないが，同居家族が未成年者，高齢，障害があるなどやむを得ない事情がある場合は，利用できることがある）
  - ・通院等乗降介助：通院などを目的とした乗車・移送・降車の介助

対象者 ● 要支援・要介護認定を受けている人，総合事業の対象者。

利用方法 ● ケアマネジャー，地域包括支援センターへ相談してください。

ポイント ● 表 3-13 は，総合事業のみに該当します[1]。
  ● 介護保険の限度額を超える場合には，障害福祉サービスなど，ほかの制度との併用なども検討します（144 頁）。

訪問看護

概要 ● 病気や障害のある人が，在宅で看護師等から療養上の世話や診療の補助，身体

表 3-13　総合事業における訪問介護の分類例

基準	従前の訪問介護相当	多様なサービス			
サービス種別	①訪問介護	②訪問型サービス A（緩和した基準によるサービス）	③訪問型サービス B（住民主体による支援）	④訪問型サービス C（短期集中予防サービス）	⑤訪問型サービス D（移動支援）
サービス内容	訪問介護員による身体介護，生活援助	生活援助等	住民主体の自主活動として行う生活援助等	保健師等による居宅での相談指導等	移送前後の生活支援
対象者とサービス提供者の考え方	既にサービスを利用しており，利用継続が必要な人や，専門的なサービスを必要としている人への日常生活の支援や訪問介護員による身体介護，生活援助等	状態等を踏まえながら，住民主体による支援等「多彩なサービス」の利用を促進		・体力改善に向けた支援が必要なケース・ADL・IADL 改善に向けた支援が必要なケース・3〜6 か月間の短期間で行う	訪問型サービス B に準じる
サービス提供者	訪問介護員（訪問介護事業者）	主に雇用労働者	ボランティア主体	保健・医療の専門員（市区町村）	

（厚生労働省老健局長：「介護予防・日常生活支援総合事業のガイドラインについて」の一部改正について，老発 0627 第 7 号令和 4 年 6 月 27 日より一部改変）

介護，リハビリテーションを受けられる介護保険サービス。

①体調管理（血圧，脈拍，体温などの測定，病状のチェック等）

②身体介護（排泄，清拭，入浴の介助等）

③医療処置（在宅酸素，経管栄養等のカテーテルの管理や指導等）

④褥瘡のケア（処置，予防方法や指導等）

⑤在宅リハビリテーション（看護師・理学療法士・作業療法士・言語聴覚士によるリハビリテーション）

⑥ターミナルケア

⑦療養生活上の相談支援

対象者 ● 要支援・要介護で，主治医が必要と判断した人（医療保険の訪問看護，25頁参照）。

利用方法 ● 主治医・ケアマネジャーに相談してください。

ポイント ● 病名や病状などによって，医療保険適用の訪問看護になります。

定期巡回・随時対応型訪問介護看護

概要 ● 訪問介護，訪問看護を定期訪問，24時間緊急対応で提供する介護保険サービス。

定期巡回サービス

訪問介護員等が定期訪問し，訪問介護や訪問看護を提供します。滞在時間は幅広く対応でき，訪問回数の制限がありません。

随時対応サービス

緊急時に事業所のオペレーターが通報を受け，利用者の状況に応じて24時間サービス提供します。

対象者 ● 要介護1〜5の認定を受けている人。地域密着型サービスのため，原則として事業所のある市区町村に住民票のある人のみが利用できます。

利用方法 ● ケアマネジャー，地域包括支援センターへ相談してください。

ポイント ● 訪問看護を行う看護師がいる「一体型」，他の訪問看護事業所と連携する「連携型」があります。

訪問入浴介護

概要 ● 自宅の浴室で入浴が困難な人に対し，専用の浴槽を持ちこんで居室で入浴をサポートする介護保険サービス。看護師1名以上を含めた3名以上のスタッフで行われるため，寝たきりの人でも入浴が可能です。入浴の前後で簡単な健康チェックも行われます。

対象者 ● 要介護1以上で主治医から許可されている人。

利用方法 ● ケアマネジャー，地域包括支援センターへ相談してください。

ポイント ● 要支援1・2の人は自宅に浴室がない，あるいは感染症等の理由により他施設での入浴が困難な場合などに限り，介護予防訪問入浴介護を利用できます。

訪問リハビリテーション

概要	●	理学療法士・作業療法士・言語聴覚士が自宅に訪問してリハビリテーションを行う介護保険サービス。医師の指示のもと，日常生活動作の維持や向上を目的に，生活動作の確認や，社会参加に向けた屋外動作訓練，介護負担軽減を目的とした動作指導，住宅内の環境調整などの支援が行われます。
対象者	●	要支援 1 以上で，主治医が必要と判断した人。
利用方法	●	ケアマネジャー，地域包括支援センターへ相談してください。
ポイント	●	訪問看護ステーションによる訪問リハビリテーションの場合は，訪問看護としてサービス提供されます。
	●	65 歳未満や介護保険適用外の人は医療保険で利用します。介護保険と併用はできません。
	●	2024 年度介護報酬改定により，入院中にリハビリテーションを受けていた人が退院して利用する場合，シームレスに早期開始するため，その医療機関で作成しているリハビリテーション実施計画書の入手が義務となりました。また，病院退院前のカンファレンス参加が勧奨されました。

居宅療養管理指導

概要	●	医師，歯科医師，薬剤師，管理栄養士または歯科衛生士等が自宅を訪問し，療養上の管理・指導や助言を行う介護保険サービス。また，ケアマネジャーへの情報提供を行います。
対象者	●	要支援 1 以上の主治医が判断した人。
利用方法	●	ケアマネジャー，地域包括支援センターへ相談してください。
ポイント	●	介護保険の支給限度額の対象外です。

（青木明里）

文献
1) 厚生労働省老健局長：「介護予防・日常生活支援総合事業のガイドラインについて」の一部改正について．老発 0627 第 7 号令和 4 年 6 月 27 日，2022

高齢者 3章

通所系サービス

通所介護（デイサービス）

概要	● 介護老人福祉施設や通所介護事業所などに日帰りで通い，入浴，食事などの日常生活上の介護やレクリエーション，機能訓練，送迎などを利用するサービス。
	● 表3-14 のサービスは，総合事業のみに該当します[1]。
対象者	● 要支援・要介護の認定を受けている人，総合事業対象者。ただし，地域密着型（小規模な事業所や認知症対応型）は，原則として事業所のある市区町村に住民票のある人のみが利用できます。
利用方法	● 事業所との契約となります。ケアマネジャー，地域包括支援センターへ相談してください。
利用負担	● 介護保険の自己負担分に加え，食費，日用品費などが必要です。

通所リハビリテーション（デイケア）

概要	● 介護老人保健施設や病院などに日帰りで通い，入浴，食事，リハビリテーション，送迎などのサービスを利用します。
対象者	● 要支援・要介護の認定を受けている人。
利用方法	● 事業所との契約となります。ケアマネジャー，地域包括支援センターへ相談してください。

表 3-14 （総合事業）通所介護の類型

基準	従前のサービス相当	多様なサービス		
サービス種別	通所介護	通所型サービス A（緩和した基準によるサービス）	通所型サービス B（住民主体による支援）	通所型サービス C（短期集中予防サービス）
内容	・介護保険の通所介護と同様のサービス ・生活機能の向上のための機能訓練	・ミニデイサービス 運動やレクリエーションなど	・体操や運動などの活動，自主的な通いの場	・生活機能を改善するための運動器の機能向上や栄養改善などのプログラム
対象者 サービス提供の考え方	・すでにサービスを利用しており，継続が必要な人 ・多様なサービスの利用が難しいケース ・集中的に生活機能の向上のトレーニングを行うことで改善や維持が見こまれるケース	・状態などを踏まえながら，住民主体による支援など「多様なサービス」の利用を促進		・ADL（日常生活動作）やIADL（手段的日常生活動作）の改善に向けた支援が必要なケースなど ※3～6か月の短期間で実施
サービス提供者	通所介護事業者	主に雇用労働者とボランティア	ボランティア主体	保健，医療の専門職

（厚生労働省老健局長：「介護予防・日常生活支援総合事業のガイドラインについて」の一部改正について．老発 0627 第 7 号令和 4 年 6 月 27 日より一部改変）

| 利用負担 | ● 介護保険の自己負担分に加え，食費，日用品費などが必要です。 |

| ポイント | ● リハビリテーションのみを提供する，短時間利用型の事業所もあります。 |
| | ● 2024年度介護報酬改定により，入院中にリハビリテーションを受けていた人が退院して利用する場合，シームレスに早期開始するため，その医療機関で作成しているリハビリテーション実施計画書の入手が義務となりました。また，病院退院前のカンファレンス参加が勧奨されました。 |

小規模多機能型居宅介護

概要	● 1つの事業所で「通い」を中心にしながら利用者や家族の希望，状態にあわせて「訪問」と「泊まり」を組み合わせ，柔軟にサービスを利用できます。原則，事業所に在籍しているケアマネジャーが担当となるため相談しやすい体制です。
対象者	● 要支援・要介護の認定を受けている人。地域密着型サービスのため，原則，事業所のある市区町村に住民票のある人のみが利用できます。
利用方法	● 事業所との契約となります。地域包括支援センターもしくは事業所へ直接相談してください。
利用負担	● 要介護度に応じた月定額制の介護保険の自己負担のほかに，食費，宿泊費，日用品費などが必要です。

看護小規模多機能型居宅介護

概要	● 「訪問看護」と「小規模多機能型居宅介護」を組み合わせて利用できるサービス。「訪問看護」があることにより，医療の必要性が高い場合でも利用者や家族の希望にあわせて利用できます。また，原則，事業所に在籍しているケアマネジャーが担当となるため相談しやすい体制です。
対象者	● 要介護1〜5の認定を受けている人。地域密着型サービスのため，原則，事業所のある市区町村に住民票のある人のみが利用できます。
利用方法	● 事業所との契約となります。地域包括支援センターもしくは事業所へ直接相談してください。
利用負担	● 要介護度に応じた月定額制の介護保険の自己負担のほかに，食費，宿泊費，日用品費などが必要です。

（齊藤正樹）

文献
1) 厚生労働省老健局長：「介護予防・日常生活支援総合事業のガイドラインについて」の一部改正について．老発0627第7号令和4年6月27日，2022

福祉用具・住宅改修費等

福祉用具貸与

概要
- 介護が必要な利用者や家族の生活が暮らしやすくなることや，介護負担軽減などを目的とした福祉用具をレンタルできる介護保険サービス。
- 介護保険でレンタルできる対象は 13 品目です。
  ①車いす，②車いす付属品，③特殊寝台（介護用ベッド），④特殊寝台付属品，⑤床ずれ防止用具，⑥体位変換器，⑦移動用リフト（つり具の部分を除く），⑧認知症老人徘徊感知機器，⑨手すり，⑩スロープ，⑪歩行器，⑫歩行補助杖，⑬自動排泄処理装置（要介護 4・5 のみ対象）

対象者
- 要介護認定を受けている人。
- ①～⑧は要支援 1・2，要介護 1 の人は，原則，対象となりません。

利用方法
- ケアマネジャー，地域包括支援センターへ相談してください。

利用負担
- 介護保険制度にもとづく負担割合（1～3 割）でレンタルできます。

ポイント
- 2024 年度介護報酬改定により，固定用スロープ，歩行器（歩行車を除く），単点杖（松葉づえを除く），多点杖が，貸与か販売を選択できるようになりました。そのために，福祉用具専門相談員やケアマネジャーが，医師や関連する専門職への意見や対象者の状況をふまえて十分な説明を行うこと，定期的なモニタリングとメンテナンスが必要になりました。

福祉用具購入費

概要
- 介護が必要な利用者や家族の生活が暮らしやすくなることや，介護負担軽減などを目的とした福祉用具の購入費の補助を受けられる介護保険サービス。

利用負担
- 1 年間 10 万円が限度額で，自己負担割合 1～3 割を負担します。
- 一旦全額を支払い，あとから払い戻しを受けますが，購入する事業所によっては，自己負担分のみの支払いでよい場合もあります。
- 介護保険の利用限度額の対象外です。
- 介護保険で購入できる対象は 6 品目です。
  ①腰掛便座（ポータブルトイレ），②自動排泄処理装置の交換可能部品，③入浴補助用具，④簡易浴槽，⑤移動用リフトのつり具の部分，⑥排泄予測支援機器

対象者
- 要介護認定を受けている人。

利用方法
- 購入前にケアマネジャーや自治体などの介護保険の窓口，または指定の福祉用具事業所の福祉用具専門員へ相談してください。

ポイント
- 指定の事業所から購入した場合のみ介護保険給付の対象となります。
- 入院・入所中に購入した福祉用具は対象外になる場合があります。

- 必要なものを選定できるよう，福祉用具専門員や理学療法士・作業療法士に相談するとよいでしょう。

日常生活用具

概要
- 日常生活の安全性を高めるための用具を受け取れます（表3-15）。

対象者
- おおむね65歳以上で，ひとり暮らしの高齢者等で防火の配慮が必要な人。

利用方法
- 市区町村の高齢者担当窓口へ相談してください。

ポイント
- 介護保険制度ではなく，老人福祉法による仕組みです。
- 利用者の世帯の生計中心者の所得税額により，自己負担が生じる場合があります。

（青木明里）

住宅改修費

概要
- 自宅で暮らしやすくするため，①手すりの取付け，②段差や傾斜の解消，③床や通路面の材料の変更（滑り止め防止など），④引き戸などへの扉の取替え，⑤洋式便器などへの便器の取替えなどの住宅改修費用，また①〜⑤に付帯し，必要と認められた工事費用の払い戻しを受けられます。改修は福祉用具販売会社や改築業者などが行います。

対象者
- 要支援・要介護の認定を受けている人。

利用方法
- 地域包括支援センターやケアマネジャーへ相談し，市区町村へ着工前に申請します。

利用負担
- 支給限度額20万円（1人1住宅につき）で，その1〜3割が利用者負担です。工事終了後に事業者に一旦全額を支払い，その後払い戻しを受けます。市区町村によっては，自己負担分のみを事業者に支払うだけでよい制度もあります。

ポイント
- 申請の準備から着工までは3〜4週間ほどかかるため，必要な際は早めに相談しましょう。
- 転居した場合や要介護度が3段階以上（要支援2，要介護1は同じ段階とみなす）上がった場合は再度，住宅改修費を利用できます。
- 入院・入所中の工事は対象外になる場合があります。

（齊藤正樹）

表 3-15　**日常生活用具**

電磁調理器	火を使用せずに調理ができる機器
火災警報器	屋内の火災を煙や熱によって感知し，音や光を発し，屋外にも警報ブザーで知らせるもの
自動消火器	天井に設置し，室内温度の異常上昇や火災発生時に自動的に消火液を噴出し消火するもの

・内容は自治体により異なる。

市区町村独自サービス

概要 ● 市区町村ごとに，直営ないし委託事業として，有償または無償の独自サービスを展開しています（表3-16）。それらは，おおむね共通した内容と，その地域の実情に応じた特徴的な内容に大別されます。利用するためには一定の条件があるため，希望時は市区町村の地域包括支援センター，または高齢者福祉担当窓口に確認します。

(関田歩)

表 3-16　市区町村の独自サービスの例

・緊急通報システム設置費用助成	・見守りキーホルダー配布事業	・シルバーパス事業（バス乗車の無料）
・ごみ収集支援	・アパートや賃貸住宅あっせん	・インフルエンザワクチンや肺炎球菌ワクチンの接種費用助成
・訪問理美容サービス	・家族向け介護教室	
・寝具洗濯乾燥サービス	・住宅改修費用助成事業	・介護者のいる家族への慰労金
・一時的ホームヘルパー派遣事業	・定期訪問サービス（夏・冬，安否確認）	・無料法律相談
・配食サービス		・生涯学習講座
・緊急ショートステイ事業	・認知症高齢者傾聴サービス	・災害時の要援護者登録
・おむつ費用の支給助成	・夜間の電話相談サービス	・（集う場としての）カフェ・サロン事業
・家具転倒防止器具や火災安全器具の給付	・シルバー人材センターによる生活支援サービス	

介護と仕事の両立支援

育児・介護休業法（「育児休業，介護休業等育児又は家族介護を行う労働者の福祉に関する法律」）

概要 ● 介護と仕事の両立を支援する法律。

介護休暇制度

● 要介護状態にある対象家族の介護や世話をする労働者は，労働基準法に規定される年次有給休暇とは別に，1年度に5日を限度として休暇を取得できます。対象家族が2人以上の場合は10日となります。

● 1日または時間単位で取得できます。

● 時間単位で介護休暇を取得することが困難と認められる業務に従事する場合は，1日や半日単位は取得できますが，時間単位での取得はできない可能性があります。

介護休業制度

● 対象家族1人につき3回まで，通算93日まで休業可能です。

● 職場により内容は異なりますが，残業や深夜業の免除，残業時間の制限，短時間勤務，フレックスタイム制度，時差出勤，介護費用の助成などが受けられます。

対象者 ● 負傷，疾病または身体上もしくは精神上の障害により，2週間以上にわたり常時介護を必要とする状態の対象家族を介護する人（表3-17）。

● 対象家族：配偶者（事実婚を含む），父母，子，祖父母，兄弟姉妹および孫，配偶者の父母。

● 日雇い労働者は除外されています。

● パートやアルバイトなど有期雇用されている人は，取得予定日から起算して93日経過する日から6か月以降も契約期間があることが要件になります。

● 雇用された期間が1年未満，93日以内に雇用関係が終了する，週の所定労働日数が2日以下の人は，労使協定で対象外になっている場合があります。

利用方法 ● 職場に相談します。

● 介護休暇の場合：事前または当日申請など就業規則によります。

● 介護休業の場合：休業開始予定日の2週間前までに，書面等により職場（事業主）に申し出ます。

ポイント ● 対象となる家族は，以下の①または②のいずれかに該当する場合であるとされています。

①介護保険制度の要介護状態区分において要介護2以上であること

②表3-17[1]の状態①〜⑫のうち，2が2つ以上または3が1つ以上該当し，かつ，その状態が継続すると認められること

しかし，事業主は取得を制限せず仕事と介護が両立できるよう，個々の事情に

表 3-17　常時介護を必要とする状態に関する判断基準

項目	状態 1[*1]	2[*2]	3
①座位保持（10分間1人で座っていることができる）	自分で可	支えてもらえればできる[*3]	できない
②歩行（立ち止まらず，座りこまずに5m程度歩くことができる）	つかまらないでできる	何かにつかまればできる	できない
③移乗（ベッドと車いす，車いすと便座の間を移るなどの乗り移りの動作）	自分で可	一部介助，見守り等が必要	全面的介助が必要
④水分・食事摂取[*4]	自分で可	一部介助，見守り等が必要	全面的介助が必要
⑤排泄	自分で可	一部介助，見守り等が必要	全面的介助が必要
⑥衣類の着脱	自分で可	一部介助，見守り等が必要	全面的介助が必要
⑦意思の伝達	できる	ときどきできない	できない
⑧外出すると戻れない	ない	ときどきある	ほとんど毎回ある
⑨物を壊したり衣類を破くことがある	ない	ときどきある	ほとんど毎日ある[*5]
⑩周囲の者が何らかの対応をとらなければならないほどの物忘れがある	ない	ときどきある	ほとんど毎日ある
⑪薬の内服	自分で可	一部介助，見守り等が必要	全面的介助が必要
⑫日常の意思決定[*6]	できる	本人に関する重要な意思決定はできない[*7]	ほとんどできない

*1　各項目の1の状態中，「自分で可」には，福祉用具を使ったり，自分の手で支えて自分でできる場合も含む。
*2　各項目の2の状態中，「見守り等」とは，常時の付き添いの必要がある「見守り」や，認知症高齢者等の場合に必要な行為の「確認」「指示」「声かけ」等のことである。
*3　「①座位保持」の「支えてもらえればできる」には背もたれがあれば1人で座っていることができる場合も含む。
*4　「④水分・食事摂取」の「見守り等」には動作を見守ることや，摂取する量の過小・過多の判断を支援する声かけを含む。
*5　⑨3の状態（「物を壊したり衣類を破くことがほとんど毎日ある」）には「自分や他人を傷つけることがときどきある」状態を含む。
*6　「⑫日常の意思決定」とは毎日の暮らしにおける活動に関して意思決定ができる能力をいう。
*7　慣れ親しんだ日常生活に関する事項（見たいテレビ番組やその日の献立等）に関する意思決定はできるが，本人に関する重要な決定への合意等（ケアプランの作成への参加，治療方針への合意等）には，指示や支援を必要とすることをいう。
〔厚生労働省：育児・介護休業法のあらまし（令和6年1月作成）．厚生労働省ホームページ，https://www.mhlw.go.jp/stf/seisakunitsuite/bunya/000103504.html（参照 2024-2-29）〕

合わせた柔軟な運用が求められています。また，介護保険の要介護認定の結果通知書や，医師の診断書の提出を制度利用の条件とすることはできません。
- 介護休業等を申し出たり取得したりすることを理由とする，解雇，雇い止め，降格などの不利益な取り扱いは禁止され，職場にはハラスメント防止対策の義務があります。

介護休業給付（介護休業給付金）

概要
- 介護休業期間中の賃金を保障する制度。
- 休業開始時賃金日額（介護休業前の6か月の給料÷180）×支給日数×67％の介護休業給付金が最大93日支給されます。分割も可能です。

対象者
- 雇用保険加入者で介護休業制度を取得している復職予定者。
- 介護休業開始の前2年間に雇用保険の被保険者期間が12か月以上ある人。
- 介護休業期間中の1か月ごとに，休業開始前賃金の8割以上が支払われていない人，就業日数が10日以下である人（11日以上働いていると対象外）。
- 1年以上の雇用が条件など労使協定によって異なる場合があるため，職場に確認が必要です。

利用方法 ● 原則，介護休業終了翌日から2か月後の末日までに，職場と必要書類を準備し，申請者と職場双方が職場の所在地を管轄する公共職業安定所（ハローワーク）へ手続きを行います。電子申請も可能です。期限までに申請できない場合は相談できます。

● 職場，職場の所在地を管轄する公共職業安定所（ハローワーク）。

ポイント ● 介護休業中に受け取れるのではなく，復職後の申請になるため，その前提で生活を考える必要があります。

● 介護休暇制度の利用では，支給対象となりません。

（関田歩）

文献
1) 厚生労働省：育児・介護休業法のあらまし（令和6年1月作成）．厚生労働省ホームページ，https://www.mhlw.go.jp/stf/seisakunitsuite/bunya/000103504.html（参照 2024-2-29）

3章 高齢者

税制上の軽減制度

所得税・住民税の控除

概要 ● 高齢者やその扶養者等に認められる税制上の優遇制度。

高齢者本人

● 65歳以上の人は，65歳未満の人に比べて公的年金等にかかる所得税の最低控除額が多くなっています。

● 公的年金等を受け取った場合は雑所得扱いとなり，所得税がかかります。ただし，全額に課税されるのではなく，公的年金等控除額や各種所得控除等を差し引いて計算します。

● 生命保険等の年金商品は，公的年金には含まれません。

● 公的年金等控除額は，年齢や他の所得金額により異なります。

　例）年金以外の所得1,000万円以下の場合

　65歳未満で公的年金等が130万円未満の控除額：60万円

　65歳以上で公的年金等が330万円未満の控除額：110万円

高齢者を扶養している人

▌配偶者控除

● 70歳以上の配偶者控除の額が一般の控除対象配偶者に比べて増額されます（表3-18）。

▌扶養控除

● 70歳以上の扶養控除の額が一般の控除対象扶養親族に比べて増額されます（表3-19）。

障害者控除

● 表3-20の区分（対象者は以下のとおり）の場合，控除を受けられます。

● 障害者

・重度の知的障害者と判定された人

・精神障害者保健福祉手帳の交付を受けている人

・身体障害者手帳に，身体上の障害があると記載されている人

・精神または身体に障害のある年齢が満65歳以上の人で，その障害の程度が上記に準ずるものとして市町村長等や福祉事務所長の認定を受けている人

・戦傷病者特別援護法の規定により戦傷病者手帳の交付を受けている人

● 特別障害者

・精神上の障害により事理を弁識する能力を欠く常況にある人

・児童相談所，知的障害者更生相談所，精神保健福祉センター，精神保健指定医の判定により，知的障害者と判定された人

・精神障害者保健福祉手帳1級の人

表 3-18　配偶者が高齢の場合の配偶者控除　(2024 年 2 月末現在)

控除を受ける納税者本人の合計所得金額	控除額	
	一般の控除対象配偶者	老人控除対象配偶者*1
900 万円以下	38 万円	48 万円
900 万円超 950 万円以下	26 万円	32 万円
950 万円超 1,000 万円以下	13 万円	16 万円

*1　控除対象配偶者のうち，その年 12 月 31 日現在で 70 歳以上の人

表 3-19　年齢，同居による扶養控除　(2024 年 2 月末現在)

区分		控除額
一般の控除対象扶養親族*1		38 万円
特定扶養親族*2		63 万円
老人扶養親族*3	同居老親等以外の者	48 万円
	同居老親等	58 万円

*1　扶養親族のうち，その年 12 月 31 日現在で 16 歳以上の人（非居住者の場合は，別途規定あり）
*2　控除対象扶養親族のうち，その年 12 月 31 日現在で 19 歳以上 23 歳未満の人
*3　控除対象扶養親族のうち，その年 12 月 31 日現在で 70 歳以上の人

表 3-20　障害者控除　(2024 年 2 月末現在)

区分	控除額
障害者	27 万円
特別障害者	40 万円
同居特別障害者	75 万円

- 身体障害者手帳に，身体上の障害があると記載されている 1 級または 2 級の人
- 精神または身体に障害のある年齢が満 65 歳以上の人で，その障害の程度が上記に準ずるものとして市町村長等や福祉事務所長の特別障害者に準ずるものとして認定を受けている人
- 戦傷病者特別援護法の規定により戦傷病者手帳の交付を受けている人で，障害の程度が恩給法に定める特別項症から第 3 項症までの人
- 原子爆弾被爆者に対する援護に関する法律の規定により，厚生労働大臣の認定を受けている人
- その年の 12 月 31 日現在で引き続き 6 か月以上にわたって身体の障害により寝たきりの状態で，複雑な介護を必要とする（介護を受けなければ自ら排便等をすることができない程度の状態にあると認められる）人

利用方法 • 税務署へ相談します。

医療費控除

概要 ● 詳しくは71頁を参照ください。

（関田歩）

高齢者の権利擁護

　加齢とともに身体だけでなく認知機能の低下を生じ，若い頃には思ってもみなかったようなことが起こり得ます。例えば，紛失物が増えた，預貯金の出し入れや窓口で手続きができない等がありながらも，その当事者には自覚がない場合があります。この結果，悪徳商法の被害にあったり，暴言暴力など不適切なケアを受けても声を上げられなかったりと，不利益な状態に陥る場合があります。最期まで自分の人生を自ら決めて，周囲からその意思を尊重されて過ごすために，支援する仕組みがあります。

（関田歩）

成年後見制度

概要 ● 認知症，知的障害，精神障害などによって判断能力が不十分な人を保護し，支援する制度。本人の意思や利益を尊重しながら財産管理や契約手続きなどを行う時に本人を保護・支援します。

　　● 成年後見制度は大きく分けると，本人の判断能力が不十分になった後に家庭裁判所が成年後見人等を選任する法定後見制度と，十分な判断能力がある時にあらかじめ任意後見人，委任内容を定めておく任意後見制度があります（表3-21）。

対象者 ● 判断能力に不安のある人。

利用方法 ● 法定後見制度の手続きの流れは，大別すると申立て，調査，審判，報告となります。決定までに1〜3か月程度かかります（図3-7）。

利用負担 ● 法定後見制度の場合，申立て時は1万円程度です（診断書作成費用，鑑定費用を除く）。

ポイント ● 任意後見制度については，日本公証人連合会や全国の公証役場による制度案内を参照してください。

福祉サービス利用援助事業（日常生活自立支援事業）

概要 ● 社会福祉協議会が利用者との契約にもとづき，福祉サービス利用の援助を中心に日常的な金銭管理や重要書類等の預かり，保管などの支援を行う事業。

対象者 ● 認知症高齢者，知的障害者，精神障害者等であって，日常生活を営むのに必要なサービスを利用するための情報の入手，理解，判断，意思表示を本人のみでは適切に行うことが困難な人。かつ本事業の契約の内容について判断し得る能力を有していると認められる人。

利用方法 ● 市区町村の社会福祉協議会の担当部署に相談します。

表 3-21　成年後見制度の概要

		対象となる人	手続きの概要	援助者の呼称	援助者の権限	医師の鑑定
法定後見制度	後見	常に判断能力を欠く状態にある人	・本人，配偶者，四親等内の親族，検察官，市町村長[*1] などが家庭裁判所に申し立てる[*2]	成年後見人	原則として財産に関するすべての法律行為。ただし居住用不動産の処分については，裁判所の許可が必要[*3]	必要（省略される場合もある）
	保佐	判断能力が著しく不十分である人	・後見人等として，親族のほか弁護士・司法書士・社会福祉士等の専門家，市民後見人，法人後見（社会福祉協議会，成年後見センター，社会福祉法人，NPO法人等）など，家庭裁判所が本人にとって最も適任と思われる人を選任する	保佐人	特定の事項の同意権・取消権・代理権，重要な法律行為の取消権	必要（省略される場合もある）
	補助	判断能力が不十分である人	・複数の後見人等が選任される場合もある	補助人	特定の事項の同意権・取消権・代理権	不要
任意後見制度		判断能力が十分にある人	・本人が十分な判断能力を有する時点で，あらかじめ任意後見人となる人や，将来その人に委任する手続きの内容などを決めて契約，公証役場にて公正証書を作成する ・本人の判断能力が不十分になったら，家庭裁判所に任意後見監督人の選任申立てを行い選任されることで，任意後見が開始となる[*4]	任意後見人（申立て前：任意後見受任者）	任意後見契約にもとづく	不要

*1　経済的事情や親族の諸事情で申立てできない場合には成年後見制度利用支援事業を活用することができる（申立て手続きや費用，その決定後の後見人等への報酬の支払い費用について，市町村が一部または全部の補助を行うことで，必要とする人が制度を利用できるようにするためのもの。地域包括支援センターや市町村に相談する）。
*2　裁判所が「本人情報シート」の書式を作成しており，本人の家庭的・社会的状況の情報を共有したうえで医師の的確な判断の一助とすることや，家庭裁判所での相談時の資料としても活用される。
*3　本人の財産が多い「後見」の場合，より安全に預貯金等を管理するため「後見制度支援信託／後見制度支援預貯金」が利用されている。
*4　詳しくは日本公証人連合会，全国の公証役場による発信情報を参考に，必要に応じて問い合わせる。

申立て	・本人の住所地を管轄する家庭裁判所に相談・申立てを行う ・申立書などの書類，申立て手数料などの費用がかかる ・本人・四親等内親族の拒否などやむを得ない場合は，市町村長などが申立てることができる
調査等	・書類審査後，裁判所職員が申立人や本人等から事情を聞いたり，本人の親族や後見人候補者についての意見を照会することがある ・本人の判断能力について鑑定を行うことがある（別途費用あり）
審判	・後見・保佐・補助の開始の審判をすると同時に，成年後見人等を選任する ・事情に応じて，弁護士・司法書士・社会福祉士等の第三者を選任することがある
報告	・選任された成年後見人等は，選任後原則として1か月以内に，本人の財産や生活の状況および収支について調査・書類を作成のうえ，家庭裁判所へ提出する ・成年後見人等は，①適切な財産の維持と管理，②身上監護（日常生活や健康，療養等に関する法律行為を行うこと）を行い，本人を保護・支援する。一般的に直接的な食事や介護などの世話をすることは含まれない ・活動開始後は，原則，少なくとも年に1回，本人の生活や財産の状況を家庭裁判所へ報告する

図 3-7　成年後見制度利用手続きの流れ

- 初回相談から契約締結までの期間は1～3か月程度かかることがあります。

利用負担
- 各社会福祉協議会が定める利用料（平均1,200円程度/回）。契約締結前の相談や生活保護受給世帯の利用料は無料です。

（林未来）

概要 • 「高齢者虐待の防止，高齢者の養護者に対する支援等に関する法律」（以下，高齢者虐待防止法）は，高齢者の権利・利益の擁護，高齢者虐待の防止，虐待の早期発見・早期対応を，国および地方公共団体の公的責務のもとで促進することを定めた法律です。国民全般に高齢者虐待にかかわる通報義務等を課し，福祉・医療関係者に高齢者虐待の早期発見，市町村における相談・通報体制の整備，事実確認や被虐待高齢者の保護にかかわる権限付与，養護者への支援，養介護施設の業務と適正な運営確保などを求めています。

• さまざまな虐待があります（表 3-22）[1]。

• 高齢者虐待の虐待者として，養護者〔高齢者を現に養護する人，家族，親族，知人（同居の有無を問わない）〕，養介護施設従事者等（養介護施設または養介護事業の業務に従事する職員）が挙げられます。

対象者 • 高齢者（65 歳以上）。

• 40 歳以上の要支援・介護認定者で施設入所中の人。

利用方法 • 虐待を受けている可能性のある人を発見したら，最寄りの地域包括支援センター，または市区町村高齢者福祉担当窓口へ相談・連絡してください。担当職員の事実確認を経て必要な支援が行われます。現に暴力等がある場合は警察署，配偶者暴力相談支援センターへ相談・連絡してください。

ポイント • 虐待の連絡・相談は法令にもとづく行政への通報で，個人情報保護法の例外規定であり，個人情報を提供しても違反にはなりません。また，通報者も守られるので，安心して連絡できます。その他，個人情報保護法の例外規定となるの

表 3-22 虐待の種類と内容

	種類	内容
身体的虐待	高齢者の身体に外傷が生じ，または生じるおそれのある暴行を加えること	殴る，蹴るなどの暴力，行動の制限をする行為・（自宅や施設での身体拘束）など
介護・世話の放棄・放任（ネグレクト）	高齢者を衰弱させるような著しい減食，または長時間の放置，養護者以外の同居人による虐待行為の放置など，養護を著しく怠ること	おむつ交換をしない，入浴させない，食事を用意しない，必要なサービスを利用させない，劣悪な環境でも放置するなど
心理的虐待	高齢者に対する著しい暴言または著しく拒絶的な対応，その他の高齢者に著しい心理的外傷を与える言動を行うこと	無視，尊厳を傷つけるような声掛け，高圧的な言動を浴びせる，脅かしている状態
性的虐待	高齢者にわいせつな行為をすること，または高齢者をしてわいせつな行為をさせること	裸にして写真を撮る，放置するなど
経済的虐待	養護者または高齢者の親族が当該高齢者の財産を不当に処分すること，その他当該高齢者から不当に財産上の利益を得ること	日常生活に必要な金銭を渡さない，年金を同意なく勝手に使うなど
セルフ・ネグレクト*（自虐）	介護・医療サービスの利用を拒否することなどにより，社会から孤立し，生活行為や心身の健康維持ができなくなっている状態。生命の危険や，孤立死にいたるリスクが高い。背景に，認知症や精神疾患，アルコール問題がある可能性が高い。これまでの生活歴から困っていない，かかわってほしくないなど支援の手を拒む	高齢者虐待に準じた対応を行い，関係機関を増やして見守りネットワークを構築し，介護保険法に基づく地域ケア会議などを活用して足並みを揃えて支援する

＊法律上は対象になっていない

（高齢者虐待防止法第 2 条第 4 項第 1 号イ，ロ，ハ，ニおよび第 2 号を参考に，著者作成）

は，生命や財産の保護が必要にもかかわらず本人が同意困難な状態，関係機関の情報共有について同意を得ること自体が不利益を招く場合などが挙げられます。

- 養護関係にない関係者が虐待にかかわっている場合は，「配偶者からの暴力の防止及び被害者の保護等に関する法律」や「障害者虐待の防止，障害者の養護者に対する支援等に関する法律」（障害者虐待防止法），刑法等の別の枠組みで支援を検討するため，福祉事務所，市区町村の虐待担当窓口，配偶者暴力防止センター，警察署に連絡し相談することが必要です。
- 職員による傷害事件などを背景に，人権擁護・虐待防止等の観点から，2021年4月より，全ての介護サービス事業者を対象に，虐待発生・再発防止の委員会開催，指針整備，研修実施，担当者を定めることが必要となりました。
- 施設や在宅サービスにおいて，身体的虐待に当たる身体拘束の発生件数，「養護者」に該当しない者からの虐待件数の増加が指摘されています。
- 高齢者虐待の通報・判断件数が高止まりしていることなどから，介護保険制度の全サービス（ただし，居宅療養管理指導，福祉用具販売を除く）で，体制整備が求められています。具体的には，担当者設置，虐待防止対策の検討委員会定期開催とその周知徹底，虐待防止指針整備，従業者への虐待防止研修の定期実施などです。

（関田歩）

文献
1) 高齢者虐待防止法第2条第4項

障害者・障害児

障害者・障害児の手帳

● 身体障害者手帳・療育手帳・精神障害者保健福祉手帳

障害者基本法における障害者とは「身体障害，知的障害，精神障害（発達障害を含む。）その他の心身の機能の障害（以下「障害」と総称する。）がある者であって，障害及び社会的障壁により継続的に日常生活又は社会生活に相当な制限を受ける状態にあるもの」と定義されています。

さらに，それぞれの障害には根拠となる法律，通知があり，障害に応じた身体障害者手帳，療育手帳，精神障害者保健福祉手帳の制度があります（表4-1）。これらの障害者手帳を取得することにより，障害の種類や程度に応じた支援やサービスを受けることができます。

身体障害者手帳

- 対象者 ● 身体障害者福祉法に定められている障害の基準をもとに，身体の機能に一定以上の「永続する」機能障害があると判定された人。「永続する」とは，原則，その障害が将来も回復する可能性が極めて低いことをいいます。
  ● 身体障害者手帳の障害程度等級表には，具体的な障害の種類や内容について記載されています（274頁）。
- 利用方法 ● 市区町村の障害担当窓口で申請します。
- ポイント ● 身体障害者手帳の障害認定は，その状態となってから一定期間が経過し，障害が固定したと判断された後に行われます。障害の内容や程度によって，障害固

表 4-1　障害者手帳の概要

	身体障害者手帳	療育手帳	精神障害者保健福祉手帳
対象となる障害	視覚障害，聴覚・平衡機能障害，音声・言語・そしゃく機能障害，肢体不自由（上肢，下肢，体幹，乳幼児期以前の非進行性の脳病変による運動機能障害），内部障害（心臓，腎臓，呼吸器，膀胱・直腸，小腸，HIV による免疫，肝臓）の人	知的障害	統合失調症，気分障害（うつ病，双極性障害など），てんかん，薬物依存症，高次脳機能障害，認知症，発達障害（自閉症，学習障害，注意欠陥多動性障害など），その他の精神疾患（ストレス関連障害など）
等級	1〜6 級（肢体不自由の 7 級の障害 1 つのみでは手帳は交付されない）	1 度，A，Ⓐ，B など（A1，A2，B1，B2 など自治体によって等級表示が異なる）	1〜3 級
根拠	身体障害者福祉法	療育手帳制度について（昭和 48 年 9 月27 日厚生省発児第 156 号，厚生事務次官通知。通知にもとづき，各自治体において要綱を定めて運用）	精神保健福祉法

定の時期は異なります。

- 身体障害者手帳の等級は1級から7級まで定められており，各等級は指数化され，2つ以上の障害が重複する場合は，重複する障害の合計指数により認定されます（障害により合計できない場合もある）。なお，肢体不自由7級の障害1つのみでは手帳は交付されません。

- 身体障害者手帳の申請には「身体障害者診断書・意見書」が必要となり，その作成は「指定医」（身体障害者福祉法にもとづき，都道府県知事が定めた医師）に限られます。指定医については，居住地や医療機関の所在地の市区町村の障害担当窓口へ問い合わせてください。また，障害が重複する場合はそれぞれの身体障害者診断書・意見書の提出が必要になることもあります。

- 原則，身体障害者手帳に有効期限はありませんが，障害の内容によっては再認定の対象となる場合があり，その際は再度，身体障害診断書・意見書の提出が必要になります。

療育手帳

対象者
- 知的機能の障害が発達期（概ね18歳未満）に現れ，日常生活や社会生活に支障が生じているため，何らかの特別な援助を必要とする状態と判定された人。

利用方法
- 市区町村の障害担当窓口で申請します。

ポイント
- 「療育手帳制度について」（昭和48年9月27日厚生省発児第156号，厚生事務次官通知）にもとづき，自治体ごとに要綱を定めて運用されています。そのため，手帳の名称や判定基準，障害の程度区分，等級表記などが異なります。（表4-2，表4-3）。

- 18歳未満の場合は児童相談所，18歳以上の場合は知的障害者更生相談所で，障害の程度の判定を受けます。

- 療育手帳に有効期限はありませんが，年齢に応じて手帳の交付から一定期間後に再判定が行われます。交付された手帳に「次の判定年月」が記載されている場合は，その期限までに再認定を受ける必要があります。「再判定不要」と記載されている場合はその必要はありません。

表4-2　療育手帳における障害の程度および判定基準

重度（A）とそれ以外（B）に区分する
・重度（A）の基準
①知能指数（IQ）がおおむね35以下であって，次のいずれかに該当するもの
・食事，着脱衣，排便および洗面等日常生活の介助を必要とする
・異食，興奮などの問題行動を有する
②知能指数（IQ）がおおむね50以下であって，盲，ろうあ，肢体不自由等を有する者
・それ以外（B）の基準
重度（A）のもの以外

・自治体（都道府県や政令指定都市）によって重度（A）とそれ以外（B）を細分化して実施している場合がある。

表4-3 療育手帳判定区分の例（一部の自治体の実施例）

自治体 （都道府県・政令指定都市）	療育手帳の 名称	等級・区分	
		重度（A）	それ以外（B）
青森県	愛護手帳	A	B
山梨県	療育手帳	A-1, A-2a, A-2b, A-3	B-1, B-2
東京都	愛の手帳	1度, 2度	3度, 4度
さいたま市	療育手帳	Ⓐ, A	B, C
千葉市	療育手帳	Ⓐ, Aの1, Aの2	Bの1, Bの2
名古屋市	愛護手帳	1度, 2度	3度, 4度

・各自治体の認定基準により，区分や等級を定めている場合がある。

精神障害者保健福祉手帳

対象者
- 精神保健福祉法に定義される精神障害のため，長期にわたり日常生活または社会生活への制約があると判定された人。
- 統合失調症，気分障害（うつ病，双極性障害など），てんかん，薬物依存症，高次脳機能障害，発達障害（自閉症，学習障害，注意欠陥多動性障害など），認知症，その他の精神疾患を有する人（ストレス関連障害など）（知的障害は含まれない）。
- 精神保健福祉手帳の等級は1級から3級まで定められています。
- 精神障害者保健福祉手帳の障害等級判定基準，高次脳機能障害診断基準は276，277頁を参照ください。

利用方法
- 市区町村の障害担当窓口で申請します。

ポイント
- 精神障害による初診日から6か月以上経過後，申請することができます。
- 精神障害者保健福祉手帳を申請するためには医師の診断書が必要です。記載する医師は，原則，精神保健指定医か精神科医ですが，それ以外の医師でも作成することは可能です。まずはかかりつけ医や各市区町村の障害担当窓口へ問い合わせてください。
- 手帳交付後は2年ごとに更新し，その際には医師の診断書の提出が必要です。更新は有効期限の3か月前から行うことができます。

● 手帳で利用できるさまざまな制度

　　障害者手帳を利用して受けられるサービスや施策の内容は自治体（都道府県・市区町村）や事業者によって異なり，各障害やその等級によって対象範囲が決められています（表4-4）。

（猪瀬光穂）

表 4-4　障害者手帳で利用できる主な事業の例（東京都小金井市）

（2024 年 2 月末現在）

事業内容	身体障害者手帳					難病	療育手帳（愛の手帳）	精神障害者保健福祉手帳
	視覚	聴覚・平衡	音声・言語	肢体不自由（上肢・下肢・体幹）	内部			
心身障害者福祉手当（都・市制度）	○	○	○	○	○		○	
特別障害者手当	△ 1, 2 級相当	△ 2 級相当	△ 1, 2 級相当		△ 1, 2 級相当		△ 1, 2 級相当	△ 1, 2 級相当
障害児福祉手当	△ 1, 2 級相当	△ 2 級相当	△ 1, 2 級相当		△ 1, 2 級相当		△ 1, 2 級相当	△ 1, 2 級相当
特別児童扶養手当	△ ← 1 から 3 級相当 →					△ 状態によって該当	△ 1〜3 度相当	△ 1, 2 級相当
自立支援医療（育成医療）	○	○	○	○	△ 一部			
自立支援医療（更生医療）	○	○	○	○	○			
自立支援医療（精神通院医療）								○
補装具の支給	← 東京都心身障害者福祉センターで補装具の判定を受けた人 →							
日常生活用具の支給	△	△	△	△	△	△ 状態によって該当	△ 1, 2 級相当	△ 1, 2 級相当
	←各種用具によって，対象となる手帳の等級が異なる→							
都営住宅の優遇制度	△ ← 1〜4 級→						△ 1〜3 度	△ 1, 2 級
所得税・住民税の控除	○	○	○	○	○		○	○
自動車税の減免	1〜4 級	2 級・3 級	3 級・5 級	上肢 1 級・2 級／下肢 1〜6 級／体幹 1〜3 級・5 級	△一部		1〜3 度	1 級
鉄道旅客運賃の割引	← 1〜6 級 →						○	
都営交通無料乗車券	○	○	○	○	○		○	○
民営バス運賃の割引	○	○	○	○	○		○	○
タクシー料金の割引	○	○	○	○	○		○	○
水道・下水料金の減免	○所得制限あり						○所得制限あり	
NHK 受信料の割引　全額免除	← 世帯全員が住民税非課税の場合 →						世帯全員が住民税非課税の場合	世帯全員が住民税非課税の場合
NHK 受信料の割引　半額免除	世帯主の場合	世帯主の場合（聴覚）	重度の場合	重度の場合	重度の場合		重度の場合	重度の場合
市立・都立施設の使用の割引	○	○	○	○	○		○	○
駐車禁止の対象除外	△ 1〜3 級と 4 級の一部	2 級・3 級		上肢 1 級・2 級の一部／下肢 1〜4 級／体幹 1〜3 級	1〜3 級		1 度・2 度	1 級

○：該当する　△：一部該当する

障害者総合支援法等による支援

　平成 25 年に施行された障害者総合支援法（障害者の日常生活及び社会生活を総合的に支援するための法律）では，身体障害者，知的障害者，精神障害者，難病患者，障害児を支援対象としており，各障害福祉サービスに関する内容や，さまざまな規定について記載されています。また，制度の基本理念として，全ての国民が，障害の有無にかかわらず等しく個人として尊重されること，相互に尊重し合いながら共生する社会を実現すること，社会参加の機会が確保されること，どこで誰と生活するか選択の機会が確保されること，地域生活における障壁となるものを除去するよう取り組むことなどが掲げられています。これにより，病気の特性により障害固定にならず障害者手帳を取得できない人も，障害福祉サービスを利用することができます（「障害者総合支援法の対象疾病一覧」を参照，278 頁）。　（猪瀬光穂）

● サービス・事業の種類

　障害者・障害児に対するサービスには，障害者総合支援法にもとづく自立支援給付と地域生活支援事業が中心となり，障害福祉サービスとしては，介護給付と訓練等給付，地域生活支援事業，地域生活支援拠点等事業，児童福祉法にもとづく障害児通所・入所支援などがあります（図 4-1）。

自立支援給付

　自立支援給付は，障害者の自己決定を尊重し，利用者本位のサービスの提供を基本としています。利用者と障害福祉サービスを提供する事業者は対等な関係で，利用者である障害者自らがサービスを選択して契約を交わした後にサービスを利用する仕組みです。そのため利用者が適切にサービスを利用するための情報提供や相談支援が重要になります。

　自立支援給付には，障害福祉サービス（介護給付，訓練等給付），補装具，自立支援医療，相談支援（計画相談支援，地域相談支援）があります。

障害福祉サービス

介護給付

　日常生活上必要な介護等を受けられるサービスです。障害種別と障害支援区分によって利用できるサービスが決められています（表 4-5）。

訓練等給付

　適性に応じて一定の訓練が提供されるサービスです（表 4-6）。

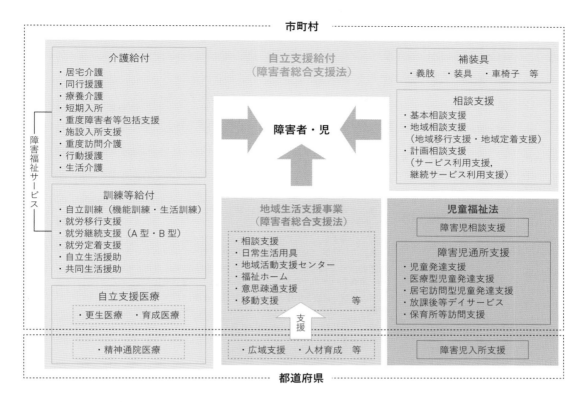

図 4-1　障害者総合支援法等による自立支援給付，地域生活支援事業の概観

補装具

　　障害を補い，日常生活を容易にするために補装具の購入，借受，修理にかかる費用が支給されます（155 頁）。

自立支援医療

　　心身の障害の軽減，または病態の重度化を防ぐための医療費の自己負担が軽減されます（61 頁）。

相談支援

▍基本相談支援

　　障害者本人や家族等からのさまざまな相談に応じ，情報提供をしたり，福祉サービスや権利擁護などの必要な支援を行います（138 頁）。

▍計画相談支援

　　相談支援専門員が，サービス等利用計画案の作成などを行います（138 頁）。

▍地域相談支援（地域移行支援・地域定着支援）

　　相談支援専門員が，地域生活への移行（地域移行支援）や定着（地域定着支援）のための相談支援を行います（138 頁）。

表 4-5　介護給付

サービス	対象	内容	参照頁
居宅介護 （ホームヘルプサービス）	障害者・障害児	自宅で，食事，入浴，排泄などの身体介護や家事援助，通院等介助等を行う	150
重度訪問介護	障害者	重度の肢体不自由者または重度の知的障害もしくは精神障害により，行動上著しい困難を有する人で，常時の介護を必要とする人に，自宅で，食事，入浴，排泄などの身体介護や家事援助，外出時の移動支援，入院時のコミュニケーション支援などを総合的に行う	150
同行援護	障害者・障害児	視覚障害により，移動に著しい困難を有する人に，移動に必要な情報の提供（代筆・代読を含む），移動の援護等の外出を支援する	159
行動援護	障害者・障害児	自己判断能力が制限されている人が1人で行動することが難しい時に，その危険を回避するために必要な支援や外出支援を行う	159
重度障害者等 包括支援	障害者・障害児	介護の必要性がとても高い人に，居宅介護，生活介護，短期入所など複数のサービスを包括的に行う	151
短期入所 （ショートステイ）	障害者・障害児	自宅で介護する人が病気や旅行，本人の希望の場合などに，短期間，夜間も含め施設で，食事，入浴，排泄などの身体介護や家事援助等を行う	152
療養介護	障害者	入所施設や医療機関で，医療的ケアや常時介護等を必要とする人に，機能訓練，療養上の管理，看護，介護，日常生活の支援等を行う	152
生活介護	障害者	常時の介護を必要とする人に，主に昼間の食事，入浴，排泄の身体介護や家事援助等を行うとともに，創作的活動または生産活動の機会を提供する	152
施設入所支援	障害者	施設に入所している人に，夜間や休日に，食事，入浴，排泄などの身体介護や家事援助等を行う	145

・各サービスには身体的状態や医療的管理の必要性，障害支援区分などの条件等がある。

表 4-6　訓練等給付

サービス	対象	内容	参照頁
自立訓練 （機能・生活訓練）	障害者	自立した日常生活または社会生活ができるよう，身体機能や生活能力の向上のために必要な訓練を行う。機能訓練と生活訓練がある	153
共同生活援助 （グループホーム）	障害者	共同生活を行う住居で，相談や日常生活上の援助のほか，食事，入浴，排泄などの身体介護や，家事援助等の必要性が認定されている人には，その介護サービスを提供する。さらに，グループホームを退居し，一般住宅等への移行を目指す人のためにサテライト型住居がある	146
自立生活援助	障害者	地域における暮らしに不安のある人が必要な理解力・生活力等を補うため，定期的な居宅訪問や随時の対応により日常生活における課題を把握し，必要な支援を行う	146
就労移行支援	障害者	一般企業等への就労を希望する人に，一定期間，就労に必要な知識および能力の向上に必要な訓練，求職活動に関する支援，職場定着支援等を行う	169
就労継続支援A型 （雇用型）	障害者	雇用契約を結び，就労に必要な知識や能力の習得，一般就労に向けた支援を行う	169
就労継続支援B型 （非雇用型）	障害者	雇用契約を結ばず，就労の機会を通じて，生産活動にかかわる必要な知識の習得や能力向上のための支援を行う	170
就労定着支援	障害者	一般就労に移行した人に，就労継続における生活面の課題等に対応するための支援を行う	169

障害児に対するサービス

障害児通所・入所支援

医療の必要性により，「福祉型」「医療型」に分けられます（表4-7）。

表 4-7　通所・入所支援の一覧（対象：障害児）

事業・施設		内容	参照頁
障害児通所支援	児童発達支援	・児童福祉施設として位置づけられる①児童発達支援センター，②児童発達支援事業所がある ・日常生活に必要な基本的な動作の指導や集団生活への適応訓練などを行う ①児童発達支援センター ・通所支援のほか，身近な地域の障害児支援の拠点として，地域で生活する障害児や家族への支援，地域の障害児を預かる施設に対する支援などを行う ・中核的役割を担う児童発達支援センターは，4つの機能が求められている 　1）幅広い高度な専門性にもとづく発達支援・家族支援機能 　2）地域の障害児支援事業所に対する助言指導等の機能 　3）地域のインクルージョンの中核機能 　4）地域の発達支援に関する入口としての相談機能 ②児童発達支援事業所 ・通所利用の未就学の障害児に対し，日常生活に必要な支援を行う場	173
	放課後等デイサービス	就学中の障害児に対して，放課後や夏休みなどの長期休暇中を利用し，生活能力向上のための訓練などを継続的に行う。学校教育とともに障害児の自立を促進し，放課後などの居場所づくりを提供する	173
	保育所等訪問支援	保育所等[*1]を利用している障害児および利用する予定の障害児に対し，訪問により，保育所等における集団生活への適応のための専門的な支援を行う	174
	居宅訪問型児童発達支援	重度心身障害児など，外出が著しく困難な障害児の家庭を訪問して発達に必要な支援を行う	175
障害児入所支援	福祉型障害児入所施設	施設に入所している障害児に対し，保護，食事や排泄などの介護，日常生活の指導および知識や技能の訓練などを行う	175
	医療型障害児入所施設	施設に入所または指定医療機関に入院している障害児に対し，保護，日常生活の指導および知識技能の訓練，治療などを行う	175

*1　保育所，幼稚園，小学校，放課後児童クラブ，乳児院，児童養護施設などが含まれる。

▌ 地域生活支援事業

　　障害者・障害児が自立した日常生活や社会生活を営むことができるよう，市区町村等が実施する事業です。障害者総合支援法にもとづき市区町村に実施が義務づけられている必須事業と，市区町村による判断で実施する任意事業があります。

　　必須事業：相談支援事業（138頁），成年後見制度利用支援事業（123頁），成年後見制度法人後見支援事業，意思疎通支援事業（154頁），移動支援（160頁），日常生活用具給付等事業（157頁），地域活動支援センター事業（153頁）など。

　　任意事業：訪問入浴サービス事業（151頁），日中一時支援事業，自動車運転免許取得費・改造費用の助成（160頁）など。

▌ 地域生活支援拠点等事業

　　障害者の重度化・高齢化や「親亡き後」を見据えた居住支援のための機能を持つ場所や体制構築を行う事業です。

　　居住支援のための主な機能として，「相談」「緊急時の受け入れや対応」「体験の機会や場づくり」「専門的人材の確保や養成」「地域の体制づくり」の5つを柱としています。また，地域の実情に応じた創意工夫のもと地域生活拠点等を整備し，障害者の生活を地域全体で支えるサービス提供体制の構築を目指しています。

（鈴木豊）

● サービスの仕組みと手続き

　相談支援事業所への相談，申請から始まり，障害支援区分認定，サービス等利用計画作成等を経て，障害福祉サービスの利用開始となります（図4-2）。障害福祉サービスの利用開始後は，モニタリングによる利用計画の見直しを行います。

申請

　居住地の市区町村の窓口で申請書を提出します（表4-8）。相談支援事業所に代行を依頼して申請することもできます。18歳未満の障害児の場合は，保護者が申請者になります。

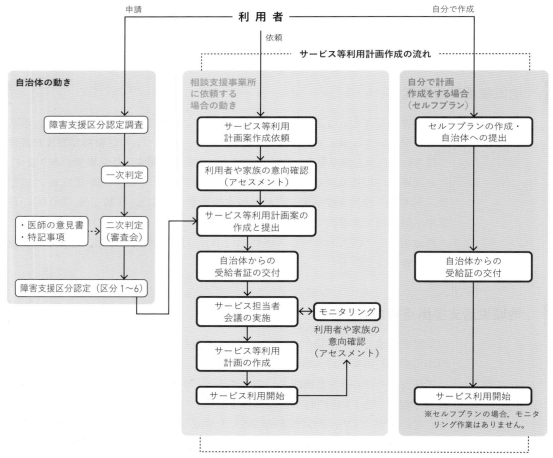

図4-2　障害福祉サービス利用の手順

表 4-8　障害福祉サービスの対象と確認方法

対象	確認方法
身体障害者	・身体障害者手帳（18 歳以上は身体障害者手帳を有することが必要）
知的障害者	・療育手帳 ・知的障害者更生相談所による意見
精神障害者 （発達障害者を含む）	・精神障害者保健福祉手帳 ・精神障害を理由とする障害年金の受給を証明する書類 ・医師の診断書など
難病患者	・対象疾患に罹患していることがわかる証明書（診断書等）
障害児（18 歳未満）	・各障害ごとの手帳（身体障害者手帳，療育手帳，精神障害者保健福祉手帳），障害の種類によっては診断書など ・難病の場合はその対象疾患に罹患していることが分かる証明書類

障害支援区分認定

　　市区町村が利用者の障害支援区分認定を行います。障害支援区分は，利用者への聴き取り調査（全 80 項目）をもとにしたコンピュータによる一次判定と，市区町村で実施する審査会の二次判定に基づいて認定されます。審査会では医師の意見書の内容や個別の事情などを考慮して，障害の必要性について判定します。

障害支援区分

- それぞれの障害の特性や心身の状態に応じて，利用者に必要とされる支援の度合いを示す指標です。
- 区分 1 から区分 6 まであり，認定された数字が大きいほど支援の必要性が高い状態を示しています。
- この障害支援区分の有効期間は原則 3 年で，引き続きサービスを利用する場合は更新手続きを行う必要があります。

障害支援区分認定を必要としない場合

- 訓練等給付は障害支援区分の認定がなくても原則として利用可能ですが，共同生活援助（グループホーム）については，障害支援区分認定を求められる場合があります。
- 18 歳未満の障害児の場合は障害支援区分の認定はありません。利用申請の際に面接と簡易調査が行われます。

サービス等利用計画の作成からサービス利用まで

　　相談支援事業所に依頼し，「サービス等利用計画案」を作成します（図 4-2）。
　　相談支援事業所が利用者やその家族に意向を確認し，障害支援区分にもとづいて，必要なサービスの種類と量を明記した「サービス等利用計画案」を作成します。相談支援事業所に依頼せず，利用者自身がサービスの種類と量を記入した「セルフプラン」を提出することも可能です。
　　「サービス等利用計画案」や「セルフプラン」にもとづいて，市区町村がサービスの支給決定を行います。その後，利用者本人と，利用する障害福祉サービス

事業所の職員が集まり「サービス担当者会議」を実施し「サービス等利用計画」が確定すると，サービスの利用開始となります。障害福祉サービスを提供する事業所は，「サービス等利用計画」にもとづいて「個別支援計画」を作成します。

利用者負担

サービス等利用計画を作成する際に，利用者負担はありません。

モニタリングによる利用計画の見直し

サービスの利用開始後に，利用計画が利用者のニーズに合っているか，計画通りに進んでいるかなどを定期的に確認し，それをもとにプランの再評価や再計画を行う作業です。再評価によって課題の抽出やサービスの達成目標などの再確認・設定をします。モニタリングの頻度は自治体や利用するサービス内容によって異なる場合がありますが，年1回は実施されます。ただし，セルフプランの場合はモニタリングは行われません。

● 相談できる機関

さまざまな相談機関や窓口で，障害福祉サービスの利用を考える人の相談に対応しています。障害の種類や，個別・専門・総合的など相談内容に応じて適切に対応できるよう役割や機能が分かれており，障害福祉サービスの利用手続きや制度の活用方法，地域生活に関すること等，多様な相談に対応し，支援を行います。

相談支援事業所

概要 ● 障害者・児（難病も含む）やその家族がかかえる日常生活に関するさまざまな個別相談を中心に対応する，地域の相談窓口となる施設。目的等に応じ，特定相談支援事業所，障害児相談支援事業所，一般相談支援事業所，基幹相談支援センター，委託相談支援事業所に分かれています。

対象者 ● 障害福祉サービスの利用，相談を希望する人。

利用方法 ● 各事業所に問い合わせてください。

利用負担 ● 個人負担はありません。

特定相談支援事業所・障害児相談支援事業所

● 障害福祉サービス利用の相談窓口。事業所の相談支援専門員が基本相談支援にくわえて以下の支援を行います。

・ 計画相談支援：障害福祉サービス等利用計画を作成し，サービス事業者との連絡調整や，サービスの継続利用のためのモニタリング（利用計画の見直し）を実施する

・ 基本相談支援：障害者・児や家族等からのさまざまな相談に対応し，支援する

一般相談支援事業所

- 障害者の地域生活への移行や定着に関する相談窓口。事業所の相談支援専門員が以下の支援を行います。
- 地域移行支援：障害者施設等の入所者や精神科病院に入院している人が地域での生活に移行するためのさまざまな環境調整，福祉サービス利用のための同行支援などを行う
- 地域定着支援：地域生活を継続していくための連絡体制の確保と，障害の特性に応じた緊急時の相談・訪問対応を行う

基幹相談支援センター

- 障害者の地域生活に関する総合的・専門的支援や複雑な相談，以下の対応などを行います。社会福祉士，精神保健福祉士，主任相談支援専門員，保健師等が配置されており，市区町村の中核的な相談支援事業所としての役割を担っています。
- 総合的・専門的な相談支援の実施
- 地域の相談体制の強化の取り組み
- 地域移行，地域定着の促進の取り組み
- 権利擁護および虐待防止活動の実施

委託相談支援事業所

- 市区町村からの委託を受けて，地域の障害のある人や家族に対しさまざまな相談支援，以下の対応などを総合的に行っています。支援内容は市区町村によって異なることがあります。
- 障害福祉サービスの利用援助
- 社会資源を活用するための支援
- 社会生活力を高めるための支援
- ピアカウンセリングの実施
- 権利擁護のための支援
- 専門機関の紹介
- 関係機関との連携

発達障害者支援センター

- 概要 • 発達障害者・児への専門的支援，以下の対応などを総合的に行う，地域の拠点となる機関。各都道府県・政令指定都市に設置義務が課せられています。
- 相談支援，発達支援，就労支援の実施
- 普及啓発・研修の実施
- 関係機関との連携や地域支援の実施
- 対象者 • 発達障害のある人，家族，地域の人や関係機関など誰でも相談可能。
- 利用方法 • 都道府県や政令指定都市の発達障害者支援センター，もしくは医療，保健，福祉，教育等の相談窓口に問い合わせてください。
- 利用負担 • 個人負担はありません。

• 地域の人口規模や地域資源・体制などの違いによって，各センターの事業内容は異なる場合があります。

高次脳機能障害支援センター

概要 • 高次脳機能障害者や家族，関係者からの相談に対応し，医療，生活，就労，社会行動的側面などから多角的に専門支援を行う，また，以下の対応などを実施する機関。
  • 相談支援業務
  • 専門職による医療面，生活面，就労や社会生活，地域活動などに必要な専門的評価の実施
  • 高次脳機能障害の関連情報の提供，発信
  • 高次脳機能障害に関する調査・研究・研修の実施
  • 普及・啓発活動の実施
  • 関連機関との連携・ネットワークづくり

対象者 • 高次脳機能障害者や家族，関係者，関係機関など誰でも相談可能。

利用方法 • 高次脳機能障害支援センター，もしくは医療，保健，福祉等の相談窓口に問い合わせてください。

利用負担 • 相談は無料ですが，診療やリハビリテーションを受ける場合は医療費の自己負担があります。

ポイント • 地域によって機関の名称や表記が異なる場合があります。

身体障害者更生相談所

概要 • 身体障害者や家族に対し，更生援護を目的として専門的な指導や判定，以下の対応などを行う機関。医師，保健師，理学療法士，作業療法士，言語聴覚士，判定員，身体障害者福祉司といった専門職が配置されています。
  • 身体障害者に関する専門的な知識と技術を必要とする相談や指導
  • 自立支援医療（更生医療）や補装具の判定・給付・適合に係る医学的，心理学的，職能的な判定業務
  • 住環境の整備や福祉用具の活用に関する相談，情報提供
  • 巡回相談の実施

対象者 • 身体障害者や家族，関係者。

利用方法 • 身体障害者更生相談所，もしくは市区町村へ問い合わせてください。

ポイント • 地域によって機関の名称や表記が異なる場合があります。

知的障害者更生相談所

概要 • 知的障害者や家族からの相談に対応し，医学的・専門的な指導や判定，以下の対応などを行う機関。医師，保健師，心理判定員，知的障害者福祉司といった

専門職が配置されています。

- 知的障害者に関する専門的な知識と技術を必要とする相談や指導
- 18 歳以上の人の療育手帳交付に必要な，知的障害の判定業務
- 知的障害者が入所している施設や家庭を訪問する巡回相談の実施

対象者 • 18 歳以上の知的障害者や家族，関係者。

利用方法 • 知的障害者更生相談所，もしくは市区町村へ問い合わせてください。

ポイント • 地域によって機関の名称や表記が異なる場合があります。

精神保健福祉センター

概要 • 詳しくは 28 頁を参照ください。

（猪瀬光穂）

● 障害者・障害児の費用負担

障害福祉サービスの費用負担は，原則，応能負担です。

障害者の費用負担

障害者の負担上限月額は，障害者本人と配偶者の所得により区分されます（表 4-9）。

障害児の費用負担

障害児の負担上限月額は，その保護者の世帯の所得により区分されます（表 4-10）。ここでいう世帯の範囲は，障害児（施設に入所する 18，19 歳を含む）の保護者の属する住民基本台帳での世帯です。

表 4-9 障害者の負担上限月額 （2024 年 2 月末現在）

区分	世帯の収入状況	負担上限月額
生活保護	生活保護受給世帯	0 円
低所得	市町村民税非課税世帯[*1]	0 円
一般 1	市町村民税課税世帯（所得割 16 万円[*2] 未満）※入所施設利用者（20 歳以上），グループホーム利用者を除く[*3]。	9,300 円
一般 2	上記以外	37,200 円

*1 3 人世帯で障害者基礎年金 1 級受給の場合，収入がおおむね 300 万円以下の世帯が対象。
*2 収入がおおむね 670 万円以下の世帯が対象。
*3 入所施設利用者（20 歳以上），グループホーム利用者は，市町村民税課税世帯の場合，「一般 2」となる。
・世帯の範囲：障害者本人と配偶者

表4-10　障害児の負担上限月額　　　　　　　　　　（2024年2月末現在）

区分	世帯の収入状況		負担上限月額
生活保護	生活保護受給世帯		0円
低所得	市町村民税非課税世帯		0円
一般1	市町村民税課税世帯 （所得割28万円*1未満）	通所施設，ホームヘルプ利用の場合	4,600円
		入所施設利用の場合	9,300円
一般2	上記以外		37,200円

*1　収入がおおむね920万円以下の世帯が対象。
・世帯の範囲：保護者の属する住民基本台帳での世帯

費用負担の軽減措置

　　一定の要件を満たす場合に，障害福祉サービス等の利用者負担額の一部を返還する，高額障害福祉サービス等給付費，高額障害児（通所・入所）給付費があります。
　　高額障害福祉サービス等給付費は，大きく分けて「高額障害福祉サービス等給付費」「新高額障害福祉サービス等給付費」の2種類があり，それぞれ対象者や要件等が異なります。

高額障害福祉サービス等給付費，高額障害児（通所・入所）給付費

　　同じ世帯に障害福祉サービス，障害児（通所・入所）支援等を利用している人が複数いた場合等で，1か月の自己負担額の合計が世帯の基準額を超えた際，超過した金額が支給される制度です。

新高額障害福祉サービス等給付費

　　65歳になるまでに5年以上，特定の障害福祉サービスを利用していた人で，下記の要件全てに該当する場合には，介護保険に移行した後の自己負担額が新高額障害福祉サービス等給付費として償還（払い戻し）されます。
①65歳になる前5年間継続して，特定の障害福祉サービス（居宅介護，重度訪問介護，生活介護，短期入所）の支給決定を受けていたこと
②介護保険移行後に，①に相当する特定の介護保険サービス（訪問介護，通所介護，短期入所生活介護，地域密着型通所介護，小規模多機能型居宅介護）を利用すること
③65歳に達する日の前日の属する年度（65歳に達する日の前日が4月から6月までの場合は前年度）において，本人および同一世帯に属する配偶者が「特別区民税非課税」または「生活保護」に該当していたこと
④65歳に到達した後，特定の介護保険サービスを利用した月が属する年度（当該サービスを利用した月が4月から6月までの場合は，前年度）に，本人および同一世帯に属する配偶者が「特別区民税非課税」または「生活保護」に該当していること
⑤65歳に達する日の前日において，障害支援区分が区分2以上であったこと
⑥40歳から65歳になるまでの間に特定疾病により介護保険サービスを利用していないこと

就学前の障害児通所支援（児童発達支援）における多子軽減制度

　　障害児通所支援を利用する就学前の児童がいる世帯で，以下2つの要件のいずれかに当てはまる世帯に対し，第2子以降の利用者負担額が軽減されます。

①保育所等に通う兄弟・姉妹もしくは，障害児通所支援を利用する就学前の児童が同一世帯に 2 人以上いる場合

②学校に通学する兄弟・姉妹が同一世帯におり，障害児通所支援を利用する就学前の児童の世帯の市町村民税の所得割額が 77,101 円以下の場合

20 歳以上の施設入所者で低所得の場合は，障害福祉サービスの自己負担と食費などの実費を負担後，少なくとも 25,000 円が手元に残るように，実費負担の上限額が設定されています。

20 歳未満の施設入所者の場合は，保護者の収入に応じて実費負担の上限額が設定されています。

通所サービス，ショートステイを利用する人で，低所得世帯の場合は，食費負担額が 1/3 に減額されます（月 22 日利用の場合，5,100 円程度の負担）。

医療型障害児入所施設の入所者や療養介護の利用者は，福祉サービス費の利用者負担，医療費，食事療養費を合算して利用者負担等の上限額が設定され，それ以上は減免されます。20 歳以上の場合，低所得の人は少なくとも 25,000 円が手元に残るように，利用者負担が減免されます。また，20 歳未満の場合，地域で子どもを養育する世帯と同様の負担〔具体的には，その他生活費として 34,000 円（18 歳未満）または 25,000 円（18, 19 歳）を含めて，所得区分に応じ 50,000 円または 79,000 円〕となるよう，負担限度額を設定し，それを上回る額について減免を行います。

障害福祉サービスと介護保険

障害福祉サービスと介護保険サービスの関係

障害福祉サービスと介護保険サービスには，サービス利用（制度利用）の優先順位があります。原則は，介護保険が優先されますが，以下の場合は，障害福祉サービスの利用となります。

・65 歳以上で介護保険認定が「非該当」
・40〜64 歳で特定疾病（16 疾病，82 頁）に該当するが，「生活保護を受給」

費用負担

障害者総合支援法に基づく障害福祉サービスの自己負担は原則 1 割負担です。ただし，本人および配偶者の所得により負担軽減の措置があります（141 頁）。

介護保険法に基づく介護保険サービスの自己負担は 1〜3 割負担です。介護保険施設入所時にかかる食費や居住費（滞在費）は，世帯の所得により 4 段階の区分があります。

65歳になると，障害福祉サービスから同等の介護保険サービスに切り替わります。その際，65歳になるまでに通算5年以上，特定の障害福祉サービスを利用していた人で一定の要件を満たせば，新高額障害福祉サービス等給付費（142頁）が支給されます。

介護保険の要介護認定後も利用できる障害福祉サービス

障害福祉サービスのうち，介護保険サービスにないものは，要介護認定後も利用することができます。
・重度訪問介護（150頁）
・行動援護（159頁）
・同行援護（159頁）
・自立訓練（機能・生活訓練）（153頁）
・就労移行支援（169頁）
・就労定着支援（169頁）
・就労継続支援（169，170頁）
・移動支援（160頁）
・居宅介護（視覚障害者への書類の代読，代筆等），など

障害福祉サービスでの上乗せ支給

介護保険サービスが優先される障害福祉サービス対象者のうち，介護保険サービスの支給限度では必要量が確保できないと判断される場合や，障害の特性により障害福祉サービスの利用が適当と認められた場合は，一定の要件を満たせば，障害福祉サービス（居宅介護）の上乗せ支給が認められます。

（鈴木豊）

入所系サービス

施設入所支援

概要 ● 施設の入所者に対して，主として夜間において，入浴，排せつ，食事などの介護，生活上の相談や助言などの支援を行うサービス（障害福祉サービス）。

対象者 ● 以下のいずれかに該当する人。
①生活介護を受けていて，障害支援区分が区分 4（50 歳以上の場合は区分 3）以上の人
②自立訓練か就労移行支援を受けていて，決められた条件に該当する人
③生活介護を受けている障害支援区分 4（50 歳以上の場合は区分 3）より低い人のうち，指定特定相談支援事業者によりサービス等利用計画案を作成したうえで，区市町村から利用の組み合わせの必要性を認められた人
④就労継続支援 B 型を受けている人のうち，指定特定相談支援事業者によりサービス等利用計画案を作成したうえで，区市町村から利用の組み合わせの必要性を認められた人

利用方法 ● 「サービスの仕組みと手続き」（136 頁）を参照ください。

利用負担 ● 原則 1 割負担です（141 頁）。その他食費・光熱水費・日用品費等の実費負担があります。
● 入所施設の食費・光熱水費の実費負担に対し，軽減措置があります（143 頁）。

相談窓口 ● 居住地のある市区町村の障害福祉担当課または相談支援事業所。

ポイント ● 日中の生活介護や就労移行支援などを利用することによって，日常生活を一体的に支援することが可能になります。
● 施設の支援体制の違いなどから，施設によって利用ができる人が異なります。

（中山照雄，伊東みなみ，丸山佳，近藤ゆり子）

居住支援

共同生活援助（グループホーム）

概要
- 共同生活を営む住居において，主として夜間において，入浴，排せつ，食事などの介護や相談，その他の日常生活上の支援を行うサービス（障害福祉サービス）。居宅での自立生活を希望する利用者には，日常生活への移行および移行後の定着に関する相談や援助も行います。

対象者
- 身体障害者（65歳未満か，65歳になるまでの間に障害福祉サービスもしくはこれに準ずるものを利用していた人），知的障害者，精神障害者など。

利用方法
- 「サービスの仕組みと手続き」（136頁）を参照ください。

利用負担
- 原則1割負担です（141頁）。その他食費・光熱水費・日用品費等の実費負担があります。入所施設の食費・光熱水費の実費負担に対し，負担の軽減措置があります（143頁）。

相談窓口
- 居住地のある市区町村の障害福祉担当課または相談支援事業所。

ポイント
- 共同生活援助の事業所の類型には，介護サービス包括型（事業者自らがサービスを提供），外部サービス利用型（必要に応じて外部の居宅介護事業所にサービスの提供を委託），日中サービス支援型（日中活動も含めた常時支援体制を確保）があります。
- 本体のグループホームと密接に連携した住居において，1人暮らしに近い形で生活するサテライト型住居もあります。
- 障害支援区分の程度に条件はありませんが，支援体制の違いなどから施設によって利用できる人が異なります。
- 生活保護を受給している人，市区町村民税非課税世帯の人は，月額1万円（家賃額が1万円未満の場合は，実際の家賃額）が給付金として支給されます。

（中山照雄，伊東みなみ，丸山佳，近藤ゆり子）

自立生活援助

概要
- 1人暮らし等の人の地域生活を補うために，定期的な居宅訪問や随時対応，必要な支援を行うサービス（障害福祉サービス）。
- 障害者施設やグループホーム，病院等から出て地域での1人暮らしを希望する人，地域生活に不安のある人が，食事や掃除，家賃や公共料金の支払い，近所づきあい等，地域生活を送るうえでの困りごとについて，地域生活支援員等による支援（定期的な訪問や助言，医療機関等との連絡調整）を受けられます。

対象者
- 障害者施設やグループホーム，精神科病院等から出て地域での1人暮らし等を始めた人で，理解力や生活力に不安のある人（障害者同士で結婚している場合も含む）。

利用方法 ● 「サービスの仕組みと手続き」（136 頁）を参照ください。

利用負担 ● 原則 1 割負担です（141 頁）。

ポイント ● 標準利用期間は 1 年間です。1 年間で不十分な場合は市区町村の審査を経たうえで更新できる場合があります。

（宮原和道）

住まい

● 居住サポート

住宅入居等支援（居住サポート）

概要	●	賃貸契約による公営住宅および民間の賃貸住宅への入居を希望しているが，保証人がいない，手続きが難しい等の理由により入居が困難な人に対して，不動産会社への物件の紹介依頼や入居の手続きの支援，入居後の緊急対応（24時間），居住支援のためのサポート体制の調整等を行うサービス（地域生活支援事業）。
対象者	●	賃貸契約による公営住宅および民間の賃貸住宅への入居を希望している障害のある人（ただし，グループホーム等に入居している人は除く）。
利用負担	●	市区町村によって異なります。
相談窓口	●	居住地のある区市町村の障害福祉担当課または相談支援事業者等。
ポイント	●	市区町村が実施主体ですが，実施状況は全国の市区町村の17％にとどまっています〔2022年4月時点。厚生労働省「障害者相談支援事業の実施状況等について」（令和3年度市町村分）より〕。
	●	事業の利用料が無料の場合でも，賃貸借契約の締結に必要な費用や入居するための費用等は利用者負担となります。

● 公営住宅

公営住宅

入居に必要な連帯保証人の免除

	●	特定の事情によって連帯保証人を確保することが困難であると認められる場合は，連帯保証人1名を減じるまたは免除することができます。
対象者	●	障害者，高齢者，難病患者，生活保護受給者などで，連帯保証人の確保が困難であると認められる人。
相談窓口	●	居住地のある市区町村もしくは指定された公営住宅担当窓口（指定管理者）。
ポイント	●	自治体によって対象者や内容などが異なります。

家賃負担の減免

	●	収入が著しく少ない，障害・高齢・難病など，特別な事情があり，家賃の支払いが難しい世帯の場合，家賃が減免されます。

対象者	● 収入が一定基準額以下，障害者・高齢者・難病患者・ひとり親家庭等の世帯。
相談窓口	● 居住地のある市区町村もしくは指定された公営住宅担当窓口（指定管理者）。
ポイント	● 自治体によって対象者や内容などが異なります。

● 住宅の改造

住宅改造費補助

概要	● 障害者が住み慣れた家で生活できるよう，住宅設備を障害に適するよう改造するための費用が助成されます。
対象者	● 身体障害者手帳，療育手帳を取得している人など。
相談窓口	● 居住地のある市区町村の障害福祉担当課。
ポイント	● 新築・増築・すでに工事開始後のものは対象となりません。
	● 自治体によって対象者となる障害者手帳の種類・等級，助成の内容などが異なります。
	● 介護保険の対象の人は，介護保険による住宅改修が優先されます。

住宅整備資金貸付

概要	● 障害者または障害者と同居する親族に対して，障害者向けに居住環境を改善するため，居室等を増改築または改造に必要な資金が貸付されます。
対象者	● 身体障害者手帳，療育手帳などを取得している人，もしくは同居している親族。
相談窓口	● 居住地のある市区町村の障害福祉担当課。
ポイント	● 新築，すでに工事開始後のものは対象となりません。
	● 自治体によって対象者となる障害者手帳の種類・等級や状態，貸付金額や内容などが異なります。

（中山照雄，伊東みなみ，丸山佳，近藤ゆり子）

訪問系サービス

居宅介護（ホームヘルプサービス）

概要 ● 訪問介護員（ホームヘルパー）が居宅を訪問し，身体介護・家事援助・通院等の乗降介助・その他生活全般に対する相談および助言を行う援助サービス（障害福祉サービス）。

①身体介護：入浴，排泄および食事等の介護，身体介護を伴う通院等介助，その他，必要な身体介護

②家事援助：調理，洗濯および清掃等の家事，生活に関する相談・助言支援・育児支援

③通院等の乗降介助：ホームヘルパーが運転する車両への乗降介助・移動の介助

対象者 ● 障害支援区分1以上（障害児の場合はこれに相当する支援の度合）の人。
● 身体介護を伴う通院等介助は，障害支援区分2以上で，障害支援区分の認定調査項目（歩行・移乗・移動・排尿・排泄）の要件に該当（障害児の場合はこれに相当する支援の度合）する人。

利用方法 ● 「サービスの仕組みと手続き」（136頁）を参照ください。

利用負担 ● 原則1割負担です（141頁）。

重度訪問介護

概要 ● 重度の肢体不自由または重度の知的障害・精神障害により，常時介護を必要とする障害者への総合的な生活支援（障害福祉サービス）。入浴，排泄，食事の介護，調理，洗濯等の家事および外出時の移動中の介護等，コミュニケーション支援，育児支援を総合的に利用できます。

対象者 ● 障害支援区分4以上（入院または入所中で，コミュニケーション支援等で利用の場合は区分6）で，以下のいずれかに該当する人。

①重度の肢体不自由（二肢以上に麻痺等がある）で，障害支援区分の認定調査項目（歩行・移乗・排尿・排泄）の要件に該当する人

②重度の知的障害または精神障害により行動上著しい困難を有し，障害支援区分の認定調査項目の行動関連項目等12項目（合計点数10点以上）に該当する人

利用方法 ● 「サービスの仕組みと手続き」（136頁）を参照ください。

利用負担 ● 原則1割負担です（141頁）。

重度障害者等包括支援

概要 ● 重度障害者への複数のサービスを包括的に提供し，生活全般の援助を行うサービス（障害福祉サービス）。
● 以下の2つを組み合わせて包括的にサービスを提供するサービスです。
・訪問系サービス：居宅介護・重度訪問介護・同行援護・行動援護・自立支援生活援助
・通所系サービス：生活介護・短期入所（ショートステイ）・自立訓練・就労移行訓練・就労継続訓練・就労定着訓練・共同生活訓練

対象者 ● 障害支援区分6（障害児の場合は区分6に相当する支援の度合い）で，意思疎通に著しい困難を伴い，以下のⅠ〜Ⅲ類型いずれかに該当する人。
● Ⅰ類型：重度の肢体不自由（四肢全てに麻痺等がある）で，人工呼吸器による呼吸管理を行っている身体障害者〔筋ジストロフィー，脊椎損傷，筋萎縮性側索硬化症（ALS），遷延性意識障害等〕
● Ⅱ類型：重度の肢体不自由（四肢全てに麻痺等がある）で，最重度の知的障害者（重症心身障害者等）
● Ⅲ類型：障害支援区分の認定調査項目の行動関連項目（12項目）の合計点が10点以上の人（強度行動障害等）

利用方法 ● 「サービスの仕組みと手続き」（136頁）を参照ください。
利用負担 ● 原則1割負担です（141頁）。

訪問入浴サービス

概要 ● 入浴に介助を必要とする人のために，居宅に専用の浴槽を持ちこみ，看護師や介護職員が入浴を介助するサービス（地域生活支援事業：任意）。
対象者 ● 自宅で自力での入浴が困難な身体障害者。利用条件は市区町村により異なります。
利用方法 ● 市区町村に相談ください。障害福祉サービス事業所と利用契約を結び，利用します。
利用負担 ● 市区町村により異なります。
ポイント ● 市区町村によっては実施していないところもあります。

（宮原和道）

日中活動支援

療養介護

概要 ● 医療的ケアと常時介護が必要な人で，主に日中に医療や日常生活の支援を必要とする障害者に対して，入院している病院等で機能訓練，療養上の管理，看護，医学的管理下における介護および日常生活上の援助を行うサービス（障害福祉サービス）。

対象者 ● 長期入院による医療的ケアに加え，常時介護を必要とする身体・知的障害者で，以下のいずれかに該当する人。
①筋萎縮性側索硬化症（ALS）患者等で気管切開を伴う人工呼吸器による呼吸管理を行っている障害支援区分6の人。
②筋ジストロフィー患者または重症心身障害者で，障害支援区分5以上の人。

利用方法 ●「サービスの仕組みと手続き」（136頁）を参照ください。

利用負担 ● 原則1割負担です（141頁）。

生活介護

概要 ● 障害者支援施設等において，介護を必要とする人に対して，日中，入浴，排泄，食事の介護，創作的活動または生産的活動の機会を提供するサービス（障害福祉サービス）。

対象者 ● 常時介護等の支援が必要で，以下のいずれかに該当する人。
①障害支援区分3以上（入所する場合は区分4以上）の人
②50歳以上で，障害支援区分2以上（入所する場合は区分3以上）の人

利用方法 ●「サービスの仕組みと手続き」（136頁）を参照ください。

利用負担 ● 原則1割負担です（141頁）。

短期入所（ショートステイ）

概要 ● 家族や介助者の入院，疾病，旅行などにより，介護が一時的に難しくなるときに利用する，短期間での宿泊サービス（障害福祉サービス）。福祉型と医療型があります。

対象者 ● 福祉型：障害支援区分1以上の人。厚生労働省が定める区分1以上の障害児。
● 医療型：遷延性意識障害者・児，筋萎縮性側索硬化症（ALS）等の運動ニューロン疾患の分類に属する疾患を有する人。重症心身障害者・児など。

利用方法 ●「サービスの仕組みと手続き」（136頁）を参照ください。

利用負担 ● 原則1割負担です（141頁）。

ポイント ● 2024 年度障害福祉サービス等報酬改定において，医療的ケア児者の受け入れ体制拡充がより求められるようになりました。

（宮原和道）

自立訓練 （機能訓練・生活訓練）

概要 ● 自立した地域生活を送れるように，身体機能・生活能力の維持・向上のために行う支援や訓練，リハビリテーション（障害福祉サービス）（表4-11）。

● 自立訓練には機能訓練と生活訓練の 2 種類があります。

・ 機能訓練：身体的リハビリテーションを必要とする障害者に対して，理学療法，作業療法などの身体的リハビリテーションを行う

・ 生活訓練：食事や入浴，排せつ等に関する訓練を必要とする障害者に対して，食事や入浴，排せつ等に関する支援や訓練を行う

● 障害者支援施設や障害福祉サービス事業所，または障害者の居宅で利用します。通所型，宿泊型，訪問型があります。

対象者 ● 地域生活を営むうえで，身体機能や生活能力の維持・回復・向上などの支援が必要な人（表4-11）。

利用方法 ● 「サービスの仕組みと手続き」（136 頁）を参照ください。

利用負担 ● 原則 1 割負担です（141 頁）。

ポイント ● 機能訓練と生活訓練は，対象者，利用内容，利用料などが異なります。

地域活動支援センター

概要 ● 地域で生活する障害のある人に対して，創作活動，生産活動，地域交流など，日中の活動を支えるサービス（地域生活支援事業：必須事業）。

表 4-11 **自立訓練の内容と利用できる人**

	内容	利用できる人
自立訓練（機能訓練）	①理学療法，作業療法，その他必要なリハビリテーション ②生活等に関する相談および助言，その他の必要な支援（サービス提供事業所へ通所してもらい，もしくは利用者の自宅を訪問して行われる） ・標準利用期間：18 か月（頸髄損傷による四肢麻痺等の場合は 36 か月）	①入所施設・病院を退所・退院した人で，身体的リハビリテーションの継続や身体機能の維持・回復などの支援が必要な人 ②特別支援学校を卒業した人で，身体機能の維持・回復などの支援が必要な人等
自立訓練（生活訓練）	①入浴，排泄および食事等に関する自立した日常生活を行うために必要な訓練 ②生活等に関する相談および助言，その他の必要な支援（サービス提供事業所へ通所してもらい，もしくは利用者の自宅を訪問して行われる）	①入所施設・病院を退所・退院した人で，生活能力の維持・向上などの支援が必要な人 ②特別支援学校を卒業した人で，継続した通院により症状が安定している人等で，生活能力の維持・向上などの支援が必要な人
宿泊型自立訓練	①居室等の設備を提供して利用してもらい，家事等の日常生活能力を向上させるための支援 ②生活等に関する相談および助言，その他の必要な支援 ③必要に応じて，日中活動サービスの利用とあわせて支援	・自立訓練（生活訓練）の対象者のうち，日中，一般就労や障害福祉サービスを利用している人で，地域移行に向けて，一定期間，居住の場を提供して帰宅後における生活能力等の維持・向上のための訓練，その他の支援が必要な知的障害，精神障害のある人

障害者・障害児

4章

- 基礎型事業と機能強化型事業があります。
- 基礎型事業：障害等により就労が困難な人に対し，創作や作業，地域社会との交流促進などの機会を提供する
- 機能強化型事業：Ⅰ型，Ⅱ型，Ⅲ型に分類される。Ⅰ型は，精神保健福祉士が配置され，相談や関係機関との連携等を図ることや地域住民ボランティアの育成，啓発活動を行っている。Ⅱ型は，身体機能訓練や社会適応訓練（対人関係のトレーニングなど），入浴サービスなど，自立や生きがいの向上のための支援を行っている。Ⅲ型は，実績が5年以上で安定的な事業運営の要件を満たす施設で，作業活動や交流の場の提供などが行われている

対象者	● 地域で生活する障害のある人。
利用方法	● 直接申し込みます。
利用負担	● 市区町村によって異なります。

意思疎通支援 (コミュニケーション支援)

概要	● 意思疎通に支障がある人に対する，コミュニケーションの支援サービス（地域生活支援事業：必須事業）。
	● 手話通訳者，要約筆記者，盲ろう者向け通訳・介助員，失語症者向け意思疎通支援者等の派遣や代筆・代読，点訳，音声訳などの支援があります。
対象者	● 聴覚，言語機能，音声機能，視覚，その他の障害のため，日常生活を営むうえで意思疎通をはかることに支障がある人。
利用方法	● 市区町村，または，市区町村から委託を受けている事業所に申しこみます。
利用負担	● 市区町村によって異なります。

（鈴木豊）

補装具・日常生活用具

補装具

概要
- 障害を補うための用具の給付・借受けまたは修理。
- 障害者総合支援法にもとづいて支給され，障害者等の失われた身体機能を補完または代替するための，下記のとおり障害者総合支援法施行規則による更生用の用具のことです（表4-12）[1]。
  - ①障害者等の身体機能を補完し，または代替し，かつ，その身体への適合を図るように製作されたものであること
  - ②障害者等の身体に装着することにより，その日常生活においてまたは就労もしくは就学のために，同一の製品につき長期間にわたり継続して使用されるものであること
  - ③医師等による専門的な知識に基づく意見または診断にもとづき使用されることが必要とされるものであること

対象者
- 身体障害者手帳をもっている人。難病患者等。

利用方法
- 市区町村へ申し込み，身体障害者更生相談所等の判定または意見にもとづく市区町村の決定を受けます。

利用負担
- 原則1割負担です（表4-13，詳細は141頁参照）。

ポイント
- 借受けの対象外の補装具もあります。
- 購入前に市区町村へ申請する必要があります。市区町村によって指定する業者が異なるため，事前に問い合わせてください。
- 補装具の費用は障害福祉サービスの負担と合算され，高額障害福祉サービス等給付費として取り扱われます。
- 補装具費の支給対象となる補装具の個数は，原則，1種目につき1個ですが，職業または教育上など，特に必要と認められた場合は，2個とすることが可能です。
- 修理期間中の代替用については，支給の対象となりません。
- 補装具費の支給制度では，種目や型式ごとに耐用年数（通常の装用状態において補装具が修理不能となるまでの想定年数）が設定されていますが，再支給や修理の際には，耐用年数を一律に適用することなく，個々の実情に沿った対応が行われます。
- 原則，定率1割負担です。世帯の所得に応じ，表4-13の負担上限月額を設定しています。
- 障害者本人または世帯員のいずれかが一定所得以上の場合（本人または世帯員のうち市町村民税所得割の最多納税者の納税額が46万円以上の場合）には，補装具費の支給対象外となります。

表 4-12　補装具の種目

肢体不自由

種目			種類
義肢	義手	構造による区分	殻構造，骨格構造
		切断部位による区分	肩義手，上腕義手，肘義手，前腕義手，手義手，手部義手，手指義手
		用途・機能による区分	装飾用，能動式，作業用，電動式
	義足	構造による区分	殻構造，骨格構造
		切断部位による区分	股義足，大腿義足，膝義足，下腿義足，果義足，足根中足義足，足指義足
装具	上肢装具		肩装具，肘装具，手関節背屈保持装具，長対立装具，短対立装具，把持装具，MP 屈曲補助装具，MP 伸展補助装具，指装具，BFO（PSB を含む）
	下肢装具		股装具，長下肢装具，膝装具，短下肢装具，ツイスター，足底装具
	体幹装具		頸椎装具，胸椎装具，腰椎装具，仙腸装具，側弯症装具
	靴型装具		長靴，半長靴，チャッカ靴，短靴
座位保持装置			平面形状型，モールド型，シート張り調節型
車椅子			普通型，リクライニング式普通型，ティルト式普通型，リクライニング・ティルト式普通型，手動リフト式普通型，前方大車輪型，リクライニング式前方大車輪型，片手駆動型，リクライニング式片手駆動型，レバー駆動型，手押し型 A・B，リクライニング式手押し型，ティルト式手押し型，リクライニング・ティルト式手押し型
電動車椅子			普通型（4.5 Km/h・6 Km/h，ハンドル形を含む），簡易型（切替式・アシスト式），リクライニング式普通型，電動リクライニング式普通型，電動リフト式普通型，電動ティルト式普通型，電動リクライニング・ティルト式普通型
歩行器			四輪型（腰掛つき・腰掛なし），三輪型，二輪型，固定型，交互型，六輪型
歩行補助つえ			松葉づえ，カナディアン・クラッチ，ロフストランド・クラッチ，多脚杖，プラットホーム杖
重度障害者用意思伝達装置			文字等走査入力方式
			生体現象方式
座位保持椅子			（児童のみ）
起立保持具			（児童のみ）
排便補助具			（児童のみ）
頭部保持具			（児童のみ）

視覚障害

種目	種類
視覚障害者安全つえ	普通用，携帯用，身体支持併用
義眼	レディメイド，オーダーメイド
眼鏡	矯正用，遮光用，コンタクトレンズ，弱視用

聴覚障害

種目	種類
補聴器	高度難聴用ポケット型，高度難聴用耳かけ型，重度難聴用ポケット型，重度難聴用耳かけ型，耳あな型（レディメイド），耳あな型（オーダーメイド），骨導式ポケット型，骨導式眼鏡型
人工内耳	（人工内耳用音声信号処理装置の修理に限る）

〔東京都心身障害者福祉センター：補装具の種目．東京都心身障害者福祉センターホームページ，https://www.fukushi.metro.tokyo.lg.jp/shinsho/hosougu/shumoku.html（2024-2-29）〕

表 4-13　補装具の負担上限月額 (2024 年 2 月末現在)

区分	負担上限月額
生活保護	0 円
低所得（市町村民税非課税）	0 円
一般 1（市町村民税課税）*	37,200 円
一般 2（上記以外）	37,200 円

*所得割 16 万円未満（年収がおおむね 600 万円以下の世帯）

日常生活用具

概要 ● 在宅の障害者（児）および難病患者等の人の日常生活の暮らしやすさをはかるための用具の給付。

対象者 ● 在宅で生活している身体障害者手帳，療育手帳，精神障害者保健福祉手帳をもっている人，または難病により障害がある人。用具によっては，在宅以外の入院や入所している人も利用できます。

● 給付対象はそれぞれの品目ごとに障害種別，手帳等級数，年齢等で決まっています。

利用方法 ● 購入前に市区町村へ申請する必要があります。事前に問い合わせてください。

利用負担 ● 原則 1 割負担です（表 4-14，詳細は 141 頁参照）[2]。基準額を超える部分は自己負担になります。

ポイント ● 種目，対象年齢，基準額，耐用年数は市区町村によって異なることがあります（表 4-15）[3]。

● 介護保険や医療保険で給付対象となる人の場合，介護保険による福祉用具貸与との共通品目は対象になりません。

（鈴木豊）

表 4-14 **日常生活用具の自己負担額の一例（横浜市）** (2024 年 2 月末現在)

区分	世帯の課税状況等	負担上限額
生活保護世帯	生活保護世帯等[*1]	0 円
低所得	市民税非課税[*2] 世帯	0 円
一般	市民税課税世帯であって，市民税所得割額[*2] が最も高い方の税額が，46 万円未満[*3] の世帯	37,200 円
制度対象外	いずれかの世帯員の市民税所得割額[*2] が，46 万円以上[*3] の世帯	対象外

[*1] 「中国残留邦人等の円滑な帰国の促進並びに永住帰国した中国残留邦人等及び特定配偶者の自立の支援に関する法律」（平成 6 年法律第 30 号）による支援給付を受けている場合を含む。

[*2] 市民税額は，①申請する月が 7〜翌年 3 月の場合：当該年度，②4〜6 月の場合：前年度のものを，確認する。

[*3] ①2018 年度以降の市民税額について，指定都市に住む人であっても，引き続き税制改正前の標準税率（6％）を用いる。所得割額は，②住宅借入金等特別税額控除，③寄付金税額控除が，控除される前の額を用いる。また，④年少・特定扶養親族控除が，廃止される前の計算を用いる。

〔横浜市：利用者向けページ（日常生活用具）．横浜市ホームページ，https://www.city.yokohama.lg.jp/kurashi/fukushi-kaigo/fukushi/annai/yogu/nichijo-yogu/20220627094244845.html（2024-2-29）〕

文献

1) 東京都心身障害者福祉センター：補装具の種目．東京都心身障害者福祉センターホームページ，https://www.fukushi.metro.tokyo.lg.jp/shinsho/hosougu/shumoku.html（2024-2-29）
2) 横浜市：利用者向けページ（日常生活用具）．横浜市ホームページ，https://www.city.yokohama.lg.jp/kurashi/fukushi-kaigo/fukushi/annai/yogu/nichijo-yogu/20220627094244845.html（2024-2-29）
3) 厚生労働省：障害者の日常生活及び社会生活を総合的に支援するための法律第七十七条第一項第六号の規定に基づきこども家庭庁長官及び厚生労働大臣が定める日常生活上の便宜を図るための用具（平成 18 年 9 月 29 日厚生労働省告示第 529 号）：日常生活用具参考例．厚生労働省，2006

表 4-15　日常生活用具の種類の一例（厚生労働省参考例）

種目		対象者
介護・訓練支援用具	特殊寝台	下肢または体幹機能障害
	特殊マット	
	特殊尿器	
	入浴担架	
	体位変換器	
	移動用リフト	
	訓練いす（児のみ）	
	訓練用ベッド（児のみ）	
自立生活支援用具	入浴補助用具	下肢または体幹機能障害
	便器	
	頭部保護帽	平衡機能または下肢もしくは体幹機能障害
	T字状・棒状のつえ	
	歩行支援用具→移動・移乗支援用具（名称変更）	
	特殊便器	上肢障害
	火災警報機	障害種別にかかわらず火災発生の感知・避難が困難
	自動消火器	
	電磁調理器	視覚障害
	歩行時間延長信号機用小型送信機	
	聴覚障害者用屋内信号装置	聴覚障害
在宅療養等支援用具	透析液加温器	腎臓機能障害等
	ネブライザー（吸入器）	呼吸器機能障害等
	電気式たん吸引器	呼吸器機能障害等
	酸素ボンベ運搬車	在宅酸素療法者
	盲人用体温計（音声式）	視覚障害
	盲人用体重計	
情報・意思疎通支援用具	携帯用会話補助装置	音声言語機能障害
	情報・通信支援用具[*1]	上肢機能障害または視覚障害
	点字ディスプレイ	盲ろう，視覚障害
	点字器	視覚障害
	点字タイプライター	
	視覚障害者用ポータブルレコーダー	
	視覚障害者用活字文書読上げ装置	
	視覚障害者用拡大読書器	
	盲人用時計	
	聴覚障害者用通信装置	聴覚障害
	聴覚障害者用情報受信装置	
	人工喉頭	喉頭摘出者
	福祉電話（貸与）	聴覚障害または外出困難
	ファックス（貸与）	聴覚又は音声機能もしくは言語機能障害で，電話では意思疎通困難
	視覚障害者用ワードプロセッサー（共同利用）	視覚障害
	点字図書	
排泄管理支援用具	ストーマ装具（ストーマ用品，洗腸用具）	ストーマ造設者
	紙おむつ等（紙おむつ，サラシ・ガーゼ等衛生用品）	高度の排便機能障害者，脳原性運動機能障害かつ意思表示困難者
	収尿器	高度の排尿機能障害者
住宅改修費	居宅生活動作補助用具	下肢，体幹機能障害または乳幼児期非進行性脳病変

*1　情報・通信支援用具とは，障害者向けのパーソナルコンピュータ周辺機器や，アプリケーションソフトをいう。

〔厚生労働省：障害者の日常生活及び社会生活を総合的に支援するための法律第七十七条第一項第六号の規定に基づきこども家庭庁長官及び厚生労働大臣が定める日常生活上の便宜を図るための用具（平成18年9月29日厚生労働省告示第529号）：日常生活用具参考例．厚生労働省，2006〕

外出支援サービス

行動援護

概要 • 日常生活に必要なさまざまな行動に支障がある知的障害者や精神障害者の移動を支援するサービス（障害福祉サービス）。
• 行動時に生じる危険を回避するために必要なサポートや，外出時の公共交通機関の利用，移動に伴う介護，排泄や食事などの介助，そのほか行動する際に必要とされる援助を行います。
• 行動援護では，利用者の自立を助長し，地域生活における自立生活力を高めることが大切です。
• 行動援護従業者養成研修の修了者が支援を担います。
対象者 • 行動面に著しい困難を有する知的障害や精神障害のある人です。
• 障害支援区分3以上かつ障害支援区分の認定調査項目のうち行動関連項目（12項目）の合計が10点以上の人。障害児の場合も同等の困難が心身に認められる場合に利用できます。
利用方法 • 「サービスの仕組みと手続き」（136頁）を参照ください。
利用負担 • 原則1割負担です（141頁）。

同行援護

概要 • 視覚障害により移動が困難な人に対して，移動の援護，代筆や代読を含む視覚的情報の支援，排せつや食事等の介護，その他外出する際に必要となる援助を行うサービス（障害福祉サービス）。
• 同行援護従業者養成研修の修了者が支援を担います。
対象者 • 視覚障害（視覚障害・視野障害・夜盲）により，外出時に困難のある障害者等であって，以下のいずれも満たす人。
• 身体介護を伴わない場合，同行援護アセスメント票の項目で，移動障害の項目1点以上に加え，視力障害，視野障害，夜盲の項目のいずれかが1点以上の人。
• 身体介護を伴う場合，同行援護アセスメント票の項目で，移動障害の項目1点以上に加え，視力障害，視野障害，夜盲の項目のいずれかが1点以上の人であり，障害程度区分が2以上かつ障害程度区分の認定調査項目のうち，「歩行」「移乗」「移動」「排尿」「排便」の項目いずれかが部分的または全面的な支援が必要と認定された人（「歩行」は全面的な支援のみ）。
利用方法 • 「サービスの仕組みと手続き」（136頁）を参照ください。
利用負担 • 原則1割負担です（141頁）。

障害者・障害児 4章

移動支援

概要 ● 社会生活を送るうえで必要な外出や余暇活動などの社会参加のための外出をガイドヘルパーが支援するサービス（地域生活支援事業：必須）。

● 移送支援の方法は，個別支援型・グループ支援型・車両移送型の支援に分けられます。

対象者 ● 全身性障害者・児，視覚障害者・児，知的障害者・児，精神障害者・児，高次脳機能障害者・児。

利用方法 ● 市区町村に申請し，障害福祉サービス事業所と契約します。

利用負担 ● 市区町村により定められています。障害福祉サービスの利用負担に準じている自治体が多いです。

ポイント ● 重度訪問介護の支給を受けられる全身性障害者・児の人は，そちらの移動支援を受けます。また，通院時の移動支援は，介護給付費（通院等介助）で支給されます。

● 自治体によって，利用対象者とする障害種別等が異なる場合があります。

乗りものに関するサービス

　障害のある人の外出については，障害者手帳などの取得や利用要件に伴い，電車やバスなどの公共交通機関やタクシーの運賃の割引，自動車など乗りものに関するサービスがあります。これらのサービスを利用することで，障害福祉サービス事業所への通所や，かかりつけへの通院，勤務先への通勤などの社会生活の実現および生活の質の向上，介護者や付き添い者も含めた経済的負担の軽減にもつながります。表4-16では，それらの乗りものに関するサービスについて示しています。

（鈴木豊）

表 4-16　乗りものに関する障害者に対するサービス

障害福祉サービスの名称	内容	利用できる人	利用方法	ポイント
交通運賃の割引	JR，私鉄電車，バス，航空会社など公共交通機関の運賃の割引など	身体障害者手帳，療育手帳を持っている人	乗車時または乗車券購入時に障害者手帳を提示する	・JR 運賃は，第 1 種，第 2 種により割引内容が異なる場合がある ・公営の公共交通機関は市区町村によって割引内容が異なる場合がある
タクシー料金の割引	料金の 10% 割引〔料金×0.9（10 円未満切捨）〕	身体障害者手帳，療育手帳，精神障害者保健福祉手帳を持っている人	乗車時に乗務員に障害者手帳を提示する	・自治体等によっては障害種別や等級などによりタクシーチケット等の助成がある場合がある
有料道路に関する制度	有料道路の通行料金が半額等に割引される	身体障害者手帳を持っている人。もしくは重度の第 1 種身体障害（身体障害者手帳），重度知的障害（療育手帳）を持っている人の介護者が運転する場合など 重度障害者がタクシーで有料道路を利用する際も対象に含まれる場合がある	市区町村の障害福祉の窓口に申請する	・ETC カードの場合は事前登録が可能 ・ETC 無線通行（ノンストップ走行）で障害者割引を希望する場合，オンライン申請が可能で有料道路ETC 割引登録係が窓口
駐車禁止除外指定車標章	駐車や同乗する場合，交通の妨げにならなければ，駐車禁止区域内や時間制限駐車区間に駐車することができる	身体障害者手帳，療育手帳，精神障害者保健福祉手帳，小児慢性特定疾患児手帳等を持っている人	住所地を管轄する警察署の交通課で申請する	・障害者手帳の障害種別や等級など，要件がある
障害者自動車運転免許取得費・改造費	障害者の就労や就学など社会参加を促進するために，自動車運転免許（普通自動車免許）の取得および自動車の改造（運転に必要なものに限る）に要する経費の一部が助成される	身体障害者手帳，療育手帳，精神障害者保健福祉手帳を持っている人	教習あるいは改造前に市区町村の窓口で相談し申請する	・利用できる人や助成金額は市区町村により異なる

障害者・障害児

4 章

難病患者への支援

難病をかかえる患者や家族は，症状，精神的負担にくわえて経済的負担，介護の問題，就労への困難など，さまざまな要因と向きあわなければなりません。

そういった難病患者が利用できる制度には，特定医療費（指定難病）助成制度，身体障害者手帳，傷病手当金，障害年金，障害福祉サービスなどがあります。

また，さまざまな機関，職種が連携して支援する体制をとることとされています。

本項目では，支援機関や支援者，各種支援・給付事業等について述べます。

保健所

概要 ● 地域における，難病の身近な相談窓口。保健所は各地域により名称が異なり，保健センターや保健相談所と称する保健所もあります。

● 難病患者の療養相談は，主に難病担当保健師または地域担当保健師が中心となって支援を行います。難病担当保健師の業務は，難病医療費助成の申請による地域の実態把握，在宅難病患者の療養相談および訪問活動，難病に関する講演会などの企画・運営，仲間づくりや患者会活動の支援，地域関係者会議の開催，家族相談支援や困難検討会などの在宅療養支援活動，地域における新たな資源開発や社会活動サービスの提案等があります。

利用方法 ● 地域の保健所へ問い合わせてください。

難病相談・支援センター

概要 ● 地域で難病患者の日常生活における相談支援，就労支援，地域交流活動の促進等を行う拠点。全国の都道府県・指定都市に設置されています。

● 主に下記などの業務を行っています。

・ 日常生活・療養生活上の悩みや不安等に関する療養相談

・ 各種公的手続きなどの支援

・ 就労支援

・ 地域住民や当事者同士の交流をはかるための支援

・ 難病相談支援員等への研修企画・運営，情報提供

・ ピアサポートの実施と，ピアサポーターの養成

・ 地域の支援機関との連携と紹介，その職員に対する研修会の実施

ポイント ● 療養相談には難病相談支援員（保健師，看護師，医療ソーシャルワーカー等）が対応します。施設によっては，ピアサポーターによる相談支援も行われています。

- 就労支援では，ハローワークに配置された難病患者就職サポーターと連携，協働します。難病患者就職サポーターによる出張相談が行われます。

難病診療連携コーディネーター

概要
- 難病患者への良質かつ適切な医療の確保を図るとともに，難病患者およびその家族が地域で安心して療養生活ができるよう，関係機関との相談・紹介，連絡調整等を行っています。
- 主に下記などの役割を担います。
- 長期入院，レスパイト入院，在宅療養評価・調整入院，緊急入院の相談調整等
- 在宅医療・介護福祉施設の紹介および相談調整等
- 受診や受療，病気の告知や疾病理解，受容に関する相談
- 医療処置に関する相談
- 医療に関する社会資源の相談調整等
- 患者交流会・就労などに関する相談
- 医療従事者向けの研修会の企画・運営

対象者
- 難病患者，家族，難病にかかわる医療・保健・福祉従事者等。

ポイント
- 2015年1月，「難病の患者に対する医療等に関する法律」（難病法）が施行され，同年9月に「難病の患者に対する医療等の総合的な推進を図るための基本的な方針」（難病対策基本方針）が出されました。それにもとづき，難病診療連携コーディネーターは都道府県難病医療拠点病院に配置されることになりました。

難病患者就職サポーター

概要
- ハローワークに配置され，難病相談・支援センターをはじめとした地域の関係機関と連携協働を図りながら，個別の難病患者の希望や特性，配慮事項等をふまえ，きめ細かな職業相談・職業紹介および定着支援，在職中に難病を発症した人の雇用継続等の支援を総合的に実施しています。
- 事業主に対する啓発，個人求人の開拓，支援制度に関する情報提供などを行い，事業主等の理解促進をサポートします。また，地域の関係機関との連絡調整等を行います。

利用できる人
- 就労を希望している難病患者。

利用方法
- 難病相談・支援センターまたはハローワークに問い合わせください。

特定医療費（指定難病）助成制度

概要
- 詳しくは2章（60頁）を参照ください。

表 4-17　1 日につき 4 回目以上の訪問看護の費用（助成額）　　　（2024 年 2 月末現在）

医師による訪問看護指示料	1 月に 1 回に限り　3,000 円
訪問看護ステーションが行う保健師，助産師，看護師，理学療法士または言語聴覚士による訪問看護の費用の額	8,450 円/回
訪問看護ステーションが行う准看護師による訪問看護の費用の額	7,950 円/回
その他の医療機関が行う保健師，助産師，看護師，理学療法士または言語聴覚士による訪問看護の費用の額	5,550 円/回
その他の医療機関が行う准看護師による訪問看護の費用の額	5,050 円/回

特例措置

保健師，助産師，看護師，理学療法士または言語聴覚士による訪問看護の費用の額	2,500 円/回
准看護師による訪問看護の費用の額	2,000 円/回

ただし，1 日につき 3 回目の訪問看護を前 2 回と同一の訪問看護ステーションで行う場合は，特例措置として 3 回目に対する助成がある。

在宅人工呼吸器使用患者支援事業

概要 ● 在宅で人工呼吸器を使用する特定疾患等の患者に対して，その療養生活における適切な医療を確保し，訪問看護の費用を助成する事業。

対象者 ● 特定疾患治療研究事業の対象疾患，もしくは指定難病を主な要因として在宅で人工呼吸器を使用している患者のうち，医師が訪問看護を必要と認める患者。

● 医療保険において，医療機関または訪問看護ステーションが行う，1 日につき 4 回目以降の訪問看護について，患者 1 人あたり年間 260 回を限度として助成されます（表 4-17）。

● 利用できる期間は，最長 1 年間とされていますが，必要と認められる場合は，期間を更新することができます。

利用方法 ● 患者かかりつけの医療機関または訪問看護ステーションを通して，都道府県の難病担当窓口に申請します。

小児慢性特定疾病医療費助成制度

概要 ● 詳しくは 2 章（64 頁）を参照ください。

難病患者に対するサービス

概要 ● 難病により日常生活に支障がある場合，日常生活における介護や訓練，福祉用具や日常生活用具等の貸与や給付を行うサービス。
①介護保険法によるサービス（80 頁）。
②障害者総合支援法によるサービス（132 頁）。

対象者 ● 介護保険法の対象となる特定疾病における難病，障害者総合支援法の対象となる難病等 369 疾病（278 頁）の患者。

利用方法 ● 市区町村の窓口へ申請します。

| 利用負担 | ● | 介護保険サービス利用の負担割合は，原則 1〜3 割負担です（90 頁）。障害福祉サービス利用の負担割合は，原則 1 割負担です（141 頁）。サービスの内容によっては，特定医療費（指定難病）の対象になります。 |
| ポイント | ● | 介護保険法と障害者総合支援法の両方の対象になる場合は，介護保険法が優先されます。 |

小児慢性特定疾患児日常生活用具給付事業

概要	●	在宅における日常生活を営むうえで，著しく支障のある小児慢性特定疾患児童等に対し，日常生活の便宜をはかることを目的とし，日常生活用具を給付する事業（表 4-18）。
対象者	●	小児慢性特定疾患医療受診券（受給者証）を持っている人。
	●	在宅療養が可能な人で，日常生活用具が必要であると医師の判断を受けた人。
	●	障害者総合支援法など，本事業と同様の制度が利用できない人。
利用方法	●	市区町村に申請します。申請後，市区町村による身体状況，介護状況，家庭の経済状況および住宅環境などの実地調査が行われます。
利用負担	●	世帯の所得に応じて，費用の一部自己負担があります。

小児慢性特定疾病児童等自立支援事業

概要	●	小児慢性特定疾病対策として，慢性的な疾病を抱える児童やその家族の負担軽減や，長期療養をしている児童の自立や成長支援のために，地域の社会資源を活用しながら利用者の環境等に応じて行われる支援。
	●	小児慢性特定疾病児童等自立支援員が各種制度の利用計画の作成，関係機関との連絡調整し，自立に向けた計画支援やフォローアップ等を行います。
	●	必須事業の相談支援事業として，小児慢性特定疾病児童等に対する，療育相談指導，巡回相談指導，ピアカウンセリング，自立に向けた育成相談，学校，企業等の地域関係者からの相談への対応，情報提供が行われます。
	●	任意事業として，療養生活支援事業（医療機関等によるレスパイト事業の実施），相互交流支援事業，就職支援事業，介護者支援事業，その他の自立支援事業が行われます。
対象者	●	小児慢性特定疾病医療受診券（受給者証）をもっている人。
利用方法	●	実施主体は，都道府県・政令指定都市・中核市・児童相談所設置市です。居住地の保健所に相談してください。

（鈴木豊）

表 4-18　小児慢性特定疾患児日常生活用具給付事業の対象となる種目と対象者

種目	対象者	性能等
便器	常時介助を要する人	小児慢性特定疾患児童等が容易に使用し得るもの（手すりをつけることができる）
特殊マット	寝たきりの状態にある人	褥瘡の防止または失禁等による汚染または損耗を防止できる機能を有するもの
特殊便器	上肢機能に障害のある人	足踏ペダルにて温水温風を出し得るもの。ただし，取替えに当たり住宅改修を伴うものを除く
特殊寝台	寝たきりの状態にある人	腕，脚等の訓練のできる器具を付帯し，原則として使用者の頭部および脚部の傾斜角度を個別に調整できる機能を有するもの
歩行支援用具	下肢が不自由な人	おおむね次のような性能を有する手すり，スロープ，歩行器等であること ①小児慢性特定疾患児童等の身体機能の状態を十分ふまえたものであって，必要な強度と安定性を有するもの ②転倒予防，立ち上がり動作の補助，移乗動作の補助，段差解消等の用具となるもの
入浴補助用具	入浴に介助を要する人	入浴時の移動，座位の保持，浴槽への入水等を補助でき，小児慢性特定疾患児童等または介助者が容易に使用し得るもの
特殊尿器	自力で排尿できない人	尿が自動的に吸引されるもので小児慢性特定疾患児童等または介助者が容易に使用し得るもの
体位変換器	寝たきりの状態にある人	介助者が小児慢性特定疾患児童等の体位を変換させるのに容易に使用し得るもの
車いす	下肢が不自由な人	小児慢性特定疾患児童等の身体機能を十分ふまえたものであって，必要な強度と安定性を有するもの
頭部保護帽	発作等により頻繁に転倒する人	転倒の衝撃から頭部を保護できるもの
電気式たん吸引器	呼吸器機能に障害のある人	小児慢性特定疾患児童等または介助者が容易に使用し得るもの
クールベスト	体温調節が著しく難しい人	疾病の症状に合わせて体温調節のできるもの
紫外線カットクリーム	紫外線に対する防御機能が著しく欠けて，がんや神経障害を起こすことがある人	紫外線をカットできるもの
ネブライザー（吸入器）	呼吸器機能に障害のある人	小児慢性特定疾患児童等または介助者が容易に使用し得るもの
パルスオキシメーター	人工呼吸器の装着が必要な人	呼吸状態を継続的にモニタリングすることが可能な機能を有し，小児慢性特定疾患児童等または介助者が容易に使用し得るもの
ストーマ装具（蓄便袋）	人工肛門を造設した人	小児慢性特定疾患児童等または介助者が容易に使用し得るもの
ストーマ装具（蓄尿袋）	人工膀胱を造設した人	小児慢性特定疾患児童等または介助者が容易に使用し得るもの
人工鼻	人工呼吸器の装着または気管切開が必要な人	小児慢性特定疾患児童等または介助者が容易に使用し得るもの

障害者の就労

　　障害者の就労支援については，障害者雇用としての雇用施策と福祉的就労としての福祉施策がそれぞれの政策体系や政策目的を持ちつつ，連携もはかりながら進められています。なお，原則，障害者雇用における就労支援は法定雇用率の枠組みを含む障害者の雇用の促進等に関する法律（障害者雇用促進法）にもとづいて，障害者福祉（福祉的就労）における就労支援は訓練等給付の枠組みを含む障害者総合支援法にもとづいて行われています。

ハローワーク（公共職業安定所）

概要	● 障害者関連の専門相談窓口も設けられており，就職を希望する障害者の求職登録を行い，ケースワーク方式により障害の種類・程度に応じたきめ細かな職業相談・紹介，職場定着指導等を専門職員や職業相談員が実施しています〔ハローワーク全般については，「ハローワーク（公共職業安定所）」，254頁参照〕。
ポイント	● 就職に向けた履歴書の書き方支援や模擬面接など，障害の特性に合わせた支援を行っています。
	● 個別の障害者の求職条件に合うような求人を事業主に依頼して出してもらうなど，マッチングを意識したサポートも行っています。

地域障害者職業センター

概要	● ハローワーク等の地域の就労支援機関と密接に連携した，障害者に対する専門的な職業リハビリテーションを提供する施設。全国47都道府県に設置されています。
	● 職業評価，職業準備支援，職場適応援助者（ジョブコーチ）支援，精神障害者総合雇用支援といった職業リハビリテーションを実施するとともに，事業主に対する相談・援助，地域の関係機関に対する職業リハビリテーションに関する助言・援助等を実施しています。
対象者	● 障害者（障害者手帳の有無は問わない）。
利用方法	● 電話等で事前に連絡して利用を申しこみます。
利用負担	● 利用料は無料です。

職場適応援助者（ジョブコーチ）支援

概要	● 知的障害者や精神障害者など職場での適応に課題がある障害者の円滑な就職お

表 4-19　職場適応援助者（ジョブコーチ）3 類型

配置型	地域障害者職業センターに所属するジョブコーチが，事業所に出向いて支援を行う
訪問型	就労支援を行っている社会福祉法人等に所属するジョブコーチが，事業所に出向いて支援を行う
企業在籍型	自社の従業員が，独立行政法人高齢・障害・求職者雇用支援機構などが実施するジョブコーチ養成研修を受けて，自社で雇用する障害者の支援を行う

〔厚生労働省：職場適応援助者（ジョブコーチ）支援事業について―「職場適応援助者（ジョブコーチ）支援」を活用しましょう！. 厚生労働省ホームページ, https://www.mhlw.go.jp/stf/seisakunitsuite/bunya/koyou_roudou/koyou/shougaishakoyou/06a.html（参照 2024-2-29）より一部改変〕

および職場適応を図るため，事業所にジョブコーチを派遣するなどして，障害者および事業主に対して，雇用の前後を通じて障害特性をふまえた直接的，専門的な援助を実施します（表 4-19)[1]。

対象者 ● 職場適応に向けて職場での支援が必要な障害者，および同障害者を雇用するまたは雇用しようとする事業主。

利用方法 ● 地域障害者職業センターに問い合わせてください（必要に応じてハローワークから地域障害者職業センターに取り次ぐことも可能）。

ポイント ● ジョブコーチは障害者の職場適応に向けて，障害者に対しては人間関係や職場でのコミュニケーションを改善するための支援や仕事に適応する（作業能率を上げる，作業のミスを減らす）ための支援などを，事業主に対しては障害を適切に理解し配慮するための助言や仕事の内容や指導方法を改善するための助言・提案などを，それぞれ行っています。

障害者職業能力開発校

概要 ● 障害者を対象にして，個々の障害特性やその状況に配慮した職業訓練を実施する機関。国または府県が設置し都道府県等が運営しています。

対象者 ● 身体障害者手帳，精神障害者保健福祉手帳，療育手帳のいずれかを有する人（知的障害者と認定される判定書で代替したり，医師から精神・発達障害の診断を受けていれば，応募することが可能な場合がある）。

利用方法 ● ハローワークにて求職登録を行った後，入校願書ほかの出願書類一式をハローワークに提出して，各校各訓練科の選考を受けることになります。

利用負担 ● 授業料は無料です。

障害者就業・生活支援センター

概要 ● 障害者の自立・安定した職業生活の実現を図るため，障害者の身近な地域において就業面および生活面における一体的な支援を行う機関。

● 就業面での支援としては就業に関する相談支援などが，生活面での支援としては日常生活・地域生活に関する助言といった生活面での支援が一体的に行われています。

対象者 ● 就業およびそれに伴う日常生活上の支援を必要とする障害者，および同障害者

を雇用する，または雇用しようとする事業主。

利用方法 ● 電話等で事前に連絡して利用を申しこみます。

利用負担 ● 利用料は無料です。

ポイント ● 2023 年 4 月 1 日時点で，全国に 337 箇所設置されています。

（増田幹司）

就労移行支援

概要 ● 通常の事業所に雇用されることが可能と見こまれる人に提供される①〜④の
サービス。

①生産活動，職場体験等の活動の機会の提供，その他の就労に必要な知識および
能力の向上のために必要な訓練

②求職活動に関する支援

③本人の適正に応じた職場の開拓

④就職後の職場への定着のために必要な相談等の支援

対象者 ● 企業等への就労を希望する人。

利用方法 ● 「サービスの仕組みと手続き」（136 頁）を参照ください。

利用負担 ● 原則 1 割負担です（141 頁）。

ポイント ● 標準利用期間は 2 年ですが，必要性が認められた場合，最大 1 年間の更新が
可能です。

● 65 歳以上の人も要件を満たせば利用可能です。

就労定着支援

概要 ● 就労移行支援，就労継続支援等の利用を経て，通常の事業所に新たに雇用さ
れ，6 か月を経過した人の就労継続を図るための支援。日常生活や社会生活を
営むうえでの相談，指導および助言，その他の必要な支援も受けることができ
ます。

対象者 ● 就労移行支援，就労継続支援等の利用を経て一般就労へ移行後，6 か月経過し
た人で生活面・就業面で起こる問題に対して相談をしたい人。

利用方法 ● 「サービスの仕組みと手続き」（136 頁）を参照ください。

利用負担 ● 原則 1 割負担です（141 頁）。

ポイント ● 利用期限は 1 年で，毎年の更新を必要とし，3 年間まで利用できます。

就労継続支援 A 型

概要 ● 雇用契約にもとづいて働きながら，就労の機会の提供および生産活動の機会の
提供，その他の就労に必要な知識および能力の向上のために必要な訓練等を受
けられる就労支援。

対象者 ● 雇用契約にもとづく就労が可能と見こまれる人で，以下の①〜③に該当する人。

①移行支援事業を利用したが，企業等の雇用に結びつかなかった人
②特別支援学校を卒業して就職活動を行ったが，企業等の雇用に結びつかなかった人
③就労経験のある人で，現に雇用関係の状態にない人

利用方法	● 「サービスの仕組みと手続き」（136頁）を参照ください。
利用負担	● 原則1割負担です（141頁）。
ポイント	● 65歳位以上の人も要件を満たせば利用可能です。
	● 利用期限に制限はありません。

就労継続支援B型

概要	● 雇用契約は結ばず，生産活動その他の活動の機会の提供，就労に必要な知識および能力の向上のために必要な訓練を受けられる就労支援。
対象者	● 就労移行支援事業等を利用したが一般企業の雇用に結びつかない人や，一定年齢に達している人などであって，就労の機会などを通じ，生産活動にかかる知識および能力の向上や維持が期待できる人が対象です。具体的には以下のような方々です。

①就労経験がある人で，年齢や体力の事情により一般企業に雇用されることが困難となった人
②50歳に達している人，または障害基礎年金1級受給者
③①および②に該当しない人であって，就労移行支援事業者によるアセスメントにより，就労面にかかわる課題等が把握されている人

利用方法	● 「サービスの仕組みと手続き」（136頁）を参照ください。
利用負担	● 原則1割負担です（141頁）。
ポイント	● 利用期間に制限はありません。

（平林朋子）

障害者職場適応訓練

概要	● 都道府県が国の補助を受けて事業主に委託し，身体障害者，知的障害者，精神障害者等の能力に適した作業について実施訓練を行い，それにより職場の環境に適応することを容易にし，当該訓練終了後は事業所に引き続き雇用されることを目指す制度。
対象者	● 身体障害者，知的障害者，精神障害者等。
利用方法	● ハローワークに相談してください。
ポイント	● 訓練期間は6か月以内です（中小企業および重度の障害者の場合は1年以内）。
	● 職場適応訓練を受けている訓練生には訓練手当が支給されます。

知的障害者の職親委託

概要 • 知的障害者の自立を促進するため，職親として登録された知的障害者の更生援護に熱意をもつ事業経営者等の私人のもとで，一定期間，生活指導および技能習得訓練等を行うことによって，就職に必要な素地を与えるとともに雇用の促進と職場における定着性を高める制度。

対象者 • 知的障害者更生相談所等によって，職親委託が適当であると認められた知的障害者。

利用方法 • 市町村等へ申しこみ，知的障害者更生相談所の判定を受けます。

利用負担 • 無料です。

ポイント • 委託期間は1年以内ですが，延長は可能です。
• 市町村地域生活支援事業の「その他の事業」の1つです。

雇用関係助成金

概要 • 障害者を対象者とする事業主のための雇用関係助成金があります（表4-20）[2]。

（増田幹司）

文献
1) 厚生労働省：職場適応援助者（ジョブコーチ）支援事業について—「職場適応援助者（ジョブコーチ）支援」を活用しましょう！．厚生労働省ホームページ，https://www.mhlw.go.jp/stf/seisakunitsuite/bunya/koyou_roudou/koyou/shougaishakoyou/06a.html（参照 2024-2-29）
2) 厚生労働省：雇用関係助成金検索ツール．厚生労働省ホームページ，https://www.mhlw.go.jp/stf/seisakunitsuite/bunya/koyou_roudou/koyou/kyufukin/index_00007.html（参照 2024-2-29）

表 4-20　事業主のための，障害者に関する雇用関係助成金

名称	助成の対象となる措置
特定求職者雇用開発助成金 （特定就職困難者コース）	障害者・母子家庭の母・高年齢者（60〜64歳）などの就職困難者を雇い入れた場合に支給される
特定求職者雇用開発助成金 （発達障害者・難治性疾患患者雇用開発コース）	発達障害者または難治性疾患患者を雇い入れた場合に支給される助成金
トライアル雇用助成金 （障害者トライアルコース）	障害者を試行的・段階的に雇い入れた場合に支給される助成金
トライアル雇用助成金 （障害者短時間トライアルコース）	短時間労働の精神障害者・発達障害者を試行的・段階的に雇い入れた場合に支給される助成金
キャリアアップ助成金 （障害者正社員化コース）	障害のある有期雇用労働者等を正規雇用労働者等へ転換する場合に支給される助成金
障害者介助等助成金 （職場支援員の配置または委嘱助成金）	障害者の職場定着をはかるために職場支援員を配置する場合に支給される助成金
障害者介助等助成金 （職場復帰支援助成金）	職場復帰のために必要な職場適応の措置を行い，中途障害者を職場復帰させる場合に支給される助成金
障害者介助等助成金 （職場介助者の配置助成金等）	障害者の雇用管理のために必要な介助者等を配置または委嘱した場合に支給される助成金
障害者作業施設設置等助成金	障害者の障害特性による就労上の課題を克服する作業施設等を設置・整備した場合に支給される助成金
障害者福祉施設設置等助成金	障害者の福祉の増進をはかるための福祉施設等を設置・整備した場合に支給される助成金
重度障害者等通勤対策助成金	障害者の通勤を容易にするための措置を実施した場合に支給される助成金
重度障害者多数雇用事業所施設設置等助成金	重度障害者を多数継続雇用する事業施設等の整備等を実施した場合に支給される助成金
人材開発支援助成金 （障害者職業能力開発コース）	障害者に対して職業能力開発訓練事業を行った場合に支給される助成金
職場適応援助者助成金 （訪問型職場適応援助者助成金）	職場適応援助者（ジョブコーチ）による支援を実施する場合に支給される助成金
職場適応援助者助成金 （企業在籍型職場適応援助者助成金）	

〔厚生労働省：雇用関係助成金検索ツール．厚生労働省ホームページ，https://www.mhlw.go.jp/stf/seisakunitsuite/bunya/koyou_roudou/koyou/kyufukin/index_00007.html（参照 2024-2-29）をもとに作成〕

子どもが利用するサービス

⬤⬤ 障害児通所支援

児童発達支援

- 概要 ● 障害のある就学前の児童が，児童発達支援センターなどに通い，日常生活の基本的な動作の指導，集団生活への適応訓練等，必要な療育を受けるために利用するサービス（児童福祉法にもとづく通所支援施設）。
  - ● 主な役割として，発達支援，家族支援，地域支援があります。
- 対象者 ● 療育が必要と認められる 6 歳までの児童（未就学）。
- 利用方法 ● 「サービスの仕組みと手続き」（136 頁）を参照ください。
- 利用負担 ● 原則 1 割負担です（141 頁）。
- ポイント ● 2024 年度障害福祉サービス等報酬改定において，質の高い発達支援の提供の推進として，「健康・生活」「運動・感覚」「認知・行動」「言語・コミュニケーション」「人間関係・社会性」の 5 領域を全て含めた総合的支援を基本に提供することが求められるようになりました。
  - ● 2024 年度障害福祉サービス等報酬改定において，医療的ケア児や重症心身障害児，強度行動障害を有する児をはじめ，より専門的な支援が必要な障害児への支援の充実，障害特性にかかわらず地域で安心して暮らし育つことができる環境整備を進めるための機能が加わりました。
  - ● 2024 年度障害福祉サービス等報酬改定において，家族への相談援助の充実や預かりニーズへの対応など，家族支援の役割が従来よりも強化されます。

放課後等デイサービス

- 概要 ● 障害のある就学中の児童が，授業終了後または学校の休業日，長期休暇等に，生活能力向上のために必要な訓練，社会との交流の促進，余暇活動，その他，必要な養育を受けるために利用するサービス（児童福祉法にもとづく通所支援施設）。
- 対象者 ● 療育が必要と認められる 6〜18 歳までの児童（小学校から高校まで）。
- 利用方法 ● 「サービスの仕組みと手続き」（136 頁）を参照ください。
- 利用負担 ● 原則 1 割負担です（141 頁）。
- ポイント ● 20 歳未満の障害者も利用できる場合があります。
  - ● 本サービスは保護者への支援という役割も担っています。
  - ● 医療的ケアを必要とする障害児に対応できる事業所が増えています。

- 2024年度障害福祉サービス等報酬改定において，質の高い発達支援の提供の推進として，「健康・生活」「運動・感覚」「認知・行動」「言語・コミュニケーション」「人間関係・社会性」の5領域を全て含めた総合的支援を基本に提供することが求められるようになりました。
- 2024年度障害福祉サービス等報酬改定において，家族への相談援助の充実や預かりニーズへの対応など，家族支援の役割が従来よりも強化されます。

児童発達支援センター

概要	障害のある児童と家族に，障害の特性にかかわらず，身近な地域で総合的な支援を行う機関（児童福祉法にもとづく児童福祉施設）。
	児童発達支援や放課後等デイサービスなどの療育支援のほか，障害児の相談支援や地域の障害児を支援する施設に対する支援・指導を行います。
	福祉型と医療型の児童発達支援センターがあります。

- 福祉型：中核的な専門施設である児童発達支援センター，より身近で通いやすく地域支援も担う児童発達支援事業所がある。主に知的発達に心配のある子どもに対し，療育，訓練，指導を行い，心身の発達を支援する
- 医療型：医療型児童発達支援センター等では，主に肢体不自由な子どもに対し，児童発達支援や医療的ケアを行う
- 2024年度障害福祉サービス等報酬改定において，従来の福祉型と医療型の類型は，3年の経過措置期間のなかで現行の福祉型に一元化することとなりました。

対象者	障害のある児童，医師等により療育の必要性が認められた児童。障害者手帳等の有無は問いません。
利用方法	児童発達支援センターに直接相談または，市区町村の医療，保健，福祉，教育等の担当相談窓口に問い合わせてください。
	通所支援を利用する場合は，「サービスの仕組みと手続き」（136頁）を参照ください。
利用負担	通所支援を利用する場合は，原則1割負担です（141頁）。

保育所等訪問支援

概要	保育所，幼稚園，小学校，中学校，支援学校等に通っている児童が集団生活に適応できるように提供される専門的支援（児童福祉法にもとづく制度）。保育所や学校の先生等に支援方法に関する助言および指導も行います。
対象者	集団生活に適応するために専門的な支援が必要と認められる障害のある児童。
利用方法	「サービスの仕組みと手続き」（136頁）を参照ください。
利用負担	原則1割負担です（141頁）。

居宅訪問型児童発達支援

概要 ● 重度の障害があって外出困難な児童が，日常生活における基本的動作の指導，生活能力の向上のための訓練など必要な支援を居宅で受けるサービス（児童福祉法にもとづく制度）。

対象者 ● 重度の障害をもつ児童。
● 人工呼吸器など医療的ケアの必要な障害のある児童。
● 重い疾病のため感染症にかかるおそれのある児童。

利用方法 ● 「サービスの仕組みと手続き」（136頁）を参照ください。

利用負担 ● 原則1割負担です（141頁）。

ポイント ● 2024年度障害福祉サービス等報酬改定において，質の高い発達支援の提供の推進として，「健康・生活」「運動・感覚」「認知・行動」「言語・コミュニケーション」「人間関係・社会性」の5領域を全て含めた総合的支援を基本に提供することや，事業所の支援プログラムの作成および公表を行うことになりました。
● 2024年度障害福祉サービス等報酬改定において，強度行動障害の支援スキルのある訪問支援員の専門的支援の取り組みや，多職種による連携支援，障害児の家族に対する相談援助や養育力向上などの支援の充実が求められるようになりました。

● 障害児入所支援

障害児入所施設（福祉型障害児入所施設／医療型障害児入所施設）

概要 ● 食事・排泄・入浴などの介護，相談支援，障害の特性に合わせた機能訓練，レクリエーションなどの社会活動参加支援，コミュニケーション支援，看護，医療的ケア等を提供する施設（児童福祉法にもとづく入所施設）。

対象者 ● 障害のある児童，医師等により療育の必要性が認められた児童。障害者手帳等の有無は問いません。

利用方法 ● 児童相談所に相談します。

利用負担 ● 原則1割負担です（141頁）。
● その他，食費，光熱水費等の実費が必要です。

ポイント ● 疾病の治療や看護等医療の提供の有無により，「福祉型」「医療型」があります。
● 2024年度障害福祉サービス等報酬改定において，（障害児入所支援について）強度行動障害児や虐待を受けた要保護児童，入所児の家族に対する相談や養育力向上のための支援など，家庭的な養育環境の確保と専門的支援の充実，成人期に向けた移行支援を強化していく方針を定めました。

（鈴木豊）

手当

特別障害者手当

概要	● 精神または身体に著しく重度の障害があるため，日常生活において常時特別の介護を必要とする状態にある在宅の 20 歳以上の人に支給される手当。
	● 月額 27,980 円（2023 年 5 月現在）。申請月の翌月分から支給されます。
対象者	● 20 歳以上で，精神または身体に著しく重度の障害があり，在宅生活をしている人。
	● 一定期間以上入院または入所している人や，障害者本人，配偶者および扶養義務者の所得が政令で定める額以上にある場合は支給されません。
利用方法	● 市区町村の窓口に申請します。
ポイント	● 受給資格者（特別障害者）の前年の所得が一定の額を超えるとき，もしくはその配偶者または受給資格者の生計を維持する扶養義務者（同居する父母等の民法に定める者）の前年の所得が一定額以上の場合や，他制度の手当を受けている場合には併給調整または支給されないことがあります。

心身障害者扶養共済制度

概要	● 障害のある人の将来に不安を抱く保護者が任意加入する共済制度。
	● 心身障害者を扶養する保護者が死亡したり重度障害になった場合に年金が生涯にわたって支給されます。
対象者	● 次にあてはまる障害のある人で将来独立自活することが困難であると認められる人（年齢制限はない）の保護者。
	・ 障害のある人は，①知的障害者，②身体障害者手帳 1～3 級，③精神または身体に永続的な障害（統合失調症，脳性麻痺，進行性筋萎縮症，自閉症，血友病など）があり，①または②と同程度と認められる人をいいます
	・ 保護者は，65 歳未満（加入年度の 4 月 1 日時点）で，特別の疾病や障害のない父母・配偶者・兄弟姉妹・祖父母・その他親族で，「障害のある人」を扶養している人をいいます
利用方法	● 市町村の窓口に申請します。
ポイント	● 心身障害者 1 人に対して 1 人の保護者が制度に加入できます。
	● 要件を満たしていても，既にその心身障害者の保護者として加入している親族がいる場合は，重複して加入することはできません。
	● 掛け金，年金，弔慰金には税制上の優遇措置があります。
	● 自治体によっては，生活保護世帯・非課税世帯への減免・減額制度があります。

特別児童扶養手当

概要 ● 詳しくは189頁を参照ください。

障害児福祉手当

概要 ● 詳しくは189頁を参照ください。

（鈴木豊）

障害者の権利擁護

障害者やその保護者が，安心・安全な社会生活をより切実に願い追求していることはいうまでもありません。心身に障害を抱えることで，当事者である障害者とその家族の暮らしに支障を及ぼし生活のしづらさが生じたり，意思表示や意思決定の権利を行使できないなど不当な扱いをされることがないよう，社会生活上の判断能力等が十分ではなくても権利が守られるように法制度等が整備されています。

成年後見制度

概要 • 詳しくは 123 頁を参照ください。

福祉サービス利用援助事業

概要 • 詳しくは 123 頁を参照ください。

障害者虐待防止法

概要 • 「障害者虐待の防止，障害者の養護者に対する支援等に関する法律」（平成 23 年法律第 79 号，以下，障害者虐待防止法）は，障害のある人の尊厳を守り虐待を禁止すること，虐待を受けた人の保護等，虐待予防や早期発見などをはかるための法律。
• 障害者に対する虐待とは，「身体的虐待」「性的虐待」「心理的虐待」「ネグレクト」「経済的虐待」などです（表 3-22，125 頁）。
• 障害者虐待防止法では，国民に対してだけではなく，国や地方公共団体，障害者福祉施設従事者・使用者等に虐待防止等のためのさまざまな責務を課しています。
• 障害者の特性に配慮されている点を挙げます。
• 年齢にかかわらず適用され，障害特性に注目している
• 国連の「障害者の権利に関する条約」に定められた対応をとれるように，また，身体拘束やプライバシー侵害など人格的虐待からの視点が含まれている
• 就労の場における使用者への啓発および法令順守が求められている
活用方法 • 養護者（家族）や障害者福祉施設従事者（施設の職員）による虐待やその疑いがある場合や，使用者（雇用先）による虐待やその疑いがある場合は，市区町村または都道府県に相談・連絡（通報）します。担当職員が状況を確認して事実確認，訪問調査，立入調査などの対応をとり，ケースに応じて障害者の保護，障害者や養護者への支援，成年後見制度利用開始の審判請求などが行われます。

ポイント ● 通報は守秘義務違反に該当しません。また，通報による不利益な取り扱いは禁止されています。

● 介護や生活上の苦労が，結果として虐待を引き起こしている場合や，虐待している人，虐待されている障害者本人に「虐待の自覚」がない場合があります。障害の特性から，虐待を受けていると障害者自身が認識できていなかったり，自ら被害を訴えられないことがあります。そのため，障害者だけでなく，家族や施設職員などへの関わりが虐待防止につながるという視点が必要です。

障害者差別解消法

概要 ● 「障害を理由とする差別の解消の推進に関する法律」（障害者差別解消法。2021年改正，2024年4月1日施行）は，障害のある人もない人も，互いにその人らしさを認めあいながらともに生きる社会を実現するために定められた法律です。「不当な差別的取扱い」を禁止し，「合理的配慮の提供」を義務づけています。

● 「合理的配慮の提供」について，これまで行政機関等は義務，事業者は努力義務とされていたが，2024年4月1日より事業者も義務化される

ポイント ● 「不当な差別的取扱い」とは，障害のある人に対して，正当な理由なく，障害を理由として，サービスの提供を拒否することや，障害のない人には付けない条件を付けることなどです。

● 「合理的配慮の提供」とは，活動を制限するバリアを取り除くように，障害のある人から意思表示があったときに負担が重すぎない範囲で対応することです。例えば，飲食店で車いすのまま着席できるようにスペースを確保したり，弱視，難聴の人とのコミュニケーションで筆談を行える環境を整えることなどです。

（鈴木豊）

障害者・障害児

4章

子ども・家庭

子ども・家庭の支援

子どもや家庭を取り巻く環境は，時代背景や社会環境の移り変わりから大きな影響を受けています。例えば，コロナ禍は夫婦や親子関係に多大な影響を及ぼし，その負の影響は児童虐待やDV（ドメスティック・バイオレンス）の増加につながったともいわれています。

本章では，変化する人々の価値観やライフスタイルに応じて，医療福祉サービスや制度を選択していくことができるよう，子どもや家庭に関する相談窓口や手当，権利擁護などについて説明しています。

● 相談できる機関

児童相談所

- 概要 ● 18歳未満の子どもに関する相談や通告に対応する専門機関。児童虐待に関する相談や通告を受け，家庭状況の調査や対応方針の検討，一時保護の実施や児童福祉施設への入所措置に必要な援助を行います。また，経済的な困窮や発達の悩み，非行，養護，里親の相談等に対応します。
- 対象者 ● 18歳未満の子どもとその家族や養育者。
  - ● 地域住民，教育機関，医療機関の関係者等。
- ポイント ● 児童福祉司，児童心理司，児童精神科医，保健師等の専門職が在籍しています。
  - ●「189番（いちはやく：児童相談所虐待通告ダイヤル）」へ電話することで，近隣の児童相談所につながります。
  - ● 18歳以上でも，一時保護や里親委託中，施設入所中で今後の処遇が未定な場合等，継続的な支援が必要であれば，満20歳まで支援の延長を求めることができます。また，自治体が実施する社会養護自立支援事業では，22歳の年度末まで引き続き里親家庭や児童福祉施設に居住しながら必要な援助や制度を利用することが可能です。
  - ● 2022年4月1日から成人年齢が20歳から18歳に引き下げられたことに伴い，原則，18歳を超えた子どもの一時保護の実施や施設入所は本人の同意が必要です。
  - ● 2024年から開始が予定されている資格制度「こども家庭ソーシャルワーカー」は，子ども家庭福祉分野に特化した資格として，虐待や保護者の問題に対処する役割が期待されています。

（蛇川未帆）

子育て世代包括支援センター

概要 ● 保健師，助産師などの専門職が妊娠，出産，子育てに関するさまざまな相談に対応し，妊娠期から子育て期にわたる切れ目のない支援を行う機関。

対象者 ● 原則全ての妊産婦（産婦：産後1年以内），乳幼児（就学前）とその保護者。ただし，地域の実情に応じて18歳までの子どもとその保護者についても対象としている場合があります。

ポイント ● 業務内容は，①妊産婦・乳幼児等の実情を把握すること，②妊娠・出産・子育てに関する各種の相談に応じ，必要な情報提供・助言・保健指導を行うこと，③支援プランを策定すること，④保健医療または福祉の関係機関との連絡調整です。

● ワンストップ相談窓口として，妊娠届や母子健康手帳交付時における情報把握にくわえて，関係機関が把握している情報についても当センターが一元的に管理することで，産婦・乳幼児等の状況を継続的・包括的に把握し，必要な支援の調整や関係機関との連絡調整を行います。こうした支援を通して，安心して妊娠・出産・子育てができる「地域づくり」を行うことも当センターの重要な役割となっています。

（塚田祐子）

市区町村の児童家庭相談窓口

概要 ● 18歳未満の子どもや家庭に関する相談窓口として市区町村に設けられ，関係機関と連携をはかる相談機関。虐待の未然防止・早期発見の役割を担っており，ひとり親に関する各種制度，離婚前後の悩み事，就労や資格取得のほか，経済的に困っている家庭の相談にも応じています。ショートステイや一時預かり事業など，在宅サービスの提供も行っています。

対象者 ● 18歳未満の子どもとその家族や養育者等。

ポイント ● これまでは，児童家庭相談の窓口が子ども家庭総合支援拠点（児童福祉）と子育て世代包括支援センター（母子保健）に分かれていましたが，2024年4月に施行された「児童福祉法等の一部を改正する法律」において組織を見直し，全ての妊産婦，子育て世帯，子どもへ一体的に相談支援を行う機能を有する機関（子ども家庭センター）の設置を各市区町村の努力義務としました。

● 「虐待防止対策体制総合強化プラン」では，相談支援団体等の強化を図るため，市区町村子ども家庭総合支援拠点を全市区町村に設置することと，要保護児童対策調整機関の常勤の担当者を全市区町村に配置することを目標としています。

● 要保護児童対策調整機関とは，地域協議会に関する事務を総括するとともに，要保護児童等に対する支援が適切に実施されるよう，支援の実施状況を的確に把握し，必要に応じて，児童相談所やその他の関係機関等との連絡調整を行う機関です。

- 要保護児童とは，保護者のない児童または保護者に監護させることが不適当と認められる児童のこと。具体的には保護者の家出，死亡，離婚，入院，服役や虐待を受けている子どもが含まれます。

子ども・若者支援センター（子ども・若者総合相談センター）

概要	• 不登校，ひきこもり，ニートなど，社会生活を営むうえで困難を抱えている子ども・若者に関する総合相談機関。専門の相談員を配置し，さまざまな悩み事や心配事にカウンセリングや助言を行いながら，関係機関と連携し，適切な支援によって自立の促進を目指します。
対象者	• 子ども・若者（おおむね39歳まで）とその家族等。
ポイント	• 定期面談のほか，学習支援や就労体験などの体験活動も行い，居場所をつくることで，孤立を解消し，社会復帰，就労を目指します。 • 必要に応じて専門機関や学校等と連携を図りながら，社会生活に向けた継続的な支援を行います。 • SNSを活用した相談ができる場合もあります。 • 自治体により設置状況は異なります。

女性相談支援センター（旧婦人相談所）

概要	• 女性の抱えるさまざまな問題に電話または来所での相談に応じる相談機関。家庭環境，健康状態，職業能力などを確認し，アセスメントを行い，自立に向けた支援を行います。緊急保護を要する女性・その家族の一時保護を行う役割も担っています。
対象者	• 配偶者からの暴力を受けた人（事実婚含む）。 • 売春にかかわった，または売春を行うおそれのある人。 • 人身取引被害者。 • ストーカー被害者。 • 家族関係の破綻，生活の困窮等，正常な生活を営むうえで困難な問題を抱えており，その問題を解決すべき機関が他にないために保護，援助を必要する状態にある人。
ポイント	• 「売春防止法」に基づき，以前は「婦人相談所」として売春を行うおそれのある人の相談，指導，一時保護を行う施設でしたが，現在は女性に関するさまざまな相談に応じています。2022年5月に「困難な問題を抱える女性への支援に関する法律」（女性支援法）が成立したことで事業移行となり，2024年4月より現名称に変更されました。 • 「女性相談センター」「こども女性センター」等，名称が異なる場合があります。 • 配偶者暴力防止法により，配偶者暴力相談支援センターの機能を担う施設の一つとしても位置付けられています。

配偶者暴力相談支援センター

概要 • 配偶者等から暴力に関する相談やカウンセリング，保護命令制度の利用や証明書の発行，緊急時における一時保護，自立支援のための支援や情報提供等を行う相談機関。

対象者 • 配偶者やパートナーから身体的，精神的，経済的，性的暴力を受けている人。また，配偶者やパートナーとの関係や子どもを巻き込んだ暴力について悩んでいる人も対象となります。

ポイント • 「♯8008」に電話をすると近くの都道府県の配偶者暴力支援センターに繋がります。また，「DV相談＋」（電話，メール，チャット）にて，365日24時間，相談員が対応しています。チャットは10か国語対応。相談員が必要と判断した場合は，面接や同行支援などの直接支援や安全な居場所が提供されます。

(虻川未帆)

医療的ケア児等支援センター

概要 • 医療的ケア児等やその家族の個々の状況に応じた相談対応や支援機関との連絡調整を行う組織。支援機関からの相談にも応じ，医療的ケア児等が日常生活・社会生活において切れ目のない支援を受けられるよう，情報提供や医療的ケア児等コーディネーターなどの人材育成も行います。

対象者 • 医療的ケア児等およびその家族，支援機関および市区町村等。

ポイント • 「医療的ケア児」とは，医学の進歩を背景に，NICU等に長期入院した後，引き続き日常生活および社会生活を営むために恒常的に医療的ケア（人工呼吸器による呼吸管理，喀痰吸引その他の医療行為）を受けることが不可欠である児童（18歳以上の高校生等を含む）のことです。

• 職員のうち1名以上は，医療的ケア児等コーディネーター養成研修を修了した職員が望ましいとされています。

• 自治体により設置状況は異なります。

• 慢性疾患を抱える小児患者が成人期を迎えると，年齢に応じた適切な医療を受けるために，小児科から成人診療科へ移行する必要があります。スムーズに移行するための相談支援の拠点として「移行期医療支援センター」の設置が進められていますが，2023年12月現在でも，全国に9か所にとどまっています。

(塚田祐子)

「ヤングケアラー」の存在を知ってください

　皆さんは「ヤングケアラー」という言葉を知っているでしょうか。「ヤングケアラー」に法令上の定義はありませんが，日本ケアラー連盟では「家族にケアを要する人がいる場合に，大人が担うようなケア責任を引き受け，家事や家族の世話，介護，感情面のサポートなどを行っている，18歳未満の子どものこと」と定義しています。核家族化や共働き，ひとり親世帯の増加などの家族構造の変化や，高齢者や障害者などケアを必要とする人々の人口の増加によって，ヤングケアラーも増えています。厚労省が2020年度に行った「ヤングケアラーの実態に関する調査研究」では，中学2年生の17人に1人，高校2年生の25人に1人が「現在世話をしている家族がいる」と回答しています。

　そこで，ヤングケアラーの支援に取り組むべく，2022年度に「ヤングケアラー支援体制強化事業」が創設されました。本事業は，ヤングケアラーを早期に発見し支援につなげることができるよう，実態調査または福祉・介護・医療・教育等の関係機関職員に対する研修，ヤングケアラー・コーディネーターの配置，ピアサポート等の悩み相談を行う支援者団体の支援，悩みや経験を共有しあうオンラインサロンの設置・運営，支援，病院や行政手続における外国語対応通訳派遣支援等を実施する市区町村に対して，国が財政支援を行い，ヤングケアラー支援を強化する事業です。児童相談所や子ども家庭支援センター等が相談窓口となっているほか，ヤングケアラー専用の相談窓口を設けている市区町村もあります。

　ヤングケアラーは，その役割を担うことで，学業や進学，友人関係などにも支障を来すことがあり，子どもとして育つ権利，守られる権利等を奪われた状態にあります。一方で，大切な家族のために自らケアをしているという想いもあるため，支援にあたってはケアをしていることや家族を一方的に否定しない視点を持ちつつ，子どもであれば当然享受できる権利を守ることが大切です。また，家庭内のデリケートな問題であること，本人や家族に自覚がないなどといった理由から，支援が必要であっても表面化しにくい構造があることを理解し，多職種・多機関で連携しながら早期発見と支援につなげていくことが重要です。

（塚田祐子）

手当

出産準備金

概要 ● 出産育児関連用品の購入費や子育て支援サービスの支援として，市区町村への妊娠届と出生届の提出後にそれぞれ5万円相当分を受給できる制度。

対象者 ● 2022年4月以降に生まれた新生児。

利用方法 ● 申請窓口は市区町村。手続きや利用方法は市区町村ごとに異なります。

ポイント ● 妊娠時は「出産応援給付金」，出生後は「子育て応援給付金」としてそれぞれ5万円相当が現金やクーポン等で支給されます。
● 独自に付加給付を行っている市区町村もあります。

児童手当

概要 ● 中学校卒業前の児童を養育している人に手当を支給する制度（表5-1）。

表 5-1　子ども・家庭に対する手当　（2024年2月末現在）

表 5-1　子ども・家庭に対する手当　（2024年2月末現在）

手当	対象者	支給期間	所得制限	金額（月額）	支給時期
児童手当	中学卒業までの児童の養育者	0〜15歳の誕生日後の最初の3月31日まで	あり	0〜3歳未満：一律 15,000円 3歳〜小学校卒業前 （第2子まで）：10,000円 （第3子以降）：15,000円 中学生：一律 10,000円 所得制限限度額以上所得上限限度額未満 （特例給付）：一律 5,000円	原則，年3回 （6, 10, 2月）
児童扶養手当[*1]	離婚や死別によるひとり親世帯等の児童の養育者	0〜18歳の誕生日後の最初の3月31日まで（心身に一定の障害のあるときは20歳になる誕生日の前日が属する月の分まで）	あり	・児童1人の場合 全額支給：44,140円 一部支給[*2]：44,130〜10,410円 ・児童2人目の加算額 全部支給：10,420円 一部支給[*2]：10,410〜5,210円 ・児童3人目以降の加算額（1人につき） 全部支給：6,250円 一部支給[*2]：6,240〜3,130円	原則，年6回の奇数月（1, 3, 5, 7, 9, 11月）
特別児童扶養手当[*3]	法令により定められた程度の障害の状態にある児童の養育者	0〜20歳になる誕生日の前日が属する月の分まで	あり	1級：53,700円 2級：35,760円	原則，年3回 （4, 8, 11月）
障害児福祉手当	在宅にいる法令により定められた程度の障害の状態にある児童	0〜20歳になる誕生日の前日が属する月の分まで	あり	15,220円	原則，年4回 （2, 5, 8, 11月）

*1　児童扶養手当の額は，物価の変動等に応じて毎年額が改定される（物価スライド制）。
*2　一部支給の手当額は所得に応じて決定される。
*3　手当額は障害の程度で決まる。

子ども・家庭　5章

手当　**187**

対象者	●	日本国内に居住する中学校卒業まで（15歳の誕生日後の最初の3月31日まで）の児童を養育している人。
利用方法	●	申請窓口は市区町村。新規申請の場合，出生日または転入予定日から起算して15日以内に申請します。原則，申請日の翌月から支給が開始されます。
ポイント	●	原則として，児童が日本国内に住んでいる場合に支給されます（留学のために海外に住んでいて一定の要件を満たす場合も支給対象になる）。
	●	父も母も児童を養育している場合には，生計を維持する程度の高い人（一般的には所得の高い人）が請求者（受給者）となります。
	●	父母が離婚協議中などにより別居している場合は，児童と同居している人に優先的に支給されます。
	●	父母が海外に住んでいる場合，その父母が，日本国内で児童を養育している人を指定すれば，その人（父母指定者）に支給されます。
	●	児童を養育している未成年後見人がいる場合，その未成年後見人に支給されます。
	●	児童が施設に入所している場合や里親などに委託されている場合は，原則として，その施設の設置者や里親などに支給されます。
	●	請求者の所得制限があります。

児童扶養手当

概要	●	離婚や死別によるひとり親世帯等の，父または母と生計を同じくしていない児童に対して，生活の安定と自立を促進するために手当を支給する制度（表5-1）。
対象者	●	以下のいずれかの条件に該当する18歳に達する日以後の最初の3月31日までの間にある（心身に一定の障害のあるときは20歳未満）児童を監護している父または母，もしくは，父または母にかわってその児童を養育している人。

- 父母が結婚を解消した児童
- 父または母が死亡した児童
- 父または母が政令で定める程度の障害の状態にある児童
- 父または母の生死が明らかでない児童
- 父または母から1年以上遺棄されている児童
- 父または母が裁判所からのDV保護命令を受けた児童
- 父または母が1年以上拘禁されている児童
- 母が婚姻しないで生まれた児童
- 父・母ともに不明である児童（孤児など）

利用方法	●	申請窓口は市区町村で，原則，申請日の翌月から支給が開始されます。
ポイント	●	以下に該当する人は手当を受給できません。

- 児童または請求者が日本国内に住所を有しない人
- 児童が施設等に入所している人
- 児童が父または母の配偶者（事実上の配偶者を含み，政令で定める障害の状態にある人を除く）に養育されている，もしくは生計を同じくしている人
- 請求者およびその生計を同じくする扶養義務者等の所得が一定額を超えている人

特別児童扶養手当

概要 • 20歳未満で，精神または身体に重度の障害があるため，日常生活に常時の介護を必要とする児童を家庭で養育している人に手当を支給する制度（表5-1）。

対象者 • 法令により定められた程度（280頁）の障害の状態にある20歳未満の児童を家庭で養育している人。

利用方法 • 申請窓口は市区町村で，原則，申請日の翌月から支給が開始されます。

ポイント • 以下に該当する人は手当を受給できません。
  • 児童または請求者が日本国内に住所を有しない人
  • 児童が施設等に入所している人
  • 児童が当該障害を支給理由とする公的年金を受給されている人
  • 請求者（障害児の父母等）もしくはその配偶者または扶養義務者の所得が一定額を超えている人

障害児福祉手当

概要 • 20歳未満で，精神または身体に重度の障害があるため，日常生活に常時の介護を必要とし在宅で生活している人へ手当を支給する制度（表5-1）。

対象者 • 在宅で生活をしている法令により定められた程度（281頁）の障害の状態にある20歳未満の人。

利用方法 • 申請窓口は市区町村で，原則，申請日の翌月から支給が開始されます。

ポイント • 以下に該当する場合は手当を受給できません。
  • 日本国内に住所を有しない人
  • 施設等に入所している人
  • 当該障害を支給理由とする公的年金を受給されている人
  • 本人もしくはその配偶者，または扶養義務者の所得が一定額を超えている人

（塚田祐子）

子ども・家庭 5章

住まい

母子生活支援施設

概要 ● 生活上の問題を抱えた母親と子どもが一緒に入所して生活できる施設。DV などの被害者の一時保護も行っています。

対象者 ● 児童（18 歳未満）およびその保護者（配偶者のない女子，またはこれに準ずる事情にある女子）。

● 特別な事情がある場合，例外的に入所中の子どもが満 20 歳になるまで利用可能です。

利用方法 ● 福祉事務所や，市区町村の児童家庭相談窓口に相談してください。

利用負担 ● 世帯の所得に応じた負担があります。

ポイント ● 各母子世帯の居室のほかに，集会・学習室等があります。また，母子支援員，少年指導員等の職員が配置されており，自立を促進するために，母子の家庭生活および稼働の状況に応じて，就労，家庭生活や児童の教育に関する相談および助言を行う等の支援を行っています。

● 一時保護は，おおむね 2 週間程度とされ，退所した後も継続的な支援や相談も行うことができます。

女性自立支援施設（旧婦人保護施設）

概要 ● さまざまな事情により，社会生活を送ることが難しい女性や同伴する児童を保護する施設。

対象者 ● DV 被害，性暴力被害，家族関係のさまざまな問題を抱えた女性と同伴の 18 歳未満の児童（男児の場合，年齢によっては一緒に入所できないこともある）。

利用方法 ● 各市区町村の児童家庭相談窓口や福祉事務所，女性相談支援センター（旧婦人相談所），警察に相談してください。

利用負担 ● 原則無料

ポイント ● 設置主体は都道府県や社会福祉法人ですが，自治体により状況は異なります。

● 地域で安定した自立生活が送れるように，中長期的な支援を目的としています。生活リズムを立て直しながら，個別に心理的ケアや就労指導，同伴児童への学習支援を行います。施設で生活しながら，外出や外泊，通勤や通学も可能です。

● 女性相談支援センター（旧婦人相談所）と同様の理由（184 頁）で，2024 年 4 月より「婦人保護施設」から「女性自立支援施設」に名称が変更になりました。

● 配偶者暴力防止法にもとづき，DV 被害者とその家族の一時保護を行います。

乳児院

概要	● さまざまな理由で保護者の養育が受けられない乳児を保護し，養育する施設。
対象者	● 保護者の養育が受けらない乳児や，保護者に監護させることが不適当と児童相談所が判断した1歳未満の乳児。
	● 退所先が決まらないなど，やむをえない理由がある場合は小学校就学前まで措置が延長されることもあります。
利用方法	● 児童相談所，市区町村の児童家庭相談窓口等に相談してください。
利用負担	● 保護者の収入によって異なります。
ポイント	● 医師，看護師，心理士などによる専門的なケアが行われ，児童相談所，行政機関，医療機関と連携しながら乳児の支援を行います。
	● 短期的な入所の場合は子どもの一時保護が目的とされ，地域の子育て支援の機能を果たしています。各市区町村が窓口となり，ショートステイ，トワイライトステイ，育児相談などの事業にも取り組んでいます。
	● 面会，外出，外泊を行いながら家庭引き取り，里親家庭，児童養護施設等の退所先を調整し，退所後のアフターケアも行います。

児童養護施設

概要	● さまざまな理由で保護者の養育が受けられない児童を保護し，養育する施設。集団生活の中で生活指導，学習支援，家庭環境調整等の養育を行い，児童の心身の健やかな成長と自立を支援します。
対象者	● 保護者の養育が受けられない児童や，保護者に監護させることが不適当と児童相談所が判断した1〜18歳の児童。
利用方法	● 児童相談所，各市区町村の児童家庭相談窓口等に相談してください。
利用負担	● 保護者の収入によって異なります。
ポイント	● 進学，就職にかかわらず，「生活が不安定で継続的な養育を必要とする」児童に対しては，児童相談所の判断で満22歳に達する日まで措置を延長することができます（182頁）。
	● 家庭に代わる生活の場として，通学や四季の行事や地域のイベントなどの活動に参加することもできます。
	● 虐待が理由で入所している児童が多く，社会的養護が必要な児童や精神科などの医療機関での治療を必要とする児童が増えていることから，できる限り家庭的な環境で安定した人間関係の下で育てることができるよう，12人までの児童が生活する小舎制，6人までの児童が生活するグループホームなどの小規模化が推進されています。

児童自立支援施設

概要	● 不良行為を行った，または行うおそれのある児童が規則正しい生活を送る施

設。職員との関係性を築き，清掃などの環境整備や農作業を通じて集団の中で自律性や協調性を身につけて自立していく力を養っていくことを目的としています。

対象者 ● 不良行為をした児童，または不良行為をするおそれがある児童。
　　　● 家庭環境等から生活指導を要する18歳までの児童。
利用方法 ● 保護者からの相談，学校や警察署からの通告を受けた児童について，必要と認められた場合に児童相談所が措置の決定を行います。また，家庭裁判所での審判により送致されることもあります。
利用負担 ● 保護者の収入によって異なります。
ポイント ● 敷地内に近隣の小中学校の分校が併設されており，義務教育に相当する期間の学習環境が保証されています。
　　　● 退所先としては家庭復帰，一般高校に入学，別の児童養護施設への移動，就職などがあります。退所後は，児童相談所や各行政機関と連携を行いながら支援を継続します。

障害児の通所・入所支援施設

概要 ● 詳しくは173頁，175頁を参照ください。

里親制度

概要 ● さまざまな事情で家庭での養育が困難な子どもを一時的または継続的に里親の家庭に迎え入れ，より家庭的な環境で子どもを養育する制度（表5-2）。
対象者 ● 児童相談所や市区町村の児童家庭相談窓口が委託を適当と認めた0～18歳の子ども。
利用方法 ● 里親に登録したい人：窓口は児童相談所。研修や家庭訪問調査を経て里親登録が行われます。
　　　● 里親家庭に子どもを預けたい人：児童相談所や各市区町村の児童家庭相談窓口に相談してください。
利用負担 ● 保護者の収入によって異なります。
ポイント ● 児童相談所は，子どもの適性や生活環境を考慮して里親に紹介を行います。里親の受託の意志を確認後，子どもとの交流が開始されます。受託中の子どもの養育について児童相談所が相談や助言を行います。また，受託経験のある里親

表 5-2　里親の種類

養育里親	家庭に戻るまでの間や，自立するまでの一定期間，養育する里親
専門里親	養育里親のうち，虐待，非行，障害などの理由により専門的な援助を必要とする子どもを養育する里親
養子縁組里親	養子縁組を前提とする里親。養子縁組が成立するまでの間，養育を行う
親族里親	両親などの死亡，行方不明などの理由で養育できない場合に，児童の扶養義務のある祖父母などの親族が養育する里親

が集まり，情報交換や意見交換をする場が定期的に開かれており，継続的なフォローも行われています。

- 自治体によって，週末や正月，夏休みなどの長期休暇に数日から1週間ほど，施設で暮らしている子どもを家庭に迎え入れる里親制度もあります。

小規模住居型児童養育事業 (ファミリーホーム)

概要	• さまざまな事情で家庭での養育が困難な子ども5〜6人を里親経験のある家庭に迎え入れ，養育する事業。子ども同士の相互交流を通じて基本的な生活習慣を身につけ，豊かな人間性や社会性を養い，子どもの自立を支援することを目的としています。
対象者	• 児童相談所や市区町村の児童家庭相談窓口によって委託が適当と判断された0〜18歳の子ども。
利用方法	• 児童相談所や各区市町村の児童家庭相談窓口等に相談してください。
利用負担	• 保護者の収入によって異なります。
ポイント	• 養育者は，養育里親としての登録歴や里親経験など，定められた条件を満たす人になります。
	• 養育者と補助者の3名以上で養育を行い，子どもたちと共同生活を送ります。長期的な措置を行うこともあります。

(虻川未帆)

妊娠・出産後・子育てへの支援

母子健康手帳

概要 ● 妊娠中の経過や生まれてきた子どもの成長を記録する手帳。妊娠中の生活や子育てのアドバイスなども記載されています。

対象者 ● 妊婦。

利用方法 ● 医療機関で妊娠の診断を受けた後，市区町村，保健センターもしくは子育て世代包括支援センターの窓口に妊娠届を提出することで交付を受けられます。

ポイント ● 自治体によっては手帳の交付時に妊婦健康診査受診表や両親学級の案内などが渡される場合があります。

● 手帳は，厚生労働省令で定められた全国共通の様式（妊娠，出産の経過や健康状態と生まれてきた子どもの幼児期までの健康診査や予防接種，発育・発達状況，地域の子育ての相談機関の利用歴など）と，各市区町村の判断で定められる任意様式があります。

● 父親の育児参加のために「父子健康手帳」などを発行する自治体もあります。

産前・産後サポート事業

概要 ● 妊娠・出産・子育てに関する悩みに対して保健師・助産師・保育士，母子保健推進委員，研修を受けた子育て経験者などが話を傾聴し，相談支援を行う事業。

対象者 ● 妊産婦およびその家族のうち，下記①〜③をもとに，市区町村の担当者がアセスメントを行い，対象者を決定します。

①妊娠・出産・育児に不安を抱えていたり，身近に相談できる者がいないなど，相談支援や交流支援，孤立感の軽減・解消が必要な人

②多胎，若年妊婦，特定妊婦，障害児または病児を抱える妊産婦およびその家族で社会的な支援が必要な人

③地域の保健・医療・福祉・教育機関等の情報から支援が必要と認める人

利用方法 ● 申請窓口は市区町村，保健センター，子育て世代包括支援センター等。自治体によっては郵送やオンラインでの申請も可能です。

利用負担 ● 利用者の所得によって異なります。

ポイント ● 実施の方法については表5-3を参照ください。

表 5-3　産前・産後サポート事業

アウトリーチ（パートナー）型		居宅訪問，電話相談，メールによる相談支援を行う
デイサービス（参加）型	①個別型	保健センター等において，個別に妊産婦等の相談支援を行う
	②集団型	妊婦および母子が集まり，不安や悩みを傾聴し相談支援を行う。孤立防止のために仲間づくりを目的としている

産後ケア事業

概要 • 出産後，母親の身体的な回復のための支援や，セルフケア向上のための育児指導，社会資源の提供，関係者との連絡調整を行う事業（表5-4）。

対象者 • 産後に心身の不調または育児不安等がある母親，または特に支援が必要と思われる母親
• 自宅において養育が可能である新生児，乳児

利用方法 • 申請窓口は市区町村，保健センター，子育て世代包括支援センター等。自治体によっては郵送やオンラインでの申請も可能です。

利用負担 • サービスの種類や実施場所，子どもの年齢，世帯の課税状況等により異なります。

ポイント • 授乳の指導および乳房のケア，母親の話を傾聴する等の心理的支援，新生児および乳児の状況に応じた具体的な育児指導，家族等の身近な支援者との関係調整，地域で育児をしていくうえで必要な社会的資源の紹介等を行います。

ファミリー・サポート・センター事業

概要 • 乳幼児や小学生等の児童を有する子育て中の人と，乳幼児や児童を預かりたい人を適合させ，連絡調整を行い，仕事と子育て，または介護の両立を目指す会員登録による相互援助活動（有償）事業。

対象者 • 依頼会員：乳幼児や小学生を育児中で，援助を受けたい人。
• 提供会員：育児の援助を行いたい成人。
• 両方会員：どちらも希望する人。

利用方法 • 市区町村，またはファミリー・サポート・センターに会員登録することで，相談が開始されます。

利用負担 • 自治体により利用者負担は異なります。

ポイント • 提供会員になるためには所定の講習を修了する必要があります。
• 主な提供サービスは子どもの送迎や預かりです。一部の市区町村では病児・病後児の預かりや，早朝・夜間など緊急時の預かり（病児・緊急時対応強化事業）を実施しています。

表5-4　産後ケア事業

短期入所 （ショートステイ）型		病院や診療所，助産所等へ短期入所させて産後ケアを行う。利用期間は，原則として7日以内とし，市区町村が必要と認めた場合は，その期間を延長することができる
通所 （デイサービス）型	①個別型	病院や診療所，助産所等へ来所してもらい，個人の相談，ケアに加え，仲間づくりを目的とした相談を行う
	②集団型	病院や診療所，助産所等へ来所してもらい，複数の利用者に対して，助産師等の看護職等が保健指導，育児指導等を行う
居宅訪問 （アウトリーチ）型		利用者の居宅を訪問して保健指導，ケアを行う

養育支援訪問事業

概要 ● 子育てに対して不安や孤立感等を抱える家庭や，さまざまな原因で特に養育支援が必要となっている家庭に対して，子育て経験者や保健師等による具体的な養育に関する指導助言などを行う事業。

対象者 ● 乳児家庭全戸訪問事業（こんにちは赤ちゃん事業）の実施結果や母子保健事業などを通じて把握された，妊娠・出産・育児期に養育支援を必要とする家庭。
具体的には
①若年の妊婦および妊婦健康診査未受診や望まない妊娠等の妊娠期からの継続的な支援を特に必要とする家庭
②出産後間もない時期（おおむね1年程度）の養育者が，育児ストレス，産後うつ状態，育児ノイローゼ等の問題によって，子育てに対して強い不安や孤立感等を抱える家庭
③食事，衣服，生活環境等について，不適切な養育状態にある家庭など，虐待のおそれやそのリスクを抱え，特に支援が必要と認められる家庭
④児童養護施設等の退所または里親委託の終了により，児童が復帰した後の家庭

利用方法 ● 相談窓口は市区町村や保健センター，子育て世代包括支援センター。対象者本人からの相談だけではなく，援助が必要であると判断された家庭に対し担当保健師等が利用について働きかけることもあります。

利用負担 ● サービスの種類や実施場所，子どもの年齢，世帯の課税状況等や自治体により異なります。

ポイント ● 乳児家庭全戸訪問事業（こんにちは赤ちゃん事業）とは生後4か月までの乳児のいるすべての家庭を訪問し，さまざまな不安や悩みを聞き，子育て支援に関する情報提供等を行うとともに，親子の心身の状況や養育環境等の把握や助言を行い，支援が必要な家庭に対しては適切なサービス提供につなげる事業です。
● 妊娠期からの虐待予防強化事業の一環として，養育支援訪問の対象となり得る妊産婦について，所定の連絡票などを用いて医療機関からの情報提供を求めている自治体もあります。

（河村愛子）

保育所など

概要 ● さまざまな事情で家庭での保育が難しい乳幼児を保護者のもとから通わせて保育を行う子育て支援を担う施設。

対象者 ● 保護者が就労や疾病，妊娠・出産，親族の介護など，「保育を必要とする事由」に該当する小学校に入学する前までの子ども。

利用方法 ● 市区町村の児童家庭相談窓口に相談してください。保育の必要性が確認できる書類や，家族状況がわかる書類の提出が求められます。

利用負担 ● 幼稚園，保育所，認定こども園など：満3歳から3年間子どもの保育料は無

料。住民税非課税世帯を対象とした0〜2歳も無料。

ポイント ● 「保育を必要とする事由」には虐待やDVのおそれがあることも含まれます。

● 認可保育所（0歳〜小学校入学前までの子ども）：都道府県知事や市区町村長の認可を受けたうえで運営されています。自治体が運営する「公立保育所」と社会福祉法人，学校法人，民間企業などが運営する「私立保育所」があります。

● 認定こども園（0歳〜小学校入学前までの子ども）：就学前の教育と保育を一体的に行う施設です。1日最長11時間の保育に加えて，園によって，休日保育や延長保育，一時預かりなど，さまざまなニーズに応じた保育を実施しています。

無認可保育園 （認可外保育施設）

概要 ● 国が定める基準を満たしていないため認可を受けていないものの，緊急な病児保育や一時保育，夜間保育など保護者の多様化するニーズに対応した保育施設。

対象者 ● さまざまな理由で保育を必要とする0歳から小学校に入学前の子ども。利用できる年齢は施設によって異なります。

利用方法 ● 市区町村の児童家庭相談窓口や利用を希望する保育園に直接相談してください。

利用負担 ● 住民税非課税世帯の0〜2歳児，就学前の3〜5歳児は無料です。なお，0〜2歳児は4万2000円まで，3〜5歳児は3万7000円が上限です。

ポイント ● 株式会社や社会福祉法人など，運営母体によって保育理念や運営方針が大きく異なります。音楽を通して子どもの感性や表現力を育てられるリトミックや幼児保育，英語教育など特色のある活動を行っている保育園もあります。

一時預かり事業 （一時保育）

概要 ● 保護者が仕事や疾病，入院，育児疲れ等により一時的に家庭での保育が困難となる場合や面倒を見ることができない時に，1日や時間単位で一時的に子どもを預けられる事業。

対象者 ● 保育を必要とする0歳から小学校就学前までの子どもで，基本的に保育園等に所属していない乳幼児。預けられる年齢は施設によって異なります。

利用方法 ● 市区町村の児童家庭相談窓口に相談してください。

● 利用するには登録が必要です。事前の面談にて子どもの状況を確認し，登録書類を提出し，登録後に利用日の予約を行います。一週につき利用できる日数に制限があります。

利用負担 ● 保護者の収入や利用時間によって異なります。

ポイント ● 非定型的保育：仕事や家庭の幼児などで継続的に子どもを預けたい人が利用します。

● 緊急保育：冠婚葬祭や疾病など緊急な状況で利用します。

● リフレッシュ保育：子育て期間中の気分転換でストレスを解消するために利用します。

病児・病後児保育事業

概要	● 主に保育所に通う乳幼児が病気にかかった場合に，家庭での保育が困難な保護者に代わって看病をする事業。
対象者	● 保育を必要とする0歳から小学校に入学する前までの病気にかかった，または病後回復途中の子ども。利用できる年齢は施設によって異なります。
利用方法	● 市区町村の児童家庭相談窓口や事業を行っている施設に直接相談してください。
利用負担	● 保護者の収入や利用時間によって異なります。
ポイント	● 病児・病後児保育事業の種類は以下の通りです。

①病児対応型：症状が急変することがないものの，まだ回復期に至っていないために集団保育が困難である乳幼児を一時的に預かる保育

②病後児対応型：病気の回復期ではあるものの集団保育が困難である乳幼児を一時的に預かる保育

③体調不良児対応型：所属している保育所などでの保育中の乳幼児が体調不良になった場合に，一時的に保育園の医務室などで行う保育

④訪問型：保育士や看護師が利用する家庭に訪問して行う保育

短期入所生活援助（ショートステイ）事業

概要	● 保護者が疾病，疲労など身体上，精神上，環境上の理由により子どもの養育が困難となった場合等に児童養護施設や市区町村で登録を行った里親宅等で一時的に子どもを預かり，養育する事業。
対象者	● 利用できる年齢は主に小学生以下ですが，市区町村によって異なります。
利用方法	● 市区町村の児童家庭相談窓口に相談してください。
利用負担	● 保護者の収入によって異なります。
ポイント	● 学習支援，生活指導，送迎などを行います。 ● 利用できる日数は原則，1回につき7日以内です。

夜間養護等（トワイライトステイ）事業

概要	● 保護者が仕事やその他の理由により，平日の夜間または休日に不在となり，子どもの養育が困難となった場合等，緊急時に，子どもを児童養護施設等で預かり，養育する事業。
対象者	● 利用できる年齢は主に小学生以下ですが，市区町村によって異なります。
利用方法	● 市区町村の児童家庭相談窓口に相談してください。
利用負担	● 保護者の収入によって異なります。
ポイント	● 通所または宿泊で対応します。 ● 学習支援，生活指導，送迎などを行います。

（虻川未帆）

ひとり親家庭支援

生活支援

ひとり親家庭等日常生活支援事業

概要 • ひとり親家庭および寡婦の人が急な病気や修学，看護，事故，災害などで，一時的に自宅等へ家庭生活支援員（ホームヘルパー）を派遣して家事，介護その他の日常生活の支援を行う事業。

対象者 • ひとり親家庭，寡婦の人。

利用方法 • 市区町村等に申請します。

利用負担 • 所得に応じて異なります。

ポイント • 受けられる時間や回数の上限は自治体により異なります。
• 実施場所は利用希望者の自宅だけでなく，家庭生活支援員の自宅，児童館，母子生活支援施設など適切な場所で行われます。
• 自治体により設置状況は異なります。

経済支援

母子父子寡婦福祉資金貸付制度

概要 • 20歳未満の児童を扶養している配偶者のない人や寡婦等に資金を貸し付け，経済的な自立，扶養している児童の福祉の増進をはかる制度。

対象者 • 下記のいずれかに該当する人。
①20歳未満の児童を扶養している配偶者のない人
②父母のいない20歳未満の児童
③寡婦
④40歳以上の配偶者のない女性であって母子家庭の母および寡婦以外の人
＊③，④に該当し，現に子どもを養育していない場合は所得制限があります。

利用方法 • 市区町村や福祉事務所などの相談窓口に事前に相談したうえ，必要書類を提出します。書類の確認・審査を経て貸付が決定します。決定までには1〜2か月かかります。

ポイント • 貸付の種類や保証人の有無で無利子になる場合もあります。
• 貸付の種類は，事業開始資金，事業継続資金，修学資金，技能習得資金，修業資金，就職支度資金，医療介護資金，生活資金，住宅資金，転宅資金，就学支度資金，結婚資金と12種類あります。限度額や返済期間は貸付の種類により異なります。

仕事

ひとり親家庭等就業・自立支援センター事業

概要 ● 母子家庭の母および父子家庭の父に対し，就業相談から就業支援講習会の実施，就業情報の提供等一貫した就業支援サービスの提供を行い，雇用の促進を図り，自立を目指す事業。

対象者 ● ひとり親家庭の父母，寡婦，その子ども（配偶者からの暴力で避難している母子等やむを得ない事情により離婚届を提出していない人を含む）。

利用方法 ● 市区町村や自治体に委託された福祉団体へ相談してください。

ポイント ● 弁護士等のアドバイスを受け，養育費の取り決めなどの専門的な相談を行う「母子家庭等就業・自立支援センター事業」も実施しています。

ひとり親家庭等自立支援教育訓練給付金

概要 ● ひとり親家庭の父母の能力開発を行い，経済的な自立を促すために，指定された教育講座を修了した場合，費用の一部が支給されます。

対象者 ● 児童（20歳に満たない者）を扶養しているひとり親家庭の父母で，以下の要件を全て満たす人。
①児童扶養手当の支給を受けているか，または同等の所得水準にあること
②就業経験，技能，資格の取得状況や労働市場の状況などから判断して，当該教育訓練が適職に就くために必要であると認められること
③以前にひとり親家庭自立支援教育訓練給付金を受けたことがない人

利用方法 ● 支給については，受講前に都道府県等から講座の指定を受ける必要があるため，事前に居住地の市区町村または都道府県へ相談が必要です。

ポイント ● 受講にかかる経費の60％が支給されます（支給額には下限と上限がある）。また，ハローワークから「教育訓練給付金」が支給される場合は，条件により「ひとり親家庭等自立支援教育訓練給付金」の支給額が異なります。
● 対象となる講座は，雇用保険制度の教育訓練給付の指定教育訓練講座と，その他都道府県等の長が地域の実情に応じて対象とする講座です。
● 制度を設けていない自治体もあります。

ひとり親家庭住宅支援資金貸付

概要 ● 母子・父子自立支援プログラムを策定し，就労を通じた自立に向けて意欲的に取り組んでいるひとり親に対し，住居の借り上げに必要となる資金を貸し付ける制度。

対象者 ● 以下の項目にすべて該当する人。
・児童扶養手当を受給している人，または児童扶養手当と同等の所得水準の人
・母子・父子自立支援プログラムの策定を受けている人

利用方法 ● 相談窓口は市区町村。事前に母子・父子自立支援プログラムの策定を受けることが必要です。

ポイント ● 原則 12 か月に限り，入居している住宅の家賃の実費（上限 4 万円）を貸し付けます。

● 無利子ですが，償還期日を過ぎた場合は延滞利子が加算されます。償還期日は都道府県により異なります。

● 就業していない人が住宅支援資金の貸付を受けた日から 1 年以内に就職し，1 年間引き続き就業を継続した場合，償還が全額免除されます。また，就業している人は貸付を受けた日から 1 年以内にプログラム策定時より高い所得が見込まれる転職をし，1 年間引き続き就業を継続した場合，償還が全額免除されます。

● 母子・父子自立支援プログラムでは，担当の相談員がそれぞれに合った自立支援計画（自立支援プログラム）を立てて，就職等のサポートを行います。実施状況は自治体により異なります。

高等職業訓練促進給付事業

概要 ● ひとり親家庭等の自立の促進を図るため，生活の安定に役立つ資格取得を目指して修業する期間の生活費を支援する制度。

対象者 ● ひとり親家庭の父，または母で以下の要件を満たす人
①児童扶養手当の支給を受けているか，同等の所得水準にある人
②養成機関において 6 か月以上のカリキュラムを修業し，対象資格の取得等が見込まれる人
③以前に高等職業訓練促進給付金を受けたことがない人
④就業または育児と修業の両立が困難であること，および資格取得後の就業が見込まれる人

利用方法 ● 資格取得への意欲や能力，資格の取得見込み，現在の生活状況など，支給の必要性について審査が行われるため，申請前に市区町村または都道府県へ相談が必要です。

ポイント ● 支給の種類は高等職業訓練促進給付金と修了支援給付金の 2 種類（表 5-5）。

● 対象となる資格は看護師，准看護師，保育士，介護福祉士，理学療法士，作業療法士，調理師，製菓衛生師等の国家資格や，シスコシステムズ認定資格，LPI 認定資格等のデジタル分野等の民間資格です。

（河村愛子）

表 5-5　**高等職業訓練促進給付事業**　（2024 年 2 月末現在）

種類	住民税非課税世帯	住民税課税世帯
高等職業訓練促進給付金	100,000 円/月額	75,000 円/月額
	修学の最終 1 年間は月額 4 万円が増額される	
高等職業訓練修了支援給付金（修了後 1 回のみ）	50,000 円	25,000 円

就学・学校生活への支援

就学援助制度

概要	● 経済的な理由で就学費用の支払いが難しい小・中学生を養育している保護者に対し，費用の一部を援助する制度。
対象者	● 生活保護に準ずる程度に困窮している世帯で，各市区町村で支給が認められた人（生活保護世帯を除く）。
利用方法	● 市区町村の教育委員会や児童が在籍している小学校，中学校に申請書を提出します。審査のうえ，支給が決定します。
相談窓口	● 市区町村の教育委員会や居住地の小学校，中学校など。
ポイント	● 学用品費，給食費，修学旅行費，医療費，オンライン学習通信費等が支給対象となります。
	● 支給の金額は世帯人数や所得により変わります。
	● 各世帯の状況により申請に必要な書類が異なります。

特別支援教育就学奨励費

概要	● 障害のある小学校や中学校へ就学する児童・生徒の保護者等へ教育関連費の一部を支給することで経済的な負担を軽減する制度。
対象者	● 特別支援学級・通級指導教室に通う児童生徒の保護者（世帯の収入額によっては支給されない場合もある）。
利用方法	● 市区町村の教育委員会や児童が在籍している小学校，中学校に申請書を提出します。審査のうえ，支給が決定します。
ポイント	● 給食費や交通費や修学旅行費，学用品費，寄宿舎費，オンライン学習通信費が支給対象となります。
	● 世帯の収入や在籍学級により，支給要件が変わります。

高校生等奨学給付金

概要	● 授業料以外の教育費（教科書費や教材費）を給付し，経済的な負担を軽減することで高校での教育の機会均等を目指す制度。
対象者	● 生活保護世帯，または住民税非課税世帯。
	● 家計が急変して非課税相当になった世帯。
利用方法	● 市区町村の教育委員会や児童が在籍している高等学校に申請します。手続きは毎年7月頃です。
ポイント	● 都道府県により異なりますが，新入生は，4〜6月に一部早期支給の申請がで

きる場合もあります。

- 世帯の収入や国公立，私立学校への通学状況，第1子または第2子以降の子どもなど，各家庭の状況により給付の金額は異なります。
- 一般的な奨学金とは異なり，返済不要です。

特別支援学級

概要 • 小学校，中学校等において，さまざまな障害のある児童，生徒に，一人ひとりの障害と個性に応じて，具体的な目標や指導の内容を設定し，きめ細かな指導を行い，自立を図るために必要な知識技能を授けることを目的とする学級。

対象者 • 知的障害，肢体不自由，病弱・身体虚弱，弱視，難聴，言語障害，自閉症・情緒障害のある児童。

利用方法 • 市区町村の教育委員会や各自治体の教育相談に関する窓口，居住地の小学校，中学校に相談します。相談後は，担当の相談員との面談があり，対象となる児童の障害や特性に対する医師，教育関係者，福祉関係者等の専門職の意見を踏まえ，児童本人や保護者の希望も考慮したうえで，就学先や転学先が決定します。

ポイント • 少人数の学級編成で1学級の生徒数は6〜8人程度です。
- 通常の学級へ在籍しながら，週に数回支援級や通級室で障害や個性に合わせた学習を行うことができる「通級指導」を実施している学校もあります。「通級指導」の対象には，上記対象者のうち知的障害者は含まれず，学習障害者，注意欠陥多動障害者が含まれます。
- 特別支援学級があるのは小学校，中学校のみですが，通級指導に関しては高等学校等でも行われています。

（河村愛子）

育児と仕事の両立支援

出産手当金

概要	● 女性労働者が出産のために会社を休んだ際に健康保険から支給される手当。
対象者	● 以下の 3 つの条件を満たしている人。
	・ 勤務先の健康保険組合，全国健康保険協会，共済組合の被保険者本人。
	・ 妊娠 85 日（4 か月）以後の出産（流産や死産・人工妊娠中絶なども含む）であること。
	・ 出産のために休業し，その間に会社から給与の支払いを受けていないこと。
利用方法	● 加入している健康保険，もしくは勤務先の担当窓口に申請します。
ポイント	● 出産の日（実際の出産が予定日後のときは出産予定日）以前 42 日（多胎妊娠の場合 98 日）から出産の翌日以後 56 日目までの範囲内で，会社を休んだ期間を対象として支給されます。出産が予定日より遅れた場合，その遅れた期間についても支給されます。
	● 1 日につき被保険者の標準報酬日額の 2/3 に相当する額（1 円未満四捨五入）が支給されます。
	● 休業中に給与の支払いがあった場合でも，その給与が出産手当金より少ない場合は，その差額分を受け取ることができます。
	● 被保険者の資格喪失日の前日（退職日）までに継続して 1 年以上の被保険者期間があり，資格喪失時に出産手当金を受けているか，または受ける条件を満たしていれば，退職後も支給を受けることができます。

産前休業・産後休業（産休）

概要	● 雇用形態や契約期間に関係なく，全ての出産する女性労働者が取得できる労働基準法に定められた休暇制度。
対象者	● 出産を予定している労働者。
利用方法	● 原則，出産予定日を含む 6 週間（双子以上は 14 週間）前までに勤務先へ申し出ます。
ポイント	● 産前休業の出産日が予定日に対して前後した場合には，休業の期間は実際の出産日までとなります。
	● 産後休業は，産後 8 週間を経過していない女性の就業を原則として禁止する制度です。ただし，産後 6 週間以降は本人が請求し，医師が支障ないと認めた場合は就業可能です。

概要 ● 少子高齢化対策の一環として，育児や介護を行う労働者を支援し，仕事と家庭を両立することを目的とした法律。ここでは，育児のための3つの制度について取り上げます。

育児休業制度

● 労働者が子を養育するために取得できる休業制度。

対象者 ● 1歳未満の子どもを持つ労働者（日雇い労働者等を除く）。

利用方法 ● 原則休業開始予定日の1か月前までに勤務先に申し出ます。

ポイント ● 父母1人ずつが取得できる休業期間（母親は産後休業期間を含む）の上限は1年間です。1人の子どもについて原則分割して2回まで取得できます。

● 対象となる子が，保育所等に入所できない等の理由がある場合は1歳6か月，それでも保育所等に入所できない等の理由がある場合は2歳に達する日まで取得できます。

● 父母ともに育児休業を取得する場合は，「パパ・ママ育休プラス」として，子どもが1歳2か月になるまでの間の1年取得できます。

産後パパ育休制度（出生時育児休業制度）

● 男性の育児休業取得促進のために2022年10月より設けられた制度。

対象者 ● 出生後8週間以内の子を養育する産後休業をしていない労働者（日雇い労働者等を除く）。

利用方法 ● 原則休業の2週間前までに勤務先に申し出ます。

ポイント ● 育児休業とは別に取得が可能です。

● 産後8週間以内に4週間（28日）を限度として2回に分けて取得できます。

子の看護休暇制度

● 病気・けがをした子の看護，または子に予防接種・健康診断を受けさせるために，休暇を取得できる制度。

対象者 ● 小学校就学前の子を養育する労働者（日雇い労働者等を除く）。

利用方法 ● 勤務先に申し出ます。当日でも取得が可能です。

ポイント ● 労働者1人につき5日（子が2人以上の場合にあっては10日）まで取得できます。

● 1日単位だけではなく，時間単位での取得も可能です。

育児休業給付金・出生時育児休業給付金

概要 ● 育児休業制度，産後パパ育休制度（出生時育児休業制度）を取得した場合に受け取れる給付。

対象者 ● 育児休業制度，産後パパ育休制度（出生時育児休業制度）を取得し，一定の給付要件を満たした労働者。

利用方法 ● 申請窓口は管轄のハローワーク。一般的には勤務先を通して申請を行います。

ポイント ● 支給額は休養開始時賃金日額×支給日数×67%（育児休業開始から181日以降は50%）となりますが，上限額と下限額があります。

子ども・家庭 5章

- 給付金は原則として産後休業・出生時育児休業期間中は申請ができず，児の出生日から 8 週間を経過する翌日から申請が可能となります。そのため，休業開始から給付金が受け取れるまでは 3 か月程度かかります。

（塚田祐子）

子どもの権利擁護

児童虐待防止法（「児童虐待の防止等に関する法律」）

概要 ● 児童に対する虐待の禁止，児童虐待の予防および早期発見，その他の児童虐待の防止を目的に2000年5月に成立し，同年11月に施行された法律。

対象者 ● 以下の虐待行為を受けた18歳未満の児童。

①**身体的虐待**：殴る，蹴る，叩くなど児童の身体に外傷が生じ，または生じるおそれのある暴行を加えること

②**性的虐待**：児童への性的行為，性的行為を見せる等，児童にわいせつな行為をすること，または児童にわいせつな行為をさせること

③**ネグレクト**：食事を与えない，放置するなど，保護者としての監護を著しく怠ること

④**心理的虐待**：脅す，無視する，子どもの目の前で他の家族に暴力を振るう（面前DV）等児童に著しい心理的外傷を与える言動を行うこと

● 児童虐待を行った，または行うおそれのある保護者（「保護者」とは「親権を行う者，未成年後見人その他の者で，児童を現に監護するもの」を指す。そのため，保護者には児童福祉施設の長や里親，児童の親と内縁関係にある人等も含まれる）。

利用方法 ● 主な相談窓口は児童相談所（182頁）や市区町村。

ポイント ● 児童虐待の発見者には通告義務があります。児童虐待の発見とは，実際に虐待が行われている事実が確認できる場合はもちろん，虐待を疑った場合も含まれます。通報者の秘密は守られ，虐待と認められなかった場合でも責任を問われることはありません。

● 通告等により，虐待の恐れがあると認められた場合は，都道府県知事の権限で，保護者に児童と一緒に出頭するように求めたり，児童相談所等が立ち入り調査を行って，必要な調査や質問をすることができます。

● 業務上虐待を発見しやすい立場である学校，児童福祉施設，病院等には早期発見の努力義務が課されています（同法5条）。児童虐待は特に被害者である児童からの訴えはほとんどありません。また，加害者側も悩みを抱えていることが多くあります。些細なSOSや違和感を見逃さずに虐待の早期発見に努め，行政や関係機関と連携をしていくことが重要です。

未成年後見制度

概要 ● 親権者の死亡や親権停止・喪失などにより親権者不在となった18歳未満の未成年者を法的に保護し支えるための制度。未成年者の監護教育等の権利，義務があり，未成年者の財産を管理して親権者の代わりとなります。

対象者	● さまざまな理由で親権者が不在となった 18 歳未満の児童。
利用方法	● 家庭裁判所に選任される方法と，遺言で指定される方法があります。

①家庭裁判所へ申し立てを行います。意思能力のある未成年者，未成年者の親族，その他の利害関係者等が申し立てを行うことができます

②親権者があらかじめ遺言で未成年後見人を指定します。親権者の死亡後，遺言で指定された未成年後見人が遺言と戸籍謄本などを市区町村に提出します

● 未成年後見人が選任されると未成年者の戸籍に記載されます。

利用負担	● 利用方法により異なります。
ポイント	● 未成年後見人になるために資格は不要であるため，きょうだいでも成人していればなることができます。また，複数人や法人が未成年後見人なることも可能です。

● 未成年者が多額の財産を相続する場合や，未成年者の養育や財産管理の方針が親族同士で異なる場合には，弁護士や司法書士などの専門家が選任されることもあります。

● 未成年後見人の業務として，身上監護と財産管理があります。就任時は未成年者の財産の調査，財産目録の作成，未成年者の生活，教育，財産管理に関する費用と後見事務費の予算策定を行います。就任中は未成年者の監護・養育等（身上監護），財産の管理，法律行為の代理を行います。未成年後見人は業務内容を定期的に家庭裁判所に報告する義務があります。終了時は本人，養親，相続人などへ財産の引継ぎを行い，後見終了の届け出をします。未成年後見人が不適切な事務処理をした場合は解任されるほか，損害賠償を請求されたり，業務上横領などの罪で刑事責任を問われたりすることもあります。

● 未成年者が成年に達した時や結婚したとき，死亡した時などに後見は終了します。

（虻川未帆）

子どもアドボカシー

　児童福祉法の改正により，2024年から「児童の意見聴取等の仕組みの整備」が実施されます。子どもの権利擁護の取り組みを推進するため，環境整備を行うことが都道府県の業務として位置づけられます。これにより都道府県知事または児童相談所長が行う措置等の決定時において，子どもの意見聴取等を行うこととし，子どもの意見表明等を支援するための事業を制度に位置づけ，その体制整備に努めることになりました。

子どもの意見聴取等の措置

　都道府県知事または児童相談所が行う一時保護，在宅指導等措置，施設入所，里親委託，指定発達支援医療機関への委託の決定等には事前に児童相談所職員，施設職員，里親等から子どもへの意見聴取を行うことになります。緊急の一時保護については実施後に意見聴取することとしています。

　日々の生活において，子どもが声を上げやすい環境を整備し，普段から子ども自身が自分を認識し表出することを認めることが重要であり，子どもに意見を言わせることを強要しない，子どもの意見を否定したり，ないがしろにしたりしない支援体制を整える必要があります。

意見表明等支援事業

　措置決定の場面において，子どもが考えを整理し，大人に伝えることを支援する新たな仕組みとして意見表明等支援員が設置されました。意見表明等支援員による面談等を通じて子どもの意見形成を支援し，希望に応じてまわりの大人に対する意見表明の支援，または意見の代弁（アドボカシー）をすることを活動内容としています。

　意見表明等支援員は，第三者として子どもを支援するため，児童相談所や児童福祉施設等の関係機関から独立した位置づけとすることが望ましいとされています。主に，弁護士や都道府県等が委託した団体，福祉の現場やNPO等において子どもを支援した経験を有する者等が担うこととしています。児童相談所，子どもの支援にかかわる機関は子どもの特性や年齢に応じた意見表明への支援を行い，子どもの意見が尊重される仕組みをつくっていかなければなりません。

（虻川未帆）

子ども・家庭

5章

配偶者などからの暴力（DV）への対応と支援

配偶者暴力防止法（「配偶者からの暴力の防止及び被害者の保護等に関する法律」）

概要	● 配偶者からの暴力（DV）に係る通報，相談，保護，自立支援等の体制を整備し，配偶者からの暴力の防止および被害者の保護をはかるため，2001年に成立した法律。
対象者	● 配偶者から暴力を受けている被害者。 ● 男女の性別は問いません。 ● 「配偶者」には，婚姻の届出をしていない「事実婚」を含みます。 ● 離婚後（事実上離婚したと同様の状況にあることも含む）も暴力を受け続けている場合も対象となります。 ● 国籍や在留資格を問わず，日本にいるすべての外国人にも適用されます。 ● 婚姻関係ではない生活の本拠を共にする交際相手からの暴力に対しても準用されます。
対象となる暴力行為	● 身体に対する暴力，またはこれに準ずる心身に有害な影響を及ぼす言動を対象としており，次のようなものが挙げられます。 ①**身体的暴力**：叩く・蹴るなど，身体または生命に危害を及ぼす行為 ②**精神的暴力**：怒鳴る，脅す，無視するなど，相手の心を傷つける行為 ③**経済的暴力**：生活費を渡さない等，金銭の自由を奪って相手を経済的に追い詰める行為 ④**社会的暴力**：家族，友人，会社など全ての人間関係を絶たせて，社会的に隔離する行為 ⑤**性的暴力**：性行為や中絶の強要，避妊に協力しないなど，同意のない性的行為 ⑥**子どもを利用した暴力**：子どもの前で暴力を振るう，子どもに悪口を吹き込むなど，子どもを巻き込んだ行為
利用方法	● 相談窓口は多岐にわたります（表5-6）が，中心的な役割を果たしているのは「配偶者暴力相談支援センター」（185頁）です。
ポイント	● 配偶者からの身体に対する暴力，もしくは生命・身体に対する脅迫を受けた被害者が，身体に対する暴力により，再び生命，または身体に重大な危害を受けるおそれが大きいときには「保護命令」を裁判所に申し立てることができます。配偶者に発令される命令には「被害者への接近禁止命令／電話等禁止命令」「被害者の同居の子への接近禁止命令」「被害者の親族等への接近禁止命令」「被害者と共に生活の本拠としている住居からの退去命令」があります。 令和6年4月の法改正により，接近禁止命令等の発令対象に「自由・名誉・財産に対する脅迫」が追加となり，身体に対する暴力だけではなく，「生命・

表5-6　DVにかかわる主な相談窓口

相談窓口	内容
DV相談ナビ （#8008/はれれば）	相談ダイヤル。最寄りの相談機関（配偶者暴力支援センター等）につながる
DV相談＋ （0120-279-889/つなぐ・はやく）	電話だけでなく，メール・チャットでの相談可能で10か国語に対応
配偶者暴力支援センター	相談および被害者の保護，自立支援等
女性相談支援センター（旧婦人相談所）・民間シェルター	被害者の一時保護，避難場所。配偶者暴力支援センターからの一時保護委託先
警察	相談および被害者の保護。被害申告による加害者の検挙。緊急時の通報先
弁護士会	相談，弁護士の紹介
日本司法支援センター （通称：法テラス）	「DV等被害者法律相談援助制度」により，資産によっては無料で相談可能
地方裁判所	保護命令の申し立て先
市区町村の福祉窓口・福祉事務所	生活保護の相談や母子生活支援施設等への入所相談等

身体・自由に対する脅迫により心身に重大な危害を受けるおそれが大きいとき」が追加されました。また，被害者の同居の子への電話等禁止命令もくわえられました。電話等禁止命令には，電話以外にも文書・FAX・メール・SNS等の送信，GPSによる位置情報取得等の禁止も含まれます。

- 医療関係者は被害者が暴力を受けた際の発見者となる可能性が高く，DV被害者を発見した医療関係者は「その旨を配偶者暴力相談支援センターまたは警察官に通報することができる。この場合において，その者の意思を尊重するよう努めるものとする。」（DV防止法第6条第2項）とされており，基本的には本人の同意のうえでの通報が求められています（通報義務はない）。また，「配偶者暴力相談支援センター等の利用について，その有する情報を提供するよう努めなければならない。」（同法第4項）ともされており，被害者の救済のため，適切な情報提供を行うことも求められています。

（塚田祐子）

医療費助成制度

未熟児養育医療給付

概要 ● 詳しくは 66 頁を参照ください。

子ども医療費助成制度（乳幼児医療費助成）

概要 ● 詳しくは 66 頁を参照ください。

小児慢性特定疾病医療費助成制度

概要 ● 詳しくは 64 頁を参照ください。

育成医療

概要 ● 詳しくは 61 頁を参照ください。

出産育児一時金

概要 ● 詳しくは 67 頁を参照ください。

入院助産（出産費用の助成）制度

概要 ● 詳しくは 67 頁を参照ください。

ひとり親家庭等医療費助成

概要 ● 詳しくは 66 頁を参照ください。

6 章

生活費と仕事

生活費

● 公的扶助

国民が最低限度の生活を営めない場合，国が国民に対して生活を保障します。生活に困窮し，最低限度の生活ができないときに利用できるのが社会保障で，その1つに公的扶助が位置付けられています。日本における公的扶助の1つが，「最後のセーフティネット」とされる生活保護制度です。その財源は，加入者が納付する保険料を財源（社会保険方式）とするのではなく，国が3/4，地方自治体が1/4を負担して成り立っています。

生活保護（法）

概要 ● 生活保護法は，日本国憲法第25条（表6-1）の「生存権」に基づき，生活に困窮する全ての国民に対して，国が生活の困窮状態に応じて最低限度の生活を保障すること，その人らしい社会生活を実現できるようにするための法律です。

● 国が生活に困窮する全ての国民に対して，困窮の程度に応じて必要な保護を行い，最低限度の生活を保障するとともに，自立を促すことを目的にしています（生活保護法第1条）。また，その人らしい社会生活がおくれるよう，その人の可能性にも着目し，活かすことができるような生活の再構築（自立の助長）の意味も含まれます。制度の運用においては，国民が等しく遵守しなければならない基本原理（表6-2）と，具体的に実施する場合に守られるべき原則が定められています（表6-3）。

● 利用可能な資産・能力，他の制度などあらゆるものを活用しても（表6-4），世帯全体の収入額が，国が定めている最低生活費よりも少ない場合に，その不足分が生活保護費として支給されます。生活保護には，生活扶助，教育扶助，住宅扶助，医療扶助など8種類あり，要保護者がおかれている状況や必要性に応じて判断され，単給または2つ以上を併給することができます（表6-5）。生

表6-1 日本国憲法第25条

第二十五条　すべて国民は，健康で文化的な最低限度の生活を営む権利を有する。
　2　国は，すべての生活部面について，社会福祉，社会保障及び公衆衛生の向上及び増進に努めなければならない。

表 6-2　生活保護の基本原理

国家責任による最低生活保障の原理 (生活保護法第 1 条)	生活に困窮するすべての国民に対し，国が責任をもって，最低限度の生活を保障するとともに，その人が自立できるよう働きかけることを目的とする
無差別平等の原理 (生活保護法第 2 条)	すべての国民は，生活保護法で定められる要件を満たせば，生活困窮の原因，性別などに関係なく，差別なく平等に保護を受給できる
最低生活保障の原理 (生活保護法第 3 条)	保障される最低限度の生活は，健康で文化的な生活水準を維持できるものでなければならない
保護の補足性の原理 (生活保護法第 4 条)	利用可能な資産・能力，他の制度などあらゆるものを活用しても，なお満たされない部分について必要な保護を行う（表 6-4）

表 6-3　生活保護の原則

申請保護の原則 (生活保護法第 7 条)	要保護者または，扶養義務者・その他の同居の親族が本人の意思に基づき申請することで保護が開始される。要保護者が急迫した状況にある場合には，保護の申請がなくても必要な保護を行う
基準及び程度の原則 (生活保護法第 8 条)	厚生労働大臣が定める基準により測定した最低生活費のうち，その人の金銭や物品で満たすことのできない不足分を保護により補う 保護の基準は，要保護者の年齢別，性別，世帯構成別，所在地域別，その他保護の種類により，必要な事情を考えた最低限度の生活の需要を満たすに十分で，かつ，これを超えない程度である
必要即応の原則 (生活保護法第 9 条)	要保護者の年齢別・性別や健康状態，世帯など，それぞれの状況に応じて，有効かつ適切に行う
世帯単位の原則 (生活保護法第 10 条)	世帯（住民票上の世帯にかかわらず，同一の住居に住み生計を共にする人の集まり，または独立して生計を営む単身者）を単位として，保護の要否や程度を定める。ただし，世帯の人数が複数の場合にも事情によっては，個人単位で認められる場合もある

表 6-4　保護の補足性の原理

資産の活用	土地や家屋，自動車，預貯金，民間の保険の解約金などは資産として売却処分あるいは活用すること。ただし，保有が容認される場合もある
稼働能力の活用	年齢や生活歴，それまでの就労経験などから稼働能力の有無，また，その能力を活用する意思があるかなどを考慮し，その能力を最低限度の生活の維持のために活用すること
扶養義務	民法における扶養義務者から支援を受けられる，受けられる可能性がある場合には，その扶養を優先的に行うこと*
他法他施策の活用	他の法律あるいは制度による保障，援助を受けられる場合は，その制度を活用することを優先的に利用すること

*生活保護法と扶養義務者・扶養照会：旧生活保護法では扶養義務者からの支援を要件としていたが，現行法では，扶養義務者が保護をしなければならないという文言はなくなった。その背景には，生活保護申請を受けた福祉事務所が親族に扶養を求めることで，要保護者と扶養義務者間の関係性が悪化したり，関係性が絶たれたりするのを予防する目的もある。

活保護の基準は，被保護者の年齢，世帯構成，居住地，生活保護の種類に応じて定められています。それらは，最低限度の生活水準を満たすために十分なものであり，かつ，これを超えない程度とされています。

対象者

- 利用可能な資産・能力，他の制度などあらゆるものを活用しても，経済的に自立した生活の継続が困難になったときに，国民であれば誰でも利用できます。
- 外国人は適用対象外ですが，生活に困窮する外国人に対しては，一般国民に対する生活保護の決定実施の取り扱いに準じて対応するものとされています。対象となる外国人は，適法に日本に滞在し，活動に制限を受けない「永住者」「日本人等の配偶者等」「永住者の配偶者等」「定住者（難民認定法により難民認定を受けている人，日系 3 世など）」です。在留期間を超過して滞在している場合

表 6-5　生活保護の種類

種類	範囲	給付方法等
生活扶助 （日常生活で必要となる費用）	食費や衣類の費用，光熱水費等の日常生活に必要なもの	・原則，金銭給付 ・保護金品は世帯単位で計算し，世帯主またはこれに準ずるものに対して交付
教育扶助 （義務教育にかかる費用）	義務教育における教科書や学用品等の教材・学校給食・校外活動等の教育に必要なもの	・原則，金銭給付 ・保護金品は被保護者，その親権者もしくは未成年後見人又は被保護者の通学する学校の長に対して交付
住宅扶助 （家賃や地代などの費用）	家賃・地代・補修等の住居の維持に必要なもの	・原則，金銭給付 ・宿泊提供施設を利用する場合は現物給付
医療扶助 （医療に関わる費用）	診療（診察や治療，手術，施術，その他の医学的な処置），薬剤，治療材料，療養上の管理・世話，通院や転院の際の移送等の医療に必要なもの	・原則，現物給付 ・急迫した事情やその他やむを得ない事情がある場合を除いて，医療の給付は医療保護施設や生活保護指定医療機関で行われる
介護扶助 （介護サービスに関わる費用）	居宅・施設における介護，福祉用具，住宅改修，サービス利用に伴う移送等の介護に必要なもの	・原則，現物給付
出産扶助 （出産の費用）	分べん，衛生材料等の出産に必要なもの，病院や助産院での入院（8日以内）	・原則，金銭給付 ・助産の給付は指定助産機関で行われる
生業扶助 （就労のための技能修得等の費用）	・生業に関わるもの（生業に必要な資金，器具・資料にかかる費用など） ・高等学校等の就学のためのもの（学用品・通学用品費・教材費・授業料・入学料や通学費など） ・就労のための技能修得に関わるもの（授業料，教材費など） ・就労準備のために必要なもの（洋服や履物など）	・原則，金銭給付 ・授産施設を利用する場合は現物給付
葬祭扶助 （葬祭の費用）	遺体の検案，遺体の運搬，火葬又は埋葬，納骨等の葬祭のために必要なもの	・原則，金銭給付 ・葬祭扶助のための保護金品は，葬祭を行うものに対して交付

（オーバーステイ）は対象になりません。

- 暴力団員については，急迫状況や，申請を機会に暴力団から脱会する場合を除き，対象にならない可能性があります。

申請方法

- 生活に困ったら，まずは福祉事務所に相談します（図6-1）。しかし，相談しただけでは生活保護の申請にはならないため，相談窓口で生活保護申請の意思を伝え，申請書に氏名，生年月日や住所，生活保護を希望する理由など必要事項を記入する必要があります（図6-2）。
- 健康状態など，その人の状況によって電話など口頭で申請せざる得ない場合には，その理由も説明する必要があり，申請方法の相談が必要となります。
- 原則として，要保護の判定となった場合には，生活保護申請をした日が生活保護の適用開始日となります。
- 生活保護を受けていない患者が病気等で急迫した状況にあることから，生活保護の申請の手続きをとらずに入院・外来で治療を受けた場合は，後日に要保護者または扶養義務者などから申請または医療機関から医療扶助の適用について連絡を受けた日を生活保護申請書の提出のあった日とみなし，必要な医療扶助が行われます。福祉事務所の業務時間外に入院となった場合の生活保護申請に

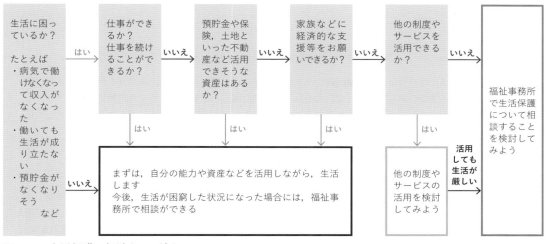

図 6-1　生活保護の相談までの流れ

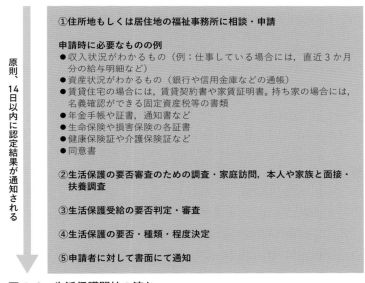

図 6-2　生活保護開始の流れ

ついては，医療扶助においては，事実確認ができれば，入院した日まで遡って適用される場合があります。

- 要保護者が病気等により，特に急迫した事由で放置することができない状況にあるときは，生活保護の申請がなくても，職権による生活保護が行われます。

生活保護の実施機関

- 都道府県知事，市長および社会福祉法に規定された福祉事務所を管理する町村長に生活保護の決定や実施に関する事務が一任されています。そのため，申請窓口・相談先は福祉事務所（福祉事務所に関する事務所）になっています。
- 居住地がない，明らかでない人が入院または入所した場合には，要保護者の居住実態に応じて生活保護を実施する福祉事務所が決定されます。

ソーシャルワーカーによる危機的状況の患者への支援で大切なこと

急性期病院には，けがや病気により，適切な判断や意思表出が難しく，また，それらを代理する家族や知人がいないなど，生命のみならず，社会的にも危機的状況に陥った患者が日々多く救急搬送されます。昨今の社会情勢では，複雑な環境に適応し生活できていた人でも，けがや病気を契機に潜在化されていた社会的課題が救急医療の現場で危機的状況として表面化することも少なくありません。

そのような状況の患者を支援する際に「身寄りがない人の入院及び医療に係る意思決定が困難な人への支援に関するガイドライン」（2019 年，厚生労働省）等の意思決定に関するガイドラインや「ソーシャルワーカーの倫理綱領」（2020 年，日本ソーシャルワーカー連盟）等を拠り所にしますが，現場のソーシャルワーカーは迷い，不安を感じながらも手探りの状態でソーシャルワークを展開しています。そこでは，患者・家族等からの情報収集が難しいことや社会の複雑化・多様化によって，患者が抱える課題の解決に必要となる適切なアセスメントやプランニングが難しく，患者を主体とした高度な実践能力と支援が求められます。

また，病状・治療の経過や社会背景なども大きく作用する複雑化した危機的状況へのソーシャルワーカーの支援は，どのような身体的状態および社会的状況であっても患者の利益を最優先にした支援を展開するといった大切にしている専門性と，ソーシャルワーカー自身が直面する課題解決の困難さとの間で葛藤が生じることもあります。そのため，ソーシャルワーカーの専門性だけでは課題解決が難しい時こそ，複数の同僚らによる臨床知見や能力，多職種と連携協働したチームアプローチによって多角的な支援を展開させることが大切です。個別の支援では解決しきれない課題もあることから，ソーシャルワーカーは，地域・社会に働きかけるメゾ・マクロの実践も行っていかなければなりません。　　　　　　　　　　（近藤ゆり子，中山照雄）

- 外国人に対する生活保護については，在留カードや特別永住者証明書に記載されている住所地を所管する福祉事務所が実施機関となり，実施責任を負います。

最低生活費

- 世帯の人数や年齢，生活状況，地域などをもとに，国が定めた基準で計算した生活費（1 か月）のことです。生活扶助基準，住宅扶助基準，教育扶助基準などにもとづき算定されます（図 6-3）。
- 世帯全体の収入額が最低生活費よりも少ない場合に，その不足分が生活保護費として支給されます（図 6-4）。

その他のポイント

▌保護施設の種類

- 生活保護法に基づく保護施設は 5 種類あります（表 6-6）。施設への入所等に関しては，生活保護を必要とする人の状況に応じて福祉事務所が決定します。

▌被保護者の権利および義務

- 生活保護法により，正当な理由がない限り，被保護者の保護内容が不利益に変更されたり，租税を課せられることはなく，すでに受け取った保護金品などを差し押さえられることもないとされています。
- 被保護者の義務は，常にその被保護者の能力に応じて勤労することを目標に，健康の保持および増進に努め，収入や支出などにも生計状況を適切に管理すること，生計状況に変更があった場合には必ず速やかに届出を行うこと，福祉事務所からの指示に従うことなどとされています。

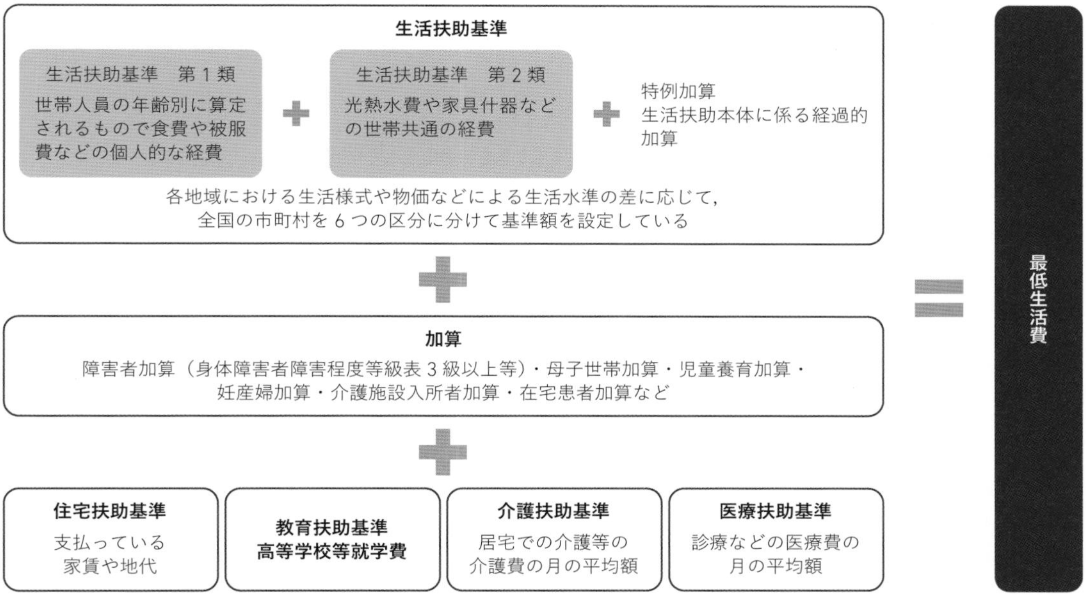

生活扶助基準

生活扶助基準　第1類
世帯人員の年齢別に算定されるもので食費や被服費などの個人的な経費

+

生活扶助基準　第2類
光熱水費や家具什器などの世帯共通の経費

+

特例加算
生活扶助本体に係る経過的加算

各地域における生活様式や物価などによる生活水準の差に応じて，
全国の市町村を6つの区分に分けて基準額を設定している

+

加算
障害者加算（身体障害者障害程度等級表3級以上等）・母子世帯加算・児童養育加算・
妊産婦加算・介護施設入所者加算・在宅患者加算など

+

| **住宅扶助基準**
支払っている
家賃や地代 | **教育扶助基準**
高等学校等就学費 | **介護扶助基準**
居宅での介護等の
介護費の月の平均額 | **医療扶助基準**
診療などの医療費の
月の平均額 |

＝

最低生活費

図6-3　**最低生活費の算出方法**

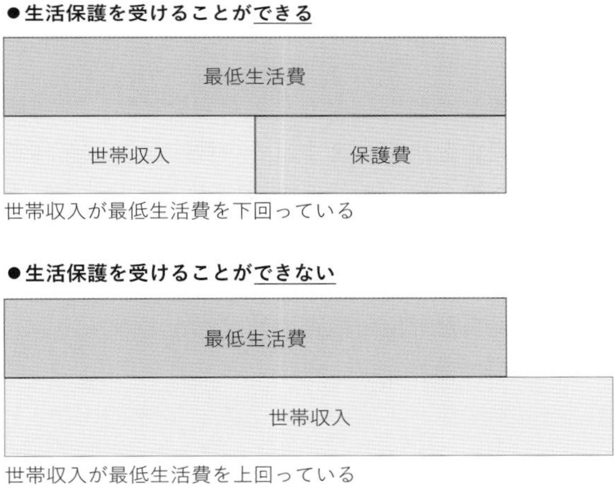

●生活保護を受けることが<u>できる</u>

最低生活費	
世帯収入	保護費

世帯収入が最低生活費を下回っている

●生活保護を受けることが<u>できない</u>

最低生活費
世帯収入

世帯収入が最低生活費を上回っている

図6-4　**生活保護費支給の例**

表6-6　**保護施設の種類**

救護施設	身体的または精神的に著しい障害があることで，1人で生活することが難しく日常生活において支援が必要な要保護者を入所させて，生活扶助を行うことを目的とする施設
更生施設	身体的または精神的な理由で養護及び生活指導が必要とされる要保護者を入所させて，生活扶助を行うことを目的とする施設
医療保護施設	継続的な医療が必要な要保護者に対して，医療を提供することを目的とする施設
授産施設	身体的もしくは精神的な理由，または世帯の事情で就業能力が限られている要保護者に対して，就労や技能修得の場となり，要保護者の自立を目的とする施設
宿泊提供施設	住居がない要保護者やその世帯員に対して，住宅扶助を目的とする施設

表 6-7　行政不服審査制度

> 行政庁の違法又は不当な処分に関し，国民が簡易迅速かつ公正な手続の下で広く行政庁に対する不服申立てをすることができるための制度で，国民の権利や利益の救済や行政の適正な運営管理を確保することを目的にしています

▌ 不服申し立て

- 生活保護の決定や実施の内容に関して不服がある場合は，行政不服審査法にもとづき審査請求することができます（表 6-7）。
- まずは，原則，福祉事務所より処分を受けたことを知った日の翌日から 3 か月以内に，福祉事務所を管理する都道府県知事等に対して審査請求ができます。都道府県知事等の裁決に不服がある場合は，審査請求の結果を知った翌日から起算して 1 か月以内に行政庁である厚生労働大臣に再審査請求を行うことができる場合があります。
- 生活保護の対象が「生活に困窮する全ての国民」となっており，また外国人が生活保護法において準用とする扱いになっていることから，外国人による不服申し立ては難しいとされています。

▌ 停止および廃止

- 被保護者が生活保護を必要としなくなった場合には，実施機関は速やかに生活保護の停止および廃止を決定します。その決定は，被保護者に通知されます。
- 以下の状況となった場合に，生活保護の停止・廃止がされます。
  - ・収入状況が最低生活費を上回り，一定水準以上の生活がおくれるようになったとき
  - ・立ち入り調査を不当な理由で拒否や妨害したとき
  - ・必要な指導や指示に従わないとき
  - ・生活保護の決定や変更，実施のために必要な報告や届出をしない，虚偽の報告をしたとき
  - ・被保護者が生活保護の実施機関である福祉事務所の管轄外へ転居するとき
    （引き続き生活保護の受給を考える場合には，転入先の居住地を管轄する福祉事務所で改めて申請する必要あり）

このような場合はどうなる？

　　　以下の事例では，生活保護を受給している人を前提に書いています。給付決定前の場合には［受給前］と記載しています。

生活扶助

　　　日常生活をおくるうえで必要となる食費，被服費，光熱水費などが費用。

事例 1　キーワード：オムツ
介護が必要な状態になってしまった。トイレに行けなくなり，オムツを使う

ようになった。

☞　常時失禁の状態にある人で，紙オムツを必要とする場合，臨時的一般生活費における被服費から，定められた上限額内であれば給付を受けられます。その場合は，医師による証明書が必要になります。

事例2 ●キーワード：入院・長期間

入院してから3週間経つが，まだ退院の見こみが立たず，主治医から入院が1か月以上になると言われた。

☞　1か月以上入院が継続すると，保護基準額が引き下げられることがあります。入院中は病院から食事が提供され，光熱費もかからないことから，居宅生活費が発生しないとされるためです。その場合は，保護変更通知書が要保護者に届きます。

事例3 ●キーワード：冷暖房器具

家に扇風機しかなく，夏場なので熱中症が心配。クーラーが欲しい。

☞　生活保護開始時に最低生活に必要な家事什器を持ちあわせていない場合，単身者で居宅生活を開始する場合，災害により失った場合，転居に伴い従来使用していた物を継続して使用できない場合などに限り，福祉事務所が認めれば，原則，現物給付がされます。また，熱中症予防のために冷房器具の購入が必要と判断された場合は，定められた上限額内のものであれば，設置が認められるようになっています。ただし，被保護世帯が居住する地域の気候条件や住宅設備の状況等によって条件は異なります。

事例4 ●キーワード：就労収入・収入認定

生活保護を受けているが，仕事をして少しでも収入を得ながら，ゆとりのある生活を送りたい。

☞　就労することで得た収入は収入認定されるため，保護費が減額される可能性があります。また，被保護者は，収入，支出など生計状況に変更があった場合はすみやかに福祉事務所に届け出なければなりません。もし，この届け出をせずに保護費を受け取り続けた場合，生活保護の実施機関である福祉事務所に費用を返還しなければいけません。

収入認定

要保護者が生活保護を受けながら公的年金や傷病手当金，失業給付等を受給できる場合は，収入として認定されることがあります。この場合，生活扶助の最低生活費と相殺され，収入認定されたものを生活費に充てます。また，親族から経済的援助を受けた場合も同様です。

事例5 ［受給前］ ●キーワード：生活保護申請・収入減

体調を崩してしまい，以前より働く時間が短くなったことで収入が減ってし

まった。生活が苦しく，生活保護は受けられるだろうか。

☞　収入が生活保護法における最低基準額に満たない場合，生活保護における生活扶助の一般生活費にくわえて必要に応じて住宅扶助・医療扶助などでその不足部分を給付できます。体調が安定し働けるようになったら，その収入状況に応じて生活保護を停止あるいは廃止させる場合があります。

事例6　キーワード：入院・部屋代・家族による支払い

入院することになった。周りの人のことが気になるので個室で入院したい。家族が費用を支払ってくれると言ってくれている。

☞　室料差額（部屋代）は保険外併用療養費となるため，生活保護法における扶助の対象になりません。そのため，被保護者の希望・選択で個室などに入院した場合，医療機関から被保護者への部屋代の請求が発生するので，注意が必要です。また，被保護者の扶養義務者である家族が部屋代を支払う場合，その金額が収入認定されることがあるため，給付される生活費と調整されることになります。

教育扶助

　　義務教育でかかる教材費，学校給食費，通学費用，課外のクラブ活動の費用など。

事例7　キーワード：義務教育・課外活動

課外のクラブ活動で用具類を準備しないといけないが，それは保護費として給付してもらえるのか。

☞　生徒の自主活動として，学校や生徒が組織している課外のクラブ活動で使用する用具類は，教育扶助における「学習支援費」として給付されます。具体的には，①クラブ活動にかかる道具類の物品購入の費用，②部費，③クラブ活動に伴う交通費，④大会参加費用（参加費および交通費，宿泊費を含む），⑤合宿費用（交通費および宿泊費を含む）が対象となります。事前に参加費用や合宿費用が明確である場合は，確認できる書類を添付したうえ，福祉事務所へ相談します。物品購入については，領収書やレシートを提出して事後精算となることがあります。

事例8　キーワード：塾の費用・補習授業

受験のために，学校以外の学習の場として塾や予備校へ通いたい。

☞　教育扶助の対象は義務教育である小学校等および中学校等に限定されており，義務教育における就学を保障するためのものであることから，塾や予備校の費用は対象外です。学校以外で学習を受けたい場合には，生活困窮者自立支援制度における生活困窮世帯等の子どもの学習・生活支援事業などの活用を検討しましょう（231頁）。

中学を卒業するが，まだ勉強したい，将来のことを考えて，高校や大学に進学したい。

☞　教育扶助は，あくまでも義務教育期間に限ってのことであるため，高校や大学へのサポートとして受けることはできません。しかし，高校生のアルバイト収入や恵与金・貸付金を学習塾費や受験料，入学料等に充てる場合は収入認定から除外されます。高校就学費用は，生業扶助における高等学校等就学費の給付対象となっています。大学等進学時には進学準備給付金が受けられることもあります。また，大学への進学については，大学等における修学の支援に関する法律に基づき，経済的負担の軽減などの支援が受けられます。

事例10　キーワード：学校行事

小（中）学校行事で修学旅行が予定されている。毎月の保護費のやりくりだけでも大変なので，修学旅行の費用は出せそうにない。

☞　学校で行われる行事の一環としての校外活動は，原則，宿泊を伴わない場で教育を受けることを前提にしており，教育扶助の対象となるのは参加する児童または生徒全員が共通して負担する交通費や見学料などです。よって修学旅行代は給付されませんが，文部科学省の就学援助制度より支援を受けられる場合があります。

住宅扶助

家賃や地代，住宅を維持するうえで必要な費用など。

事例11　キーワード：持ち家・固定資産税

生活保護を受給するにあたり，持ち家を手放すことも考えたが，その資産価値から持ち家はそのままにしていいと判断され，そのまま住んでいる。しかし，これから毎年固定資産税を支払っていくのが厳しい場合にはどうしたらよいのか。

☞　住宅扶助はあくまでも，家屋の家賃，間代，地代等のほか，破損等による小規模補修費を保障するためであり，固定資産税はそこに含まれません。持ち家の場合，固定資産税の減免の手続きができることがあります。

事例12　キーワード：長期入院・家賃の支払い

入院がしばらく続きそうだが，住んでいた家はそのまま残しておけるのか。

☞　被保護者が6か月以内に退院できる見こみがある場合のみ，入院後6か月に限り住宅費が住宅扶助として支給されるため，住居は維持できます。しかし，その6か月を超えて入院している場合でも，そのときから3か月以内に確実に退院できる可能性がある場合に限り，さらに3か月を限度に住宅費が住宅扶助として支給されます。

事例 13 キーワード：住居の確保・世帯人員の変更

同居家族が長期入院し，世帯人数が減少した。このまま今の家に住み続けることはできるか。

☞ 被保護世帯の世帯員が入院し，1年以内に退院が見こまれる場合には，1年に限ってその人も含めた世帯人員として認められるため，住宅費が変わることはありません。しかし，1年以上入院・入所が継続する場合，状況によって判断されます。

医療扶助

病気やケガで通院・入院した場合の医療費など。

事例 14 キーワード：他法他施策優先・治療材料

入院して足腰が弱くなってしまった。歩くときのつえが欲しい。

☞ 医療扶助の給付項目の治療材料として歩行補助つえは対象となっていますが，Ｔ字つえや棒状のものは対象外となります。治療材料には，歩行補助つえ以外にも，義肢，装具，眼鏡，収尿器，ストーマ装具，尿中糖半定量検査用試験紙，吸引器およびネブライザーが支給対象になっていて，原則，現物給付となります。ただし，介護保険法や障害者総合支援法の対象者は，その法にもとづき，現物給付もしくは貸与が優先とされます。

事例 15 キーワード：通院時などの交通費

普段から車いすを使用しており，体調もすぐれない。公共の電車やバスを利用して病院を受診するのが病状的に難しい。

☞ この場合，医師によりその必要性が認められると，介護タクシー等を利用することができます。その際，医師が記載する意見書が必要です。介護タクシー等の費用は現物給付になることが多く，一般タクシー利用時は，領収書を福祉事務所に提出する必要があります。また，受診する医療機関は，原則，要保護者の居住地等に比較的近距離にある医療機関に限るとされており，以下の場合には移送費としての給付が受けられます。

・受診にかかわる電車・バス等の交通費
・被保護者の傷病，障害等の状態により，電車・バス等の利用が著しく困難な人が医療機関を受診する際の交通費
・検診命令により検診を受ける際の交通費
・医師の往診等にかかわる交通費や燃料費が必要なとき
・負傷した患者が災害現場等から医療機関に緊急搬送されるとき
・離島などで疾病または負傷し，症状が重篤であり，発生した場所の付近の医療機関では必要な医療が受けられないため，必要な医療の提供を受けられる最寄りの医療機関へ移送を行うとき
・移動困難で，症状が当該医療機関の設備等では十分でなく，医師の指示により緊急に転院する場合

・医療の給付対象として認められている移植手術を行うために，手術を行う医師等の派遣および摘出臓器等の搬送に必要な交通費

事例 16 キーワード：自費診療・セカンドオピニオン

長年治療を受けているが病気が治らないので，自費診療を受けることも考えてみたい。まずは，現在受けている治療以外の治療がないのかセカンドオピニオンを受けようと思う。

☞ 医療扶助は，国民健康保険の診療方針および診療報酬に準じており，これ以外の医療を給付対象としていないことから，自費診療について医療扶助の給付はされません。また，セカンドオピニオンの受診費用についても自費診療の扱いとなるため，医療扶助の給付はなく，全額自己負担となります。

事例 17 キーワード：指定医療機関

救急車で運ばれて緊急入院した。生活保護を受けているが医療費はどうなるのか？

☞ 入院した病院が，生活保護法における指定医療機関であれば，医療扶助が現物給付のため，患者が医療費を負担することはありません。福祉事務所が発行する医療要否意見書に医師が必要事項を記入し，その意見書を交付することで，必要な医療を受けることができます。

指定医療機関

医療扶助のための医療を提供できる病院，診療所，薬局等は，その開設者によって厚生労働大臣や都道府県知事，政令指定都市市長，中核市市長が指定しています。福祉事務所は，指定医療機関に委託し，要保護者に対して，必要な医療・検査・処方などを原則，現物給付します。指定医療機関では給付要否意見書等を交付することで，要保護者に対して医療を提供することができます。

事例 18 ［受給前］ キーワード：ホームレス・住所不定・医療費の支払い

長年，ホームレスで住所もどこにあるか覚えていない。今回，入院することになったが医療費の支払いができない。

☞ 公的保険に加入していない場合，医療費は全額自己負担になるため，入院中の要保護者にとって金銭的かつ心理的負担にもつながります。早急に解決できるように支援する必要があります。住所不定者の場合は，救急車の出場元が生活保護の実施機関となるため，その出場元の住所地を管轄する福祉事務所と相談します。ただし，医療費の支払いのことだけでなく，あくまでも生活保護申請は，申請保護の原則にもとづくため，本人の意思確認が重要となります。その本人の病状や状態から生活保護申請の意思確認ができない場合には，急迫した状況であるため，医療機関の職員等も生活保護申請ができるとされています。

事例 19 ［受給前］ キーワード：緊急入院・意識障害・健康保険未加入

緊急入院になった。患者は，意識障害があり，話を理解することも話すことも難しく，意思を表出できない。所持金がなく，公的保険にも加入していないと思われる。

☞ 生活保護法において，急迫した状況にある場合，本人からの申請ではなく，親族や医療機関からも申請できるとされています。例えば，医療機関は本人の意思確認ができない状況であっても，急迫した要保護者については本人の同意を得ずとも福祉事務所に生活保護の申請・相談をすることができます。その場合，要保護者の権利やプライバシーなどに十分配慮する必要があります。

個人情報保護法との関係性

個人情報保護法第 27 条第 1 項には，本人の同意を得ないで個人データを第三者に提供できる場合として，以下の規定があります。

①法令に基づく場合

②人の生命，身体または財産の保護のために必要がある場合であって，本人の同意を得ることが困難であるとき

③公衆衛生の向上または児童の健全な育成の推進のために特に必要がある場合であって，本人の同意を得ることが困難であるとき

介護扶助

介護サービスや福祉用具貸与の費用，介護施設への入所費用など。

事例 20 キーワード：福祉用具・他法他施策優先

退院が決まった。体力が落ちてしまったので，退院したら歩行器やベッドを使いたい。

☞ 介護保険法において，ベッドや歩行器をレンタルすることができるため，被保護者が介護保険法の対象者の場合には，介護保険法の利用が優先されます。また，障害者総合支援法における補装具の支給や日常生活用具の給付が受けられる場合も同様です。

事例 21 キーワード：退院後の生活・介護保険申請中

入院前より体力が落ちてしまった。介護保険の申請はしているが，認定結果はまだわからない。退院後の生活が不安なので，ヘルパーを利用したい。

☞ 原則，要介護認定等の結果がおりた後に介護扶助の給付決定が判断されるため，要介護認定がわからない状況で介護サービスを利用することは難しいです。しかし，介護者が急に病気等で介護ができなくなった場合など，やむを得ない事情があるときには要介護認定前でも利用できることがあります。

病院や助産施設で出産する際にかかる費用。

事例22 キーワード：出産・他法他施策優先

生活保護を受給中だが，子どものことを考えたい。出産費用はどうなるか。

☞ 医療機関や助産所等で分べんを予定している場合，8日以内の入院であれば，出産扶助から出産にもとづく基準額が支給されます。

出産扶助と入院助産

児童福祉法第22条における入院助産制度があります。生活保護受給世帯と当該年度分の住民税が非課税世帯などが利用でき，自治体が指定する助産施設で出産した場合に自治体から費用の助成を受けられます。

就職のための技能修得や就職準備の費用，高等学校等で必要な費用など。

事例23 キーワード：高校進学

中学卒業後は高校への進学を考えている。

☞ 教育扶助は義務教育が対象となるため，高等学校等への進学を希望する場合は，生業扶助における高等学校等就学費として，月額の基本額・教材費・授業料や入学料，入学考査料，通学に必要な交通費，学習支援費の給付が受けられます。また，文部科学省の事業の1つである高等学校等就学支援金が受けられる可能性もあります。

事例24 キーワード：高校・通学時の交通費

自宅から歩いて通うのが難しい高校に進学することになった。通学のための電車・バスの運賃はどうなるのか。

☞ 通学のための交通費は必要最小限度の実費が給付されることになっています。通学定期券は原則，期間を6か月で購入すること，また，遠距離で自転車通学の場合は自転車の購入費も高等学校等就学費として認められることになっています。

事例25 キーワード：就労・自立の助長

就職するために技術を身につけたい。できれば資格も取得したい。

☞ 技術修得のために必要とされる授業料（月謝）や教科書・教材費，経費および資格検討に要する費用が技能修得費として給付されます。

事例26 キーワード：高校・修学旅行

高校で修学旅行が予定されている。参加するために支払わないといけない費用をどうしたらいいか。

☞ 高等学校等就学費の給付について，高等学校等就学支援金の支給に関する法律で定める金額があり，必要最低限の基準額が設定されています。そのため，修学旅行費用は給付対象外となるため，恵与金や高校生本人のアルバイト収入等を充当することになります。また，生活福祉資金貸付制度等（232頁）で貸付が受けられる場合もあります。

葬祭扶助

被保護者が死亡した場合の葬儀，火葬や埋葬の費用など。

事例27　キーワード：火葬・埋葬・費用負担困難
自分が亡くなった後，火葬や葬儀の費用をどうしたらよいか。任せられる親族もいない。
☞ 死亡（検案）診断書の費用や，火葬費用や埋葬費用が給付されます。ただし，亡くなった要保護者の遺留金品で葬儀費用を負担できる場合には，その遺留金を優先的に活用することになります。

事例28　［受給前］キーワード：火葬・埋葬・身寄りなし
亡くなった際のことが心配。身寄りがなく連絡が取れる親族もいないが，遺体はどうなるのか。生活保護は受給していない。
☞ 墓地埋葬法にもとづき，発生地を所管する福祉事務所が窓口となり，火葬等の手続きを進めることになります。

● 生活困窮者自立支援制度

　経済的な困窮状態に陥る背景には，社会的孤立，家族・世帯・家計・就労・心身などの状況が影響しており，それらが複雑に絡み合っていることも少なくありません。このような状況に対応するため，生活困窮者自立支援制度は「第2のセーフティネット」として，生活保護にいたる前の段階や，生活保護にはいたっていないが生活に困窮する人への早期かつ包括的な支援の実施と，その支援体制を構築することによって生活困窮者（表6-8）の尊厳を保持しながら自立の促進を図ることを目的としています。

表6-8　生活困窮者

この法律において「生活困窮者」とは，就労の状況，心身の状況，地域社会との関係性その他の事情により，現に経済的に困窮し，最低限度の生活を維持することができなくなるおそれのある者をいう（生活困窮者自立支援法　第三条）

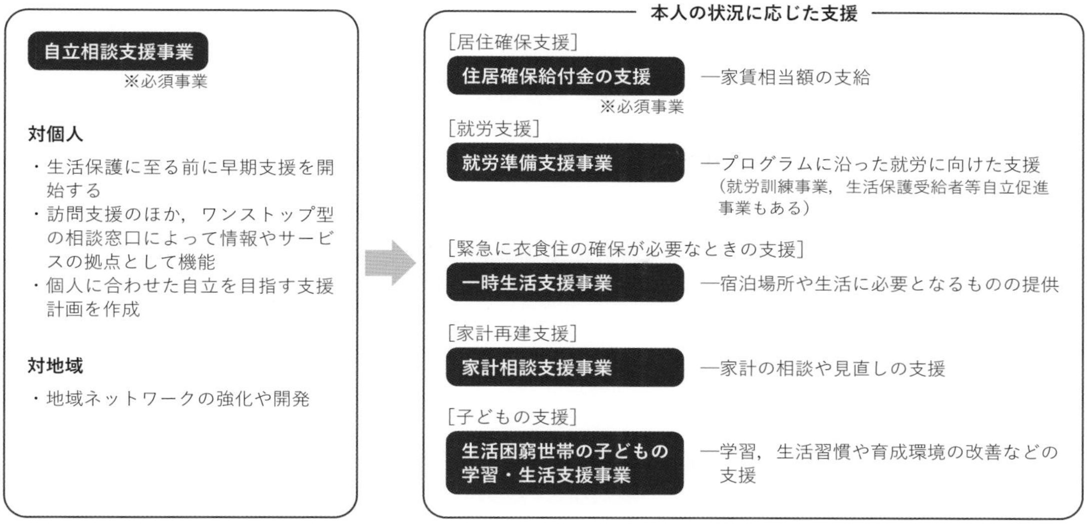

本人の状況に応じた支援

自立相談支援事業 ※必須事業		

対個人

・生活保護に至る前に早期支援を開始する
・訪問支援のほか、ワンストップ型の相談窓口によって情報やサービスの拠点として機能
・個人に合わせた自立を目指す支援計画を作成

対地域

・地域ネットワークの強化や開発

[居住確保支援]
住居確保給付金の支援 ——家賃相当額の支給
※必須事業

[就労支援]
就労準備支援事業 ——プログラムに沿った就労に向けた支援
（就労訓練事業、生活保護受給者等自立促進事業もある）

[緊急に衣食住の確保が必要なときの支援]
一時生活支援事業 ——宿泊場所や生活に必要となるものの提供

[家計再建支援]
家計相談支援事業 ——家計の相談や見直しの支援

[子どもの支援]
生活困窮世帯の子どもの学習・生活支援事業 ——学習、生活習慣や育成環境の改善などの支援

図 6-5　生活困窮者自立支援制度の概要

　具体的には、自治体が必ず実施しなければならない必須事業と、地域の実情に応じて実施する任意事業があります（図6-5）。まずは生活困窮者からの相談を受け、ニーズを把握し、抱えている課題を評価・分析し、そのうえで自立支援計画を策定します。その自立支援計画にもとづき、生活困窮者の状況に応じた住宅確保給付金や就労準備支援事業などのさまざまな事業を活用、関係機関と連携しながら、自立した生活が送れるよう包括的かつ継続的に支援していきます。外国籍の人でも、在留資格があれば各事業を利用できる場合があります（自治体によって永住者などに限定している場合あり）。

自立相談支援事業（必須事業）

概要 ● 生活困窮者やその家族からの相談に早期かつ包括的に応じ、生活困窮状態からの自立に向けて支援する事業。生活困窮者の抱えている課題を適切に評価・分析して、その課題をふまえた自立支援のプランを作成し、必要なサービスにつなげます。

対象者 ● 最低限度の生活を維持することができなくなる可能性があり、生活困窮状態からの自立が見こまれる人。

相談窓口 ● 居住地のある市区町村が指定した生活困窮者自立支援担当窓口（相談窓口を自治体が社会福祉協議会やNPO法人などに委託している場合もある）。

ポイント ● 必要に応じて関係機関への訪問に同行する支援も行います。

住居確保給付金の支給（必須事業）

概要 ● 主な生計維持者が離職や廃業によって住居を失う、または失うおそれが生じる

場合，一定期間家賃相当額が支給されます。

対象者	● 離職や廃業して2年以内，または休業等に伴って収入が減少し，離職等と同程度の状況にあり，誠実かつ熱心に求職活動を継続する人。
ポイント	● 支給額は，自治体や世帯人数によって異なります。
	● 賃貸物件が給付金支給の対象です。共益費や光熱費は対象外です。
	● 自治体で決定がなされると，賃貸人等に家賃が代理納付されます。
	● 直近の月の世帯収入合計額や預貯金額が市区町村で定める額を超えていないことが支給の要件です。

就労準備支援事業（任意事業）

概要	● 仕事が長続きしない，就労経験が乏しい，他者とのコミュニケーションが苦手，生活リズムが不規則などの理由ですぐには就労することが難しい人に対して，一定期間，生活習慣や対人関係，就労に向けた技術や知識習得のためのトレーニングを計画的に行い，就労に対する不安を解消しながら就労に向けて支援する事業。
対象者	● 仕事をすることに不安があるなどの働きづらさを抱えており，一定の基準を満たした生活が送れていない人。
ポイント	● 対象者や内容などが自治体によって異なります。
	● 生活習慣を身につける・改善する必要がある，就労の意思が希薄・就労に必要な能力が低いなどの状況があり，ハローワークにおける職業紹介・職業訓練などではすぐには就労が困難と考えられる人が対象となる目安です。
	● すぐには一般就労につくことが難しく生活が困窮している人を対象に，職場体験や柔軟な働き方ができる雇用を支援する就労訓練事業（中間的就労）を行っている自治体もあります。

一時生活支援事業（任意事業）

概要	● 住居がない，ネットカフェで寝泊まりを続けているなど，不安定な住居形態にある人に対して，一定期間に限って宿泊場所や食事や衣類など生活に必要なものを提供する事業。安定した生活のための住居の確保や就労など，自立に向けた支援も行います。
対象者	● 不安定な住居形態にあり，所得が一定水準以下の人。
ポイント	● 生活の拠点があった自治体での相談となります。
	● 就労に結びつけられるようにするための自立相談支援事業との連携，訪問による情報提供や助言など，日常生活を送っていくうえで必要な支援が実施されます。

家計改善支援事業 （任意事業）

概要 ● 家計が苦しく生活が困窮している人に対し，相談や見直しを行うことで家計を管理する力を高めて生活を立て直し，生活の自立を目指すための事業。

対象者 ● 生活が困窮し，経済的な困りごとを抱えており，一定の基準を満たした人。

ポイント ● 対象者や内容などは，自治体により異なります。

生活困窮世帯等の子どもの学習・生活支援事業 （任意事業）

概要 ● 「貧困の連鎖」を防止するために，生活保護受給世帯を含む生活困窮世帯の子どもと保護者に対して，学習支援，居場所の提供，生活習慣や育成環境の改善のための支援，進路相談などを行う事業。

対象者 ● 生活保護世帯や生活困窮状態にある世帯の子どもや保護者。

ポイント ● 対象者や対象年齢，内容などは，自治体によって異なります。
　　　　 ● 地域の社会資源の活用，地域の学習支援ボランティア，教員OBの活用など，各自治体が地域の実情に応じながら実施しています。
　　　　 ● 必要に応じて，自立相談支援事業等と連携して世帯全体への支援も行います。

生活保護受給者等就労自立促進事業

概要 ● 自治体の庁舎内にハローワークの窓口を設置して相談に応じたり，巡回相談を行ったりするなど，自治体とハローワークが連携しながら一体となって就労に向けて支援する事業。

対象者 ● 生活保護を受給している人，生活が困窮している人（生活困窮者自立支援法に基づく自立相談支援事業を受けている），児童扶養手当を受給している人など。

相談窓口 ● 生活保護受給者は生活保護の担当ケースワーカー，生活困窮者は自立相談支援機関の相談窓口，児童扶養手当受給者は区市町村が指定する担当窓口。

ポイント ● 対象者や内容などが自治体によって異なります。
　　　　 ● 生活困窮者自立支援制度と関連して行われる事業です。

● 住宅確保困難者の支援

住宅セーフティネット制度

概要 ● 高齢者，障害者，子どもを養育する人，低額所得者など，住宅を確保することが難しい人に対して，民間賃貸住宅の空き室や空き家を活用して賃貸住宅の供給を促進することを目的とした制度。具体的には，入居を拒まない賃貸住宅の登録制度，バリアフリーや耐震工事などの経済的な支援，入居支援や入居後の見守り支援などがあります。

● 高齢者，障害者，子どもを養育する人，低額所得者，被災者など，住宅の確保に配慮が必要な人。
利用方法 ● 登録された賃貸住宅は『セーフティネット住宅情報提供システム』でインターネット検索できます。
● 入居先の確保・入居支援に関しては，居住支援協議会や都道府県が指定した居住支援法人で相談できます。

● 資金貸付制度

生活福祉資金貸付制度

概要 ● 低所得者世帯・障害者世帯・高齢者世帯に対して，生活の安定と経済的な自立を図ることを目的に資金の貸付を行う制度。貸付後も返済完了まで，生活の安定や立て直しのために継続的な相談支援を行います。
● 利用目的に応じた資金の種類があり（表6-9），それぞれに貸付の要件，基準が定められています。

対象者 ● 以下のいずれかに該当する人。
・低所得者世帯（世帯の収入が一定基準以下）
・障害者世帯（身体障害者手帳，療育手帳，精神障害者保健福祉手帳の交付を受けた人等の属する世帯）
・高齢者世帯（日常生活上，療養または介護を要する65歳以上の高齢者の属する世帯で，かつ世帯の収入が一定基準以下）

利用方法 ● 社会福祉協議会で相談，申請します。
● 借り入れの相談時には，借り入れの理由や資金の利用目的のみならず，家族状況や経済状況を確認しながら，必要な支援が検討されます。
● 必要書類を提出後，社会福祉協議会にて審査されます。貸付の決定は，貸付の条件と償還（返済）の可能性の有無が考慮されます。
● 相談支援は，生活の安定を目的とし，借り入れ時から償還（返済）が完了するまで行われます。

相談窓口 ● 居住地のある区市町村の社会福祉協議会。

ポイント ● 貸付世帯の収入基準や貸付条件は，都道府県社会福祉協議会によって異なります。外国籍の人がいる世帯も，一定期間居住しており，将来ともに永住する見込みがある等一定の条件を満たす場合には借り入れができます。
● 他の制度（給付制度等）が利用できる場合，そちらの利用が優先されます。
● 総合支援資金は，生活困窮者自立支援制度における自立相談支援事業の利用が要件となります（すでに就職が内定している場合等を除く）。
● 連帯保証人は，原則，必要であり，貸付の利子は無利子です。連帯保証人を立てない場合でも借り入れは可能ですが，年1.5%の利子がかかります。また，不動産担保型生活資金は，年3%または長期プライムレートのいずれか低いほ

表 6-9　資金の種類と限度額 　　　　　　　　　　　　　　　　　　　　　　　　　　　　　　　　　（2024 年 2 月末現在）

資金の種類			貸付限度額
総合支援資金	生活支援費	・生活再建までの間に必要な生活費用	【2 人以上】月 20 万円以内 【単身】月 15 万円以内
	住宅入居費	・敷金，礼金等住宅の賃貸契約を結ぶために必要な費用	40 万円以内
	一時生活再建費	・生活を再建するために一時的に必要かつ日常生活費で賄うことが困難である費用	60 万円以内
福祉資金	福祉費	・生業を営むために必要な経費 ・技能習得に必要な経費およびその期間中の生計を維持するために必要な経費 ・住宅の増改築，補修等および公営住宅の譲り受けに必要な経費 ・福祉用具等の購入に必要な経費 ・障害者用の自動車の購入に必要な経費 ・中国残留邦人等にかかわる国民年金保険料の追納に必要な経費 ・負傷または疾病の療養に必要な経費およびその療養期間中の生計を維持するために必要な経費 ・介護サービス，障害者サービス等を受けるのに必要な経費およびその期間中の生計を維持するために必要な経費 ・災害を受けたことにより臨時に必要となる経費 ・冠婚葬祭に必要な経費 ・住居の移転等，給排水設備等の設置に必要な経費 ・就職，技能習得等の支度に必要な経費 ・その他日常生活上一時的に必要な経費	580 万円以内*
	緊急小口資金	・緊急かつ一時的に生計の維持が困難となった場合に貸し付ける少額の費用	10 万円以内
教育支援資金	教育支援費	・低所得世帯に属する者が高等学校，大学または高等専門学校に就学するために必要な経費	【高校】月 3.5 万円以内 【高専】月 6 万円以内 【短大】月 6 万円以内 【大学】月 6.5 万円以内 ※特に必要と認める場合は，各上限額の 1.5 倍まで貸付可能
	就学支度費	・低所得世帯に属する者が高等学校，大学または高等専門学校への入学に際し必要な経費	50 万円以内
不動産担保型生活資金	不動産担保型生活資金	・低所得の高齢者世帯に対し，一定の居住用不動産を担保として生活資金を貸し付ける資金	・土地の評価額の 70%程度 ・月 30 万円以内
	要保護世帯向け不動産担保型生活資金	・要保護の高齢者世帯に対し，一定の居住用不動産を担保として生活資金を貸し付ける資金	・土地および建物の評価額の 70%程度（集合住宅の場合は 50%） ・生活扶助額の 1.5 倍以内

*資金の用途に応じて貸付上限額の目安を設定している。

うの利子がかかります。償還期限を過ぎると，元金残高に対して，年 3%の延滞利子が発生します。

- 資金の種類ごとに償還（返済）期間が決められており，据置期間（貸付金の返済を猶予された期間）が経過した後，計画的に返済していきます。
- 申請から貸付までには，一定の時間がかかります。

緊急小口資金

概要
- 緊急かつ一時的に生計の維持が困難となった場合に少額の費用を貸し付ける制度（表 6-10）。

対象者
- 低所得者世帯で，緊急かつ一時的に生活が困窮していて，返済（償還）の見通しが立つ人。

表 6-10　緊急小口資金の対象となる状況の例

	具体的な例
やむを得ない支払い等により，支出が増え，生活費が必要になったとき	・医療費や介護費，税金，国民健康保険料，年金保険料などを支払った ・福祉施設等からの退出に伴う賃貸住宅の入居にかかる敷金，礼金等の支払いをした
災害や盗難等の被害により，困窮し，生活費が必要になったとき	・火災等による被災者や事故等により損害（物損）を受けたことにより支出が増えた ・給与の盗難等の被害により，生活費が必要なとき
雇用状況等によって，生活費が必要になったとき	・初回の給与支給までの生活費が必要なとき ・会社からの解雇，休業等による収入減のため，生活費が必要なとき ※今後の収入が見込めることが条件
公的給付等の収入が得られるまでの間に，生活費が必要になったとき	・生活保護や公的年金，雇用保険の手当等が支給されるまでの間 ※つなぎ資金としての貸付のため，支給開始日・金額等が明確に分かることが必要

利用方法 ● 社会福祉協議会で相談し，申請します。

相談窓口 ● 居住地のある区市町村の社会福祉協議会。

ポイント ● 貸付は無利子です。連帯保証人は不要です。

● 貸付世帯の収入基準や貸付条件は，都道府県社会福祉協議会によって異なります。外国籍の人がいる世帯も，一定期間居住しており，将来ともに永住する見こみがある等一定の条件を満たす場合には借り入れができます。

● 他の制度（給付制度等）が利用できる場合，そちらの利用が優先されます。

● 生活困窮者自立支援制度における自立相談支援事業の利用が要件となります（すでに就職が内定している場合等を除く）。

● 申請から貸付までには，一定の時間がかかります。

臨時特例つなぎ資金貸付制度

概要 ● 解雇や雇止め等により住居を喪失した場合など，住居のない離職者に，給付金や貸付が受けられるまでの当面の生活費を貸し付ける制度。貸付の付与上限額は 10 万円以内です。

対象者 ● 以下の全てに該当する人。

①住居のない離職者である

②離職者を支援する公的給付（失業等給付，住宅手当等），または公的貸付（就職安定資金融資等）等の制度の申請を受理されており，当該給付等の開始までの生活に困窮している

③貸付を受けようとする人の名義の金融機関の口座を有している

利用方法 ● 社会福祉協議会で相談し，申請します。

相談窓口 ● 居住地のある区市町村の社会福祉協議会。

ポイント ● 貸付は無利子です。また，連帯保証人は不要です。

● 生活困窮者自立支援制度における自立相談支援事業の利用が要件となります（すでに就職が内定している場合等を除く）。

（中山照雄，伊東みなみ，丸山佳，近藤ゆり子）

年金制度の体系は**図6-6**[1] に示すとおりで，3階建ての仕組みになっています。現役世代の全ての人は国民年金の被保険者となり，また，民間サラリーマンや公務員などは，これに加え，厚生年金保険に加入します。さらに，iDeCo（個人型確定拠出年金）などの私的年金に任意で加入することもできます。

年金加入者は職業などによって第1号被保険者，第2号被保険者，第3号被保険者に分かれ，届出等が異なります（表6-11）[1]。第1号被保険者は住所地の市町村に届出を行い，自ら保険料を納付します。第2号被保険者は勤務先の事業主を通して届出を行い，保険料は，勤務先の事業主が給与から天引きして，事業主負担分と合わせて納付します。第3号被保険者は，第2号被保険者の勤務先の事業主を通して届出をします。

老齢年金

高齢になった場合，老齢年金を受け取ることができます。受け取ることのできる老齢年金の種類は，現役世代のときに加入していた年金制度の種類によって異なります。

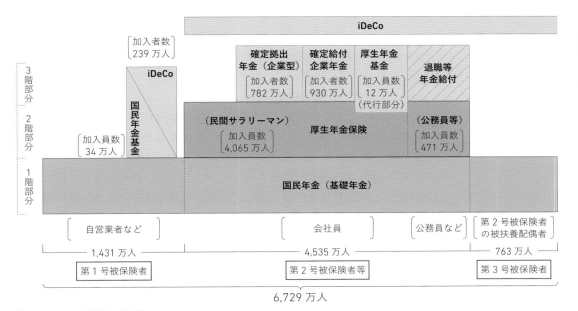

図6-6 年金制度の体系

・数値は2022年3月末時点。
・斜線部は任意加入。

（厚生労働省：令和5年版厚生労働白書資料編，p240，厚生労働省，2023）

生活費と仕事 6章

表 6-11　第 1 号被保険者，第 2 号被保険者，第 3 号被保険者　　　　　　　　　　　　　　　　（2024 年 2 月末現在）

第 1 号被保険者	第 2 号被保険者	第 3 号被保険者
○20 歳以上 60 歳未満の自営業者，農業者，無業者等	○民間サラリーマン，公務員が該当	○民間サラリーマン，公務員に扶養される配偶者
○保険料は定額，月 16,520 円（2023 年 4 月～） ・2005 年 4 月から毎年 280 円引き上げ，2017 年度以降 16,900 円（2004 年度価格）で固定 ・産前産後期間の保険料免除の開始に伴い，2019 年度以降は 17,000 円（2004 年度価格） ・毎年度の保険料額や引上げ幅は，物価や賃金の動向に応じて変動 ○任意で，付加保険料の納付や国民年金基金，iDeCo への加入が可能	○保険料は報酬額に比例，料率は 18.3%（2017 年 9 月～） ・2004 年 10 月から毎年 0.354% 引き上げ，2017 年 9 月以降 18.3% で固定 ○労使折半で保険料を負担 ○企業により，企業型確定拠出年金や確定給付型年金を実施 ○任意で，iDeCo への加入が可能	○被保険者本人は，負担を要しない ○配偶者の加入している厚生年金制度が負担 ○任意で，iDeCo への加入が可能

（厚生労働省：令和 5 年版厚生労働白書資料編，p240，厚生労働省，2023）

国民年金（老齢基礎年金）

概要 ● 現役世代のときに国民年金に加入していた人が老齢になったときに受け取ることができる年金。

対象者 ● 現役世代のときに，国民年金の第 1 号被保険者，第 2 号被保険者または第 3 号被保険者であった人で，保険料納付済期間と保険料免除期間などを合算した受給資格期間が 10 年以上ある場合に，原則，65 歳から受け取ることができます。

● 20～60 歳になるまでの 40 年間の国民年金や厚生年金の加入期間等に応じて年金額が計算され，その 40 年間の保険料を全て納めると，満額の老齢基礎年金を受け取ることができます。満額の年金額は，年額 795,000 円（月額 66,250 円）〔68 歳以上の場合，年額 792,600 円（月額 66,050 円）〕です。

● 60～65 歳までの間に繰上げて，減額された年金を受け取る「繰上げ受給」や，66～75 歳までの間に繰下げて，増額された年金を受け取る「繰下げ受給」の制度があります。繰上げ受給の場合の減額率は，0.4%（1962 年 4 月 1 日以前生まれの場合は 0.5%）に繰上げ請求月から 65 歳に達する日の前月までの月数を掛けたものであり，最大 24%（1962 年 4 月 1 日以前生まれの場合は最大 30%）です。繰下げ受給の場合の増額率は，0.7% に 65 歳に達した月から繰下げ申出月の前月までの月数を掛けたものであり，最大 84%（1952 年 4 月 1 日以前生まれの場合は，繰下げの上限年齢が 70 歳までとなるので，増額率は最大で 42%）です。なお，減額や増額は一生涯続きます（表 6-12）。

利用方法・相談窓口 ● 日本年金機構の年金事務所等に相談します。

ポイント ● 所得が少ない場合には，保険料免除や保険料納付猶予の制度があります。保険料の免除や納付猶予を受けている時期も，老齢基礎年金の受給資格期間に算入されます。

● 出産予定日または出産日が属する月の前月から 4 か月間の国民年金保険料が免除されます。この場合，保険料が免除された期間も保険料を納付したものと

表 6-12　繰上げ受給の場合の減額率および繰下げ受給の場合の増額率（1962 年 4 月 2 日以降生まれの場合）

請求時の年齢	減額率（−）または増額率（+）	請求時の年齢	減額率（−）または増額率（+）	請求時の年齢	減額率（−）または増額率（+）
60 歳	−24%	65 歳	0%	70 歳	42%
61 歳	−19.2%	66 歳	8.4%	71 歳	50.4%
62 歳	−14.4%	67 歳	16.8%	72 歳	59.2%
63 歳	−9.6%	68 歳	25.2%	73 歳	67.4%
64 歳	−4.8%	69 歳	33.6%	74 歳	75.6%
				75 歳	84%

して老齢基礎年金の受給額に反映されます。

- 学生には，申請により在学中の保険料の納付が猶予される「学生納付特例制度」が設けられています。
- 60 歳までに老齢基礎年金の受給資格期間（10 年）を満たしていない場合や，40 年の納付済期間がないため老齢基礎年金を満額受給できない場合には，60 歳以上 65 歳未満の間，国民年金に任意加入することができます。

厚生年金（老齢厚生年金）

概要 ● 現役世代のときに厚生年金に加入していた人が老齢になったときに受け取ることができる年金。

対象者 ● 老齢厚生年金は，老齢基礎年金を受け取れる場合であって，厚生年金の加入期間がある場合に，老齢基礎年金に上乗せした形で，原則，65 歳から受け取ることができます。

- 一定の要件を満たす場合には，65 歳になるまでの間，特別支給の老齢厚生年金を受け取ることができます。
- 厚生年金に加入していたときの報酬額や加入期間等に応じて年金額が計算されます。
- 60〜65 歳までの間に繰上げて，減額された年金を受け取る「繰上げ受給」や，66〜75 歳までの間に繰下げて，増額された年金を受け取る「繰下げ受給」を選択することができます。繰上げ受給の場合の減額率や繰下げ受給の場合の増額率は，原則として，老齢基礎年金の場合と同じです。なお，減額や増額は一生涯続きます。

利用方法・相談窓口 ● 日本年金機構の年金事務所等に相談します。

ポイント ● 老齢厚生年金を受給すると同時に厚生年金保険の被保険者であるときに，受給している老齢厚生年金の基本月額と総報酬月額相当額に応じて年金額が支給停止となる場合があります（在職老齢年金）。なお，2007 年 4 月以降に 70 歳に達し，70 歳以降も厚生年金適用事業所に勤務している場合は，厚生年金保険の被保険者ではありませんが，在職による支給停止が行われます。基本月額と総報酬月額相当額の合計額が 480,000 円以下の場合には年金が全額支給されま

すが，それを超えた場合に，年金額の全部または一部が支給停止になります。

- 厚生年金保険の被保険者期間が原則として 20 年以上ある場合に，65 歳になった時点で，その人に生計を維持されている配偶者（65 歳未満）または子がいるときに加算される加給年金があります。

障害年金

病気やけがによって生活や仕事などが制限されるようになった場合に，障害年金を受け取ることができる場合があります。受け取ることのできる障害年金の種類は，加入している年金制度の種類によって異なります。

障害基礎年金

概要 ● 病気やけがで初めて医師の診療を受けたときに国民年金に加入していた場合に請求できる年金。

対象者 ● 障害基礎年金の対象となる障害は，障害認定基準に定められています。そのなかで障害等級認定基準が定められている障害は，**表 6-13** のとおりです。

- 次の①〜③の全ての要件を満たしているときは，障害基礎年金が支給されます。

①障害の原因となった病気やけがの初診日が次のいずれかの間にあること
　・国民年金に加入している期間
　・20 歳前または日本国内に住んでいる 60 歳以上 65 歳未満で年金制度に加入していない期間

②障害の状態が，障害認定日（障害認定日以後に 20 歳に達したときは，20 歳に達した日）に，障害等級表に定める 1 級または 2 級に該当していること（281 頁）

③初診日の前日に，初診日がある月の前々月までの被保険者期間で，国民年金の保険料納付済期間（厚生年金保険の被保険者期間，共済組合の組合員期間を含む）と保険料免除期間をあわせた期間が 3 分の 2 以上あること（ただし，初診日が2026 年 4 月 1 日前にあるときは，初診日において 65 歳未満であれば，初診日の前日に

表 6-13　**障害等級認定基準が定められている障害**

・眼の障害	・肢体の障害	・血液・造血器疾患による障害
・聴覚の障害	・精神の障害	・代謝疾患による障害
・鼻腔機能の障害	・神経系統の障害	・悪性新生物による障害
・平衡機能の障害	・呼吸器疾患による障害	・高血圧症による障害
・そしゃく・嚥下機能の障害	・心疾患による障害	・その他の疾患による障害
・音声または言語機能の障害	・腎疾患による障害	・重複障害
	・肝疾患による障害	

おいて，初診日がある月の前々月までの直近 1 年間に保険料の未納がなければよいことになっている。また，20 歳前の年金制度に加入していない期間に初診日がある場合は，この要件は不要）

- 上記②の障害等級 1 級とは，身体の機能の障害または長期にわたる安静を必要とする病状が日常生活の用を弁ずることを不能ならしめる程度のものとされています。この日常生活の用を弁ずることを不能ならしめる程度とは，他人の介助を受けなければほとんど自分の用を弁ずることができない程度のものです。例えば，身のまわりのことはかろうじてできるが，それ以上の活動はできないもの，または行ってはいけないもの，すなわち，病院内の生活でいえば，活動の範囲がおおむねベッド周辺に限られるものであり，家庭内の生活でいえば，活動の範囲がおおむね就床室内に限られるものです。また，障害等級 2 級とは，身体の機能の障害または長期にわたる安静を必要とする病状が，日常生活が著しい制限を受けるか，または日常生活に著しい制限を加えることを必要とする程度のものとされています。この日常生活が著しい制限を受けるか，または日常生活に著しい制限を加えることを必要とする程度とは，必ずしも他人の助けを借りる必要はないが，日常生活は極めて困難で，労働により収入を得ることができない程度のものです。例えば，家庭内の極めて温和な活動（軽食づくり，下着程度の洗濯等）はできるが，それ以上の活動はできないもの，または行ってはいけないもの，すなわち，病院内の生活でいえば，活動の範囲がおおむね病棟内に限られるものであり，家庭内の生活でいえば，活動の範囲がおおむね家屋内に限られるものです。
- 障害基礎年金は，障害認定日に上記の 1 級または 2 級の障害の状態にあるときに請求できますが，障害認定日に当該障害の状態に該当しなかった人でも，その後，症状が悪化し，当該障害の状態になったときには請求日の翌月から障害年金を受給できます（事後重症による請求）。
- 障害基礎年金の額は，1 級の場合，年額 993,750 円（1956 年 4 月 1 日以前生まれの場合には，年額 990,750 円），2 級の場合，年額 795,000 円（1956 年 4 月 1 日以前生まれの場合には，年額 792,600 円）です。
- 18 歳になった後の最初の 3 月 31 日までの子，または 20 歳未満で障害等級 1 級または 2 級の状態にある子の生計を維持している場合には，子の加算額が加算されます。金額は，第 1 子，第 2 子の場合，1 人につき 228,700 円，第 3 子以降については，1 人につき 76,200 円です。

利用方法・相談窓口
- 障害基礎年金の請求書の提出先は，住所地の市区町村役場の窓口です。なお，初診日が国民年金第 3 号被保険者期間中の場合は，日本年金機構の年金事務所等になります。

ポイント
- 障害基礎年金を請求するためには，年金請求書の他，医師の診断書や病歴・就労状況等申立書等，さまざまな資料が必要となります。
- 障害年金を受給している場合，障害の状態に応じて提出が必要となる年に，引き続き障害年金を受ける権利があるかどうか，障害の状態を確認するため「障害状態確認届（診断書）」を提出する必要があります。

- 国民年金に任意加入していなかったことにより，障害基礎年金等を受給していない障害者について，特別障害給付金が支給される場合があります。

対象者
- 国民年金に任意加入していなかった期間内に初診日があり，現在，障害基礎年金の1級，2級相当の障害の状態にある人のうち，以下の①②に該当する人が支給対象となります。
  ①1991年3月以前に国民年金任意加入対象であった学生
  ②1986年3月以前に国民年金任意加入対象であった被用者等の配偶者
  （ただし，65歳に達する日の前日までに当該障害状態に該当し，請求した場合に限られる）
- 支給額は，障害基礎年金1級相当に該当する場合，月額53,650円，障害基礎年金2級相当に該当する場合，月額42,920円です。

利用方法・相談窓口
- 住所地の市区町村役場に相談します。

ポイント
- 受給者本人の前年の所得による支給制限があります。
- 特別障害給付金の支給を受けると，経過的福祉手当の受給資格は喪失します。
- 老齢年金，遺族年金，労災補償等を受給している場合には，その受給額分を差し引いた額が支給されます。

障害厚生年金

概要
- 病気やけがで初めて医師の診療を受けたときに厚生年金に加入していた場合に請求できる年金。

対象者
- 次の①〜③の全ての要件を満たしているときは障害厚生年金が支給されます。
  ①厚生年金保険の被保険者である間に，障害の原因となった病気やけがの初診日があること
  ②障害の状態が，障害認定日に，障害等級表（281頁）に定める1〜3級のいずれかに該当していること
  ③初診日の前日に，初診日がある月の前々月までの被保険者期間で，国民年金の保険料納付済期間（厚生年金保険の被保険者期間，共済組合の組合員期間を含む）と保険料免除期間をあわせた期間が2/3以上あること（ただし，初診日が2026年4月1日以前にあるときは，初診日において65歳未満であれば，初診日の前日において，初診日がある月の前々月までの直近1年間に保険料の未納がなければよいことになっている）
- 障害厚生年金の場合には，障害等級表（281頁）に定める1級，2級の場合に加えて，3級に該当する場合にも受給ができます。ここでいう障害等級3級とは，労働が著しい制限を受けるか，または労働に著しい制限を加えることを必要とする程度のものとされています。
- 障害厚生年金は，障害認定日に上記の障害の状態にあるときに請求できますが，障害認定日に当該障害の状態に該当しなかった人でも，その後，症状が悪化し，当該障害の状態になったときには請求日の翌月から障害年金を受給できます（事後重症による請求）。

- 厚生年金に加入していたときの報酬額や加入期間等に応じて年金額が計算されます。ただし、年金額の計算において、厚生年金期間が 300 月（25 年）未満の場合は、300 月とみなして計算するほか、3 級の場合の最低保証額が存在します（596,300 円。1956 年 4 月 1 日以前生まれの場合には、594,500 円）。

利用方法・相談窓口
- 日本年金機構の年金事務所等に相談します。

ポイント
- 障害厚生年金を請求するためには、年金請求書のほか、医師の診断書や病歴・就労状況等申立書等、さまざまな資料が必要となります。
- 障害年金を受給している場合、障害の状態に応じて提出が必要となる年に、引き続き障害年金を受ける権利があるかどうか、障害の状態を確認するため「障害状態確認届（診断書）」を提出する必要があります。
- 障害厚生年金に該当する状態よりも軽い障害（282 頁）が残ったときは、障害手当金（一時金）を受け取ることができる場合があります。
- 同一の傷病等による障害厚生年金または障害手当金を受けている場合、傷病手当金は支給されません。ただし、障害厚生年金の額（同一支給事由の障害基礎年金が支給されるときはその合算額）の 1/360 が傷病手当金の日額より少ない場合は、その差額が支給されます。また、障害手当金の場合は、傷病手当金の額の合計額が障害手当金の額に達することとなる日までの間、傷病手当金は支給されません。

遺族年金

国民年金または厚生年金保険の被保険者または被保険者であった人が亡くなったときに、その人によって生計を維持されていた遺族が遺族年金を受け取ることができる場合があります。受け取ることのできる遺族年金の種類は、加入している年金制度の種類によって異なります。

遺族基礎年金

概要
- 国民年金の被保険者等であった人が、受給要件を満たしている場合、亡くなった人によって生計を維持されていた「子のある配偶者」または「子」が、請求できる年金。

対象者
- 以下の①〜④のいずれかの要件を満たしている人が死亡したときに、遺族に遺族基礎年金が支給されます。
  ①国民年金の被保険者である間に死亡したとき
  ②国民年金の被保険者であった 60 歳以上 65 歳未満の人で、日本国内に住所を有していた人が死亡したとき
  ③老齢基礎年金の受給権者であった人が死亡したとき
  ④老齢基礎年金の受給資格を満たした人が死亡したとき
- ①および②の場合、死亡日の前日において、保険料納付済期間（保険料免除期間を含む）が国民年金加入期間の 2/3 以上あることが必要です。ただし、死亡日

が 2026 年 3 月末日までのときは，死亡した人が 65 歳未満であれば，死亡日の前日において，死亡日が含まれる月の前々月までの直近 1 年間に保険料の未納がなければよいことになっています。

- ③および④の場合，保険料納付済期間（保険料免除期間等を含む）を合算した期間が 25 年以上の場合に限ります。
- 遺族基礎年金を受給できる遺族には，死亡した人に生計を維持されていた子のある配偶者，または子，が含まれます。子とは，18 歳になった年度の 3 月 31 日までにある子，または 20 歳未満で障害年金の障害等級 1 級または 2 級の状態にある子を指します。子のある配偶者が遺族基礎年金を受け取っている間や，子に生計を同じくする父または母がいる間は，子には遺族基礎年金は支給されません。
- 遺族基礎年金を受けるために必要な「生計を維持されている」とは，原則以下の①②の要件をいずれも満たす場合をいいます。
  ①生計を同じくしていること（同居していること。別居していても，仕送りをしている，健康保険の扶養親族である等の事項があれば認められる）
  ②収入要件を満たしていること（前年の収入が 850 万円未満であること。または所得が 655 万 5 千円未満であること）
- 遺族基礎年金の年金額は，子のある配偶者が受け取る場合，795,000 円＋子の加算額（1956 年 4 月 1 日以前生まれの場合には，792,600 円＋子の加算額）です。ここで，「子の加算額」とは，1 人目および 2 人目の子の場合，それぞれ 228,700 円，3 人目以降の子の場合，それぞれ 76,200 円です。遺族基礎年金を子が受け取る場合の年金額は，795,000 円に 2 人目以降の子の加算額を合計した額を子の数で割った額が，1 人あたりの額となります。

利用方法・相談窓口
- 遺族基礎年金の請求書の提出先は，住所地の市区町村役場の窓口です。ただし，死亡日が国民年金第 3 号被保険者期間中の場合は，日本年金機構の年金事務所等になります。

ポイント
- 遺族基礎年金は，「子のある配偶者」または「子」しか受給できません。しかし，遺族厚生年金の場合には，子のない配偶者等の場合でも受給できる場合があります（詳しくは下記「遺族厚生年金」を参照）。
- 遺族基礎年金を受給できない場合であっても，寡婦年金や死亡一時金を受給できることがあります。

遺族厚生年金

概要
- 厚生年金の被保険者または被保険者であった人が亡くなった場合，その人によって生計を維持されていた遺族が請求できる年金。

対象者
- 以下の①〜⑤のいずれかの要件を満たしている人が死亡したときに，遺族に遺族厚生年金が支給されます。
  ①厚生年金保険の被保険者である間に死亡したとき
  ②厚生年金の被保険者期間に初診日がある病気やけがが原因で初診日から 5

年以内に死亡したとき

③1級・2級の障害厚生（共済）年金を受けとっている人が死亡したとき

④老齢厚生年金の受給権者であった人が死亡したとき

⑤老齢厚生年金の受給資格を満たした人が死亡したとき

- ①および②の場合，死亡日の前日において，保険料納付済期間（保険料免除期間を含む）が国民年金加入期間の2/3以上あることが必要です。ただし，死亡日が2026年3月末日までのときは，死亡した人が65歳未満であれば，死亡日の前日において，死亡日が含まれる月の前々月までの直近1年間に保険料の未納がなければよいことになっています。

- ④および⑤の場合，保険料納付済期間（保険料免除期間等を含む）が25年以上ある人に限ります。

- 死亡した人に生計を維持されていた以下の遺族のうち，最も優先順位の高い人（①から）が受け取ることができます。なお遺族基礎年金を受給できる遺族はあわせて受給できます。

①子のある配偶者，②子，③子のない配偶者，④父母，⑤孫，⑥祖父母

- ここでいう「子」および「孫」は，18歳になった年度の3月31日までにある子や孫，または20歳未満で障害年金の障害等級1級または2級の状態にある子や孫です。また，「生計を維持」の要件は，遺族基礎年金の場合と同様です。子のある妻または子のある55歳以上の夫が遺族厚生年金を受け取っている間は，子には遺族厚生年金は支給されません。子のない30歳未満の妻は，5年間のみ受給できます。また，子のない夫は，55歳以上である場合に限り受給できますが，受給開始は60歳からとなります（ただし，遺族基礎年金をあわせて受給できる場合に限り，55歳から60歳の間であっても遺族厚生年金を受給できる）。父母または祖父母は，55歳以上である場合に限り受給できますが，受給開始は60歳からとなります。

- 遺族厚生年金の年金額は，原則として死亡した人の老齢厚生年金の報酬比例部分の3/4の額となります。

利用方法・相談窓口 • 日本年金機構の年金事務所等に相談します。

ポイント • 離婚等をした場合に，婚姻期間中の厚生年金記録（標準報酬月額・標準賞与額）を当事者間で分割することができる「年金分割」という制度があります。年金分割には，当事者の合意または裁判手続きにより按分割合を定める「合意分割制度」と，国民年金の第3号被保険者であった人からの請求により，2008年4月1日以後の婚姻期間中の第3号被保険者期間における相手方の厚生年金記録を1/2ずつ当事者間で分割する「3号分割制度」があります。

年金生活者支援給付金

生活の支援をはかることを目的として，消費税率引き上げ分を活用し，年金に上乗せして支給する給付金。

対象者 • 公的年金等の収入金額やその他の所得が一定基準額以下の人。

- 老齢基礎年金を受給している場合には，「老齢（補足的老齢）年金生活者支援給付金」が支給される可能性があります。以下の①〜③までの支給要件を全て満たしている場合に支給対象となります。
  ①65歳以上の老齢基礎年金の受給者である
  ②同一世帯の全員が市町村民税非課税である
  ③前年の公的年金等の収入金額（障害年金・遺族年金等の非課税収入は含まれない）とその他の所得との合計額が878,900円以下である
- 給付額は月額5,140円を基準に，保険料納付済期間等に応じて算出されます。
- 障害基礎年金を受給している場合には，「障害年金生活者支援給付金」が支給される可能性があります。以下の①および②の支給要件を全て満たしている場合に支給対象となります。
  ①障害基礎年金の受給者である
  ②前年の所得（障害年金等の非課税収入は含まれない）が4,721,000円（扶養親族等の数に応じて増額）以下である
- 給付額は，障害等級が2級の場合，月額5,140円，障害等級が1級の場合，月額6,425円です。
- 遺族基礎年金を受給している場合には，「遺族年金生活者支援給付金」が支給される可能性があります。以下の①および②の支給要件を全て満たしている場合に支給対象となります。
  ①遺族基礎年金の受給者である
  ②前年の所得（遺族年金等の非課税収入は含まれない）が4,721,000円（扶養親族等の数に応じて増額）以下である
- 給付額は，月額5,140円です。ただし，2人以上の子が遺族基礎年金を受給している場合は，5,140円を子の数で割った金額がそれぞれ支払われます。

利用方法・相談窓口
- すでに老齢・障害・遺族基礎年金を受給している場合には，日本年金機構の年金事務所に相談してください。これから老齢・障害・遺族基礎年金の受給を始める場合には，年金の請求手続きを行う際に，あわせて認定請求の手続きを行ってください。

ポイント
- 年金生活者支援給付金は一回きりの制度ではなく，恒久的な制度ですので，支給要件を満たしている限り，継続して受け取ることができます。

（榎本芳人）

文献
1) 厚生労働省：令和5年版厚生労働白書資料編. p240, 厚生労働省, 2023

仕事

● 最低賃金制度

▎国により法的拘束力をもって規制されている最低賃金

　最低賃金とは，国が賃金の最低限を最低賃金制度のもとで法的拘束力をもって規制し，労働者を使用する事業主（使用者）がその額を下回って支払ってはならない賃金のことです。

　日本の最低賃金には，以下の 2 種類があります。

▎地域別最低賃金

　国内の各地域ごとに全ての労働者に適用される最低賃金です。また，都道府県ごとに毎年決定されているのが実態です。

　厚生労働省の「令和 5 年度地域別最低賃金改定状況」をみてみると，最も高い東京都は，時間額 1,113 円，最も低い岩手県は，時間額 893 円となっています。

▎特定最低賃金

　特定の産業に属する事業場の一定の労働者にだけ適用される最低賃金です。全国を適用地域として，特定の産業について決定されているものもありますが，実態としては，都道府県内の特定の産業について決定されているものばかりとなっています。

相談窓口 ● 最寄りの労働基準監督署。

ポイント ● 地域別最低賃金と特定最低賃金の両方が同時に適用される場合には，高いほうの最低賃金が適用されます。

● 派遣労働者は，派遣元の事業場の所在地にかかわらず，派遣先の最低賃金が適用されます。

● 事業主（使用者）が都道府県労働局長の許可を受けることを条件に，精神または身体の障害により一般の労働者より著しく労働能力が低いなどの場合には，個別に最低賃金の減額の特例が認められます。そのような場合に，最低賃金を一律に適用するとかえって雇用機会を狭めるおそれなどがあるため，最低賃金の減額の特例許可制度が設けられています。

● 地域別最低賃金は，行政機関に決定を義務付けており，都道府県労働局長が地方最低賃金審議会に諮問して，地方最低賃金審議会の審議の結果の答申を受けて，都道府県労働局長が決定しています。他方，特定最低賃金は，特定の産業の関係労使の申出を厚生労働大臣または都道府県労働局長が受けた場合には，所定のプロセスを経て地方最低賃金審議会等の審議の結果を受けて厚生労働大臣または都道府県労働局長が決定しています。

●● 労働保険制度

公的医療保険や公的年金などとは異なり，雇用保険と労働者災害補償保険は雇用労働者等だけの社会保険制度であるため，両者をあわせて労働保険と呼ぶことがあります。

雇用保険制度

雇用保険制度は，失業等給付，育児休業給付と雇用保険二事業からなります（図 6-7）[1]。

失業等給付は，労働者が失業した場合や，労働者が自ら職業に関する教育訓練を受けた場合，労働者について雇用の継続が困難となる事由が生じた場合に，必

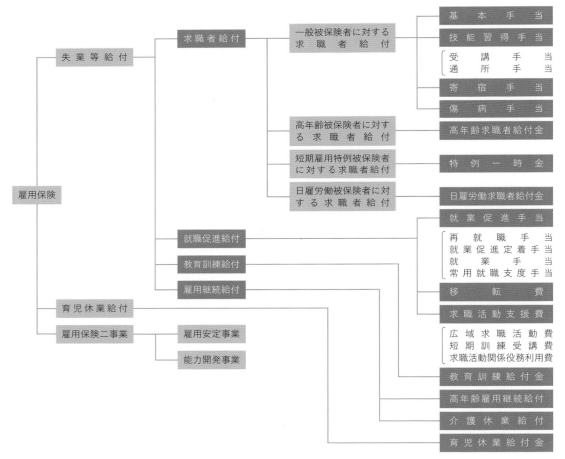

図 6-7 雇用保険制度の概要

〔厚生労働省：雇用保険制度の概要．ハローワークインターネットサービスホームページ，https://www.hellowork.mhlw.go.jp/insurance/insurance_summary.html（参照 2024-2-29）〕

要な給付を行うとともに，生活および雇用の安定と就職の促進をはかることを目的としています。

育児休業給付は，労働者が子を養育するために休業した場合に，生活および雇用の安定と就職の促進をはかることを目的としています。

雇用保険二事業は，失業の予防，雇用状態の是正および雇用機会の増大，労働者の能力の開発および向上その他労働者の福祉の増進をはかることを目的としています。

対象者 • 保険給付については，雇用保険の被保険者または受給資格者。

相談等窓口 • 最寄りのハローワーク（公共職業安定所）。

ポイント • 政府が保険者となる雇用保険は，労働者が雇用される事業であれば全てが適用事業とされ，そこに雇用される労働者は一部の例外を除き強制的に雇用保険の被保険者となります。パートタイムなどの短時間労働者であっても，週所定労働時間が 20 時間以上で，かつ 31 日以上雇用されることが見こまれれば，一般被保険者として雇用保険の適用を受けます。

• 65 歳以上の高齢者については，「雇用保険マルチジョブホルダー制度」という制度が，2022 年 1 月 1 日から始まっています。事業主が異なる 2 つの事業所での勤務を合計して以下の加入要件①〜③を満たす場合に，本人がハローワークに申出を行うことにより，申出を行った日から，「マルチ高年齢被保険者」として特例的に雇用保険の被保険者となることができます。
①複数の事業所に雇用される 65 歳以上の労働者であること
②2 つの事業所（1 週間の所定労働時間が 5 時間以上 20 時間未満であるものに限る）の労働時間を合計して 1 週間の所定労働時間が 20 時間以上であること
③2 つの事業所のそれぞれの雇用期間の見込みが 31 日以上であること

• 雇用保険制度全般に要する費用は，事業主および労働者が負担する保険料と，国庫負担によって賄われています。保険料は，失業等給付と育児休業給付については，労使折半となっていますが，雇用保険二事業については事業主負担とされています。

生活費と仕事 6 章

失業等給付

求職者給付

• 失業したときに受ける給付。被保険者の種類に応じて，①一般被保険者に対する求職者給付，②高年齢被保険者に対する求職者給付（65 歳以上で雇用されている人），③短期雇用特例被保険者に対する求職者給付（季節的業務に期間を定めて雇用されている場合など），④日雇労働被保険者に対する求職者給付の 4 つに分かれます。

• ①一般被保険者に対する求職者給付には，基本手当，技能習得手当，寄宿手当，傷病手当の 4 つの給付がありますが，このうち最も基本的な給付がいわゆる失業手当である基本手当です。

表 6-14　基本手当の給付基礎日数

一般の離職者 (定年・自己都合退職，懲戒解雇，契約期間満了の者)		被保険者であった期間		
		10年未満	10年以上20年未満	20年以上
区分	65歳未満	90日	120日	150日

倒産・解雇・雇止め等による離職者 (特定受給資格者及び一部の特定理由離職者)		被保険者であった期間				
		1年未満	1年以上5年未満	5年以上10年未満	10年以上20年未満	20年以上
区分	30歳未満	90日	90日	120日	180日	—
	30歳以上35歳未満		120日	180日	210日	240日
	35歳以上45歳未満		150日		240日	270日
	45歳以上60歳未満		180日	240日	270日	330日
	60歳以上65歳未満		150日	180日	210日	240日

障害者等の就職困難者		被保険者であった期間				
		1年未満	1年以上5年未満	5年以上10年未満	10年以上20年未満	20年以上
区分	45歳未満	150日	300日			
	45歳以上65歳未満		360日			

*1：「1年未満」欄は，特定受給資格者・特定理由離職者にのみ適用される。

〔厚生労働省：基本手当の所定給付日数，厚生労働省ホームページ，https://www.hellowork.mhlw.go.jp/insurance/insurance_benefitdays.html/東京労働局：離職なされた皆様へ，東京労働局ホームページ，https://jsite.mhlw.go.jp/tokyo-hellowork/kakushu_jouhou/koyouhoken/_120951_00002.html（参照2024-2-29）より一部改変〕

▌基本手当

- 受給資格
  - 原則として，離職の日以前2年間に12か月以上被保険者期間があること
  - 特定受給資格者に該当にする倒産・解雇等による離職の場合，特定理由離職者に該当する期間の定めのある労働契約が更新されなかったこと，その他やむを得ない理由による離職の場合は，離職の日以前1年間に6か月以上被保険者期間があること
- 基本手当の給付基礎日数
  - 基本手当の給付基礎日数は離職理由や障害の有無等により異なります（表6-14）[2,3]。
- 基本手当の日額
  - 基本手当の日額は，原則として，離職直前の6か月間に支払われた賃金の合計金額を，180で割った金額を賃金日額として，その賃金日額のおよそ80〜45%になりますが，上限額および下限額が定められています（表6-15）[2,3]。
- 基本手当の支給の開始と期間（待期，給付制限，受給期間）
  - 基本手当の支給開始時期は離職の理由により異なります（表6-16）[2,3]。
- ②高年齢被保険者に対する求職者給付は，高年齢求職者給付金です。一時金で一括支給されます（表6-17）[2,3]。
- ③短期雇用特例被保険者に対する求職者給付は，特例一時金です。
- ④日雇労働被保険者に対する求職者給付は，日雇労働求職者給付金です。

表 6-15　基本手当日額の上限額，下限額　　　（2023 年 8 月現在）

離職時の年齢	下限額	上限額
30 歳未満または 65 歳以上	2,196 円	6,945 円
30 歳以上 45 歳未満		7,715 円
45 歳以上 60 歳未満		8,490 円
60 歳以上 65 歳未満		7,294 円

〔厚生労働省：基本手当の所定給付日数．厚生労働省ホームページ，https://www.hellowork.mhlw.go.jp/insurance/insurance_benefitdays.html／東京労働局：離職なされた皆様へ．東京労働局ホームページ，https://jsite.mhlw.go.jp/tokyo-hellowork/kakushu_jouhou/koyouhoken/_120951_00002.html（参照 2024-2-29）より一部改変〕

表 6-16　基本手当の支給の開始と期間

離職の理由	自己都合，懲戒解雇により離職	解雇・定年等により離職
支給の開始	離職票を提出し，求職の申込みをしてから **7 日間の失業している日**（待期）**+2 か月または 3 か月**（給付制限）が経過した後	離職票を提出し，求職の申込みをしてから **7 日間の失業している日**（待期）が経過した後
受給期間	**離職の日の翌日から 1 年間** 1 年の間に所定給付日数を限度として支給される。受給期間を過ぎてしまうと，給付日数が残っていても支給されない	

・基本手当を受けるには，ハローワークで原則として 4 週間に 1 回の認定日に，失業の認定を受ける必要がある。

〔厚生労働省：基本手当の所定給付日数．厚生労働省ホームページ，https://www.hellowork.mhlw.go.jp/insurance/insurance_benefitdays.html／東京労働局：離職なされた皆様へ．東京労働局ホームページ，https://jsite.mhlw.go.jp/tokyo-hellowork/kakushu_jouhou/koyouhoken/_120951_00002.html（参照 2024-2-29）より一部改変〕

表 6-17　高年齢求職者給付金の額

被保険者であった期間	1 年未満	1 年以上
高年齢求職者給付金の額	基本手当日額の 30 日分	基本手当日額の 50 日分

・高年齢求職者給付金の受給期限は離職の日の翌日から 1 年を経過する日。

〔厚生労働省：基本手当の所定給付日数．厚生労働省ホームページ，https://www.hellowork.mhlw.go.jp/insurance/insurance_benefitdays.html／東京労働局：離職なされた皆様へ．東京労働局ホームページ，https://jsite.mhlw.go.jp/tokyo-hellowork/kakushu_jouhou/koyouhoken/_120951_00002.html（参照 2024-2-29）より一部改変〕

就職促進給付

- 失業者が早期に再就職することを促し，定着をはかること等を目的として，就職促進給付が設けられており，①就業促進手当，②移転費，③求職活動支援費があります。①就業促進手当には，就職後の給付金として，再就職手当，就業促進定着手当，就業手当，常用就職支度手当などがあります（図 6-7）[1]。

教育訓練給付

- 労働者が職場外で自主的に教育訓練を受けた場合に，その費用の一部を国が支給することによって労働者個人の自発的な能力開発を促そうとする制度です（表 6-18）[4]。

雇用継続給付

- 雇用継続給付には，高年齢雇用継続給付，介護休業給付があります。
- 高年齢雇用継続給付は，60 歳に到達した日の属する月から 65 歳に到達した日の属する月までの被保険者であって（被保険者であった期間が 5 年以上必要），60

表 6-18 教育訓練給付

種類	対象	給付率
一般教育訓練給付	・TOEIC，簿記検定などの資格の取得を目標とする講座 ・修士・博士の学位などの取得を目標とする大学院などの課程	受講費用の20% （上限10万円）
特定一般教育訓練給付	・介護支援専門員実務研修，介護職員初任者研修，特定行為研修，大型自動車第一種・第二種免許など，業務独占資格などの取得を目標とする講座 ・ITSSレベル2相当以上の情報通信資格の取得を目標とする講座などのデジタル関係の講座	受講費用の40% （上限20万円）
専門実践教育訓練給付	・介護福祉士，看護師・准看護師，美容師，社会福祉士，歯科衛生士，保育士，調理師，精神保健福祉士，はり師など，業務独占資格などの取得を目標とする講座 ・ITSSレベル3相当以上のIT関係資格取得講座などのデジタル関係の講座 ・専門職大学院，文部科学大臣認定の職業実践力育成プログラムなどの大学院・大学・短期大学・高等専門学校の課程 ・文部科学大臣認定の職業実践専門課程などの専門学校の課程	最大で受講費用の70% （年間上限56万円）

〔厚生労働省：教育訓練給付制度のご案内，厚生労働省ホームページ，https://www.mhlw.go.jp/stf/seisakunitsuite/bunya/koyou_roudou/jinzaikaihatsu/kyouiku.html（参照 2024-2-29）より一部改変〕

歳時点より賃金が75%未満に低下した状態で雇用が継続された場合に（同一企業での雇用ではなく他企業での雇用であってもかまわない），賃金の減少分を一定程度補うために支給されます。

- 介護休業給付について，詳しくは3章（118頁）を参照ください。

育児休業給付

概要 ● 詳しくは，5章（205頁）を参照ください。

雇用保険二事業

概要 ● 保険給付以外の以下の①，②からなる事業。

①雇用安定事業

- 雇用調整助成金，労働移動支援助成金，65歳超雇用推進助成金，トライアル雇用助成金，地域雇用開発助成金，障害者雇用促進等助成金その他の助成金などの事業が行われています。被保険者，被保険者であった人等に関し，失業の予防，雇用状態の是正，雇用機会の増大など雇用の安定をはかるために，政府が行う事業です。

②能力開発事業

- 教育訓練を行う事業主の助成，公共職業能力開発施設等の設置・運営，再就職を容易にするための職業講習・訓練の実施などが行われています。被保険者等に関し，職業能力を開発し向上させることを促進するために政府が行う事業です。

労働者災害補償保険制度（労災保険制度）

労災保険の正式名称は労働者災害補償保険といいます。仕事が原因のけがや病

気に対しては，事業主が労働基準法上の災害補償責任を負うのですが，この個別の事業主の災害補償責任を，政府が保険を運営して保険給付を行う保険者となって，社会保険化したのが日本の労災保険です。このため健康保険などのような他の被用者保険の保険料が，原則，労使折半であるのとは異なり，労災保険では事業主が保険料を負担し，労働者は負担しません。

労災保険は，当初，労働基準法の災害補償責任を裏付ける制度としてスタートしましたが，現在では，給付の年金化が進んだり，通勤災害に対する給付が導入されるなどして，労働基準法の災害補償責任の範囲を超えて生活保障的な色彩を帯びています。労災保険の社会保障化といわれたりもします。

相談等窓口 ● 最寄りの労働基準監督署。

ポイント ● 政府が保険者となる労災保険は，原則として労働者を使用している全ての事業が適用事業とされ，そこで働く労働者はアルバイトやパートタイマー等の雇用形態にかかわらず全て労災保険の対象となります（労働者5人未満の個人経営の農林水産業は，暫定任意適用事業とされていて，労災保険に加入するかどうかは労働者の過半数の意思に任されている）。

● 中小零細事業の事業主，建設業の一人親方，海外派遣者，さらにくわえてITフリーランスのような特定作業従事者などは労働者ではありませんが，申請により労災保険に加入する「特別加入」の道が開かれています。

● 保険料は事業の種類ごとに決められていて，事業主が全額負担します。労災保険料の料率は，過去の業務災害等に係る災害率等に応じて原則として3年ごとに見直されます。この見直し時期に合わせて，同じ事業の種類であっても，一定規模以上の事業については，メリット制といって，個々の事業の災害率の高低に応じて，翌年度から料率が一定の範囲内で増減されます。

保険給付

概要 ● 労災保険の保険給付は，業務上のけがや病気といった業務災害に対して行われます。

● 通勤災害および複数業務要因災害（事業主が同一でない複数の事業場に同時に使用されている複数事業労働者の二以上の事業の業務を要因とする傷病等のこと）に対しても業務災害と同様の給付が行われます。業務災害や通勤災害，複数業務要因災害の保険給付を受けるためには，労働基準監督署に申請をして労働基準監督署長の認定を受ける必要があります。

● 業務災害または通勤災害，複数業務要因災害の認定を受けると保険給付が受けられることとなります。これら3つの保険給付の他に，労災保険による二次健康診断として知られている二次健康診断等給付があります。

保険給付の種類

▌療養補償給付（けがや病気の場合の医療の給付）

● 業務上によるけがや病気の場合の医療の給付です。患者負担はなく，全額，労災保険から給付されます。

表 6-19　障害補償給付等

障害の程度（障害等級）	保険給付の内容
第 1 級から第 7 級	給付基礎日額の 313 日分（障害等級 1 級）から 131 日分（障害等級 7 級）までの障害補償年金（受給権者が希望すれば障害補償年金前払一時金といって，一時金での支給も可能）
第 8 級から第 14 級	給付基礎日額の 503 日分（障害等級 8 級）から 56 日分（障害等級 14 級）までの障害補償一時金

- 複数業務要因災害の場合は複数事業労働者療養給付といいます。
- 通勤災害の場合は療養給付といいます。原則として 200 円の患者の一部負担があります。

▌休業補償給付（けがや病気の療養のために働けず休業する場合の給付）

- 業務上によるけがや病気の療養のために働けず休業する場合に，平均賃金に相当する給付基礎日額の 60％に相当する金額が 4 日目から支給されます。さらに，ここが労災保険の手厚いところですが，休業補償給付に上乗せして給付基礎日額の 20％に相当する金額が休業特別支給金（「社会復帰促進等事業」，253 頁）として支給されます。
- 複数業務要因災害の場合は複数事業労働者休業給付といいます。
- 通勤災害の場合は休業給付といいます。

▌障害補償給付（けがや病気が治った後，身体に障害が残った場合の給付）

- 業務上によるけがや病気が治った後，身体に障害が残った場合に支給されます（表 6-19）。障害の程度に応じて，第 8 級から第 14 級までの比較的軽度の場合は一時金で，第 1〜7 級までの重い障害の場合は年金で支給されます。さらに，障害等級に応じた障害特別支給金が障害補償給付に上乗せして一時金で支給されるなどの上乗せ給付があります。
- 複数業務要因災害の場合は複数事業労働者障害給付といいます。
- 通勤災害の場合は障害給付といいます。

▌遺族補償給付（死亡した労働者の遺族に対する給付）

- 業務上死亡した労働者の遺族に対して支給されます。労働者の死亡当時その者の収入によって生計を維持していた配偶者，子，父母，孫，祖父母および兄弟姉妹が受給資格者ですが，妻以外には，労働者の死亡当時に年齢が 60 歳以上であるとか 18 歳未満であるとか，あるいは障害を有しているかなど一定の制限があります。そして，このうち最先順位にある者が受給権者になります。受給資格者としての受給権者には，受給権者と生計を同じくしている遺族の数に応じて，遺族補償年金が支給されます（給付基礎日額の原則として 1 人の場合 153 日分から，4 人以上の場合 245 日分の支給となる。なお，受給権者が希望すれば遺族補償年金前払一時金といって，一時金での支給も可能）。労働者の死亡当時遺族補償年金の受給資格者がいない場合は，それ以外の遺族に遺族補償一時金が支給されます。また，遺族補償給付の受給者に対しても遺族特別支給金が上乗せして一時金で支給されるなどの上乗せ給付があります。
- 複数業務要因災害の場合は複数事業労働者遺族給付といいます。

表 6-20　傷病補償年金等

障害の程度（傷病等級）	保険給付の内容
第 1 級から第 3 級	給付基礎日額の 313 日分（傷病等級 1 級）から 245 日分（傷病等級 3 級）

- 通勤災害の場合は遺族給付といいます。

┃ 傷病補償年金（けがや病気が 1 年 6 か月経っても治らない場合の給付）

- 業務上によるけがや病気が 1 年 6 か月経っても治らない場合に支給されます（表 6-20）。その傷病による障害の程度が第 1 級から第 3 級までの一定の等級に該当する場合に年額で支給されます。さらに，傷病等級に応じた傷病特別支給金が傷病補償年金に上乗せして一時金で支給されるなどの上乗せ給付があります。
- 複数業務要因災害の場合は複数事業労働者傷病年金といいます。
- 通勤災害の場合は傷病年金といいます。

┃ その他の保険給付

- 前述の保険給付のほかにも，業務災害の給付として葬祭料や介護補償給付が，複数業務要因災害の給付として複数事業労働者葬祭給付や複数事業労働者介護給付が，通勤災害の給付として葬祭給付や介護給付があります。

二次健康診断等給付

- 労災保険による二次健康診断として知られています。
- 労働安全衛生法による定期健康診断等において，脳・心臓疾患を発症する危険性が高いと判断された労働者に対して脳血管および心臓の状態を把握するための二次健康診断および医師等による特定保健指導を無料で受けることができる労災保険の保険給付です。

社会復帰促進等事業

概要
- 労災保険では，保険給付以外に，3 つの事業からなる社会復帰促進等事業を行っています（図 6-8，表 6-21）[5,6]。

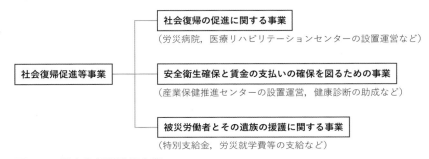

社会復帰促進等事業 ─── 社会復帰の促進に関する事業（労災病院，医療リハビリテーションセンターの設置運営など）

安全衛生確保と賃金の支払いの確保を図るための事業（産業保健推進センターの設置運営，健康診断の助成など）

被災労働者とその遺族の援護に関する事業（特別支給金，労災就学費等の支給など）

図 6-8　社会復帰促進等事業

表 6-21　社会復帰促進等事業による主な給付やサービス提供の支援

主な支援の種類	事業内容の概要	備考
アフターケア（アフターケア通院費）	・20傷病（せき髄損傷，精神障害等）を対象として，保健上の措置として，診察，保健指導・検査などを一定の範囲内で受けることができる ・一定の要件を満たす場合は，診療等に要した通院費が支給される	支給要件は，対象となる傷病（20傷病）について，傷病が治ゆ（症状固定）した後においても，後遺症状が変化したり，後遺障害に付随する疾病を発症させるおそれがあり，健康管理手帳の交付を受けた場合
義肢等補装具の費用の支給	・義肢などの補装具の購入や修理にかかった費用の支給を受けることができる ・一定の要件を満たす場合は，購入や修理に要した旅費が支給される	支給要件は，障害（補償）等給付の支給を受けているか，受けると見こまれ，一定の要件を満たす場合
外科後処置	・後遺障害の軽減や義肢の装着などのための手術や診療（外科後処置）を無償で行う ・一定の要件を満たす場合は，外科後処置に要した旅費の支給	支給要件は，障害（補償）等給付の支給を受けていて，一定の要件を満たす場合
労災就学援護費・労災就労保育援護費	労災年金受給者およびその子弟に対する，学校等に在学する場合の就学に要する費用および未就学児を幼稚園，保育所等に預ける場合の保育に要する費用が一定程度支給される	支給要件は，遺族（補償）等給付，障害（補償）等給付，傷病（補償）等年金の労災年金受給者において，学費などの支払いが困難，保育費用を援護する必要があると認められる場合
労災ケアサポート事業	在宅介護・看護等が必要な労災重度被災労働者等に対して，在宅介護，看護，健康管理，精神的ケアなどについて支援を行う	（一般財団法人）労災サポートセンターが，厚生労働省からの受託事業として実施する
労災特別介護援護施設事業	在宅介護を受けることが困難な高齢の労災重度被災労働者を受け入れる労災特別介護施設（ケアプラザ）において，その傷病・障害の特性に応じた専門的な介護サービスを提供する支援を行う	国が全国8か所に設置した労災特別介護施設（「ケアプラザ」）の運営等を，（一般財団法人）労災サポートセンターが，厚生労働省からの受託事業として実施する
労災診療被災労働者援護事業	被災労働者への診療に要した費用が国から労災指定医療機関に支払われるまでの間の当該費用に相当する額について，無利子貸付がある	国の補助事業として，（公益財団法人）労災保険情報センターが行う

・この表にあるもののほかにも，給付やサービス提供の支援が社会復帰促進等事業としてある。

〔厚生労働省：社会復帰促進等事業の全事業紹介．厚生労働省ホームページ，https://www.mhlw.go.jp/stf/seisakunitsuite/bunya/koyou_roudou/roudoukijun/rousai/syahukuzennzigyou.html / 厚生労働省：請求（申請）のできる保険給付等．厚生労働省ホームページ，https://www.mhlw.go.jp/new-info/kobetu/roudou/gyosei/rousai/091124-1.html（参照 2024-2-29）より一部改変〕

就職支援

ハローワーク（公共職業安定所）

概要
- 国が設置運営する地域の総合的雇用サービス機関。
- 仕事を探している人（求職者）に対しては，職業相談，職業紹介，職業訓練の受講のあっせん，雇用保険の給付などを行っています。
- 一方，求人事業主に対しては，求職者情報の提供や求人条件に関する指導のほかに，雇用促進のための各種助成金などの業務も行っています。

ポイント
- インターネット（ハローワークインターネットサービス）を通じて，全国のハローワークの求人情報を検索することもできます。
- 全国のハローワークには，各種専門相談窓口が設けられています（表 6-22）[7]。

表 6-22　ハローワークの主な各種専門相談窓口

専門窓口の種類	概要
新卒応援ハローワーク	大学院・大学・短大・高専・専修学校などの学生・生徒や，学校卒業後おおむね 3 年以内の人を対象に，担当者制による個別相談やセミナーなど，さまざまな就職支援を行う。各都道府県に 1 か所以上，全国では 56 か所に設置されている
わかものハローワーク	「わかものハローワーク」（全国 21 か所），「わかもの支援コーナー」および「わかもの支援窓口」（200 か所）では，正社員就職を目指す若者（おおむね 35 歳未満）を対象に，専門スタッフがマンツーマンで就職支援を行う
就職氷河期世代専門窓口	就職氷河期世代（おおむね 35〜55 歳）の正社員就職を目指す人のための専門窓口。キャリアコンサルティングや求人開拓など，就職から職場定着まで一貫した支援を行う
障害者関連の窓口	障害のある求職者のための職業相談窓口。専門知識のあるスタッフが担当者制できめ細かく支援する
マザーズハローワーク	子育て中の人が仕事を探すときに，子供連れでも利用しやすい環境で，専門的に相談できる窓口。仕事と子育ての両立をサポートする
生涯現役支援窓口	再就職などを目指すおおむね 60 歳以上の人のための専門窓口。シニア世代の採用に意欲的な企業の求人情報を提供する
外国人関連の窓口	外国人が集住している地域を中心に，外国人求職者の専門の相談員やスペイン語，ポルトガル語等の通訳を配置した窓口を設置している
外国人雇用サービスセンター	日本での就労を希望する外国人留学生，専門的・技術的分野の外国人労働者に対する就職支援等を行う。東京，名古屋，大阪，福岡に設置されている
人材確保対策コーナー	福祉（介護，医療，保育），建設，警備，運輸等の雇用吸収力が高い分野において，マッチング支援や関係団体等と連携した人材確保支援を実施する

〔厚生労働省：ハローワーク．厚生労働省ホームページ，https://www.mhlw.go.jp/stf/seisakunitsuite/bunya/koyou_roudou/koyou/hellowork.html（参照 2024-2-29）より一部改変〕

ジョブカフェ（若年者のためのワンストップサービスセンター）

概要 • 若者の就職支援をワンストップで行う都道府県が主体的に設置する施設。

• 各地域の特色を活かした就職セミナーや職場体験，カウンセリングや職業相談，職業相談サービスを行っており，サービス内容はジョブカフェごとに異なります。詳しくは各ジョブカフェに問い合わせてみましょう。

対象者 • 就職を希望している若年者（学生含む）。

利用方法 • カフェの気分で気軽に立ち寄ってもらうことを標榜している。

ポイント • 都道府県が設置・運営しており，現在 46 都道府県が設置しています。

地域若者サポートステーション（サポステ）

概要 • 国が設置し NPO 法人等の民間団体に委託して，働くことに悩みを抱えている若者等に対し，就労に向けた支援を行う機関。

• 働くことに悩みを抱えている若者等に対し，職業的自立に向けての専門的相談支援，就職後の定着・ステップアップ支援，協力企業への職場体験などにより，就労に向けた支援を行っています。

• 就職後，職場への定着・ステップアップに向けたフォローアップ相談を実施します。

• OJT と OFF-JT を組み合わせた職場体験プログラムを実施しています。体験終了後は，職場体験実施事業所等での就労に向けた支援を実施します。

- 利用者の個別ニーズをふまえ，コミュニケーション訓練，ビジネスマナー研修，就活セミナーなど，さまざまなプログラムを実施しています。

対象者 ● 15〜49歳の無業者。

利用方法 ● まずは電話で最寄りのサポステに問い合わせてみましょう。

ポイント ● キャリアコンサルタントによる相談内容等を踏まえて個別の支援計画を作成します。

- オンラインによる個別相談等も可能です。

求職者支援制度（職業訓練受講給付金，求職者支援資金融資）

概要 ● 雇用保険の受給資格のない特定求職者を対象者として，公共職業安定所（ハローワーク）長が作成する個別の就職支援計画にもとづき求職者支援訓練として認定職業訓練を無料で受講でき，その間の生活費として，一定の要件を満たせば職業訓練受講給付金を受給できたり，求職者支援資金融資を受けられたりする制度（表6-23）[8]。

対象者 ● 特定求職者として以下の全ての条件を満たす人です。
- ハローワークに求職の申し込みをしていること
- 雇用保険の被保険者または受給資格者でないこと
- 労働の意思および能力を有していること
- 職業訓練その他の支援措置を行う必要があると公共職業安定所長が認めたこと

利用方法 ● まずは，ハローワークに求職の申し込みを行い，求職者支援制度の説明を受け

表 6-23　職業訓練受講給付金，求職者支援資金融資

	職業訓練受講給付金	求職者支援資金融資
支給額 （職業訓練受講給付金） 融資額 （求職者支援資金融資）	・職業訓練受講手当：月額10万円 ・通所手当：職業訓練実施機関までの通所経路に応じた所定の額（上限額あり） ・寄宿手当：月額10,700円	・同居または生計を一にする別居の配偶者，子または父母のいずれかがいる場合 　月額10万円（上限）×受講予定訓練月数（最大12） ・単身者など上記以外の場合 　月額5万円（上限）×受講予定訓練月数（最大12）
支給要件	・以下の要件を全て満たすことが必要 ・本人収入が月8万円以下であること ・世帯全体の収入が月30万円以下であること ・世帯全体の金融資産が300万円以下であること ・現在住んでいるところ以外に土地・建物を所有していないこと ・全ての訓練実施日に出席していること（やむを得ない理由がある場合でも，原則訓練開始日を起算日として1か月の支給単位期間ごとに8割以上の出席率があること） ・世帯の中に同時にこの給付金を受給して訓練を受けている人がいないこと ・過去3年以内に，偽りその他不正の行為により，特定の給付金の支給を受けたことがないこと ・過去6年以内に，職業訓練受講給付金の支給を受けていないこと	●以下の要件をいずれも満たすことが必要 ・職業訓練受講手当の支給決定を受けていること ・ハローワークで，求職者支援資金融資要件確認書の交付を受けること

〔厚生労働省：求職者支援制度のご案内—求職者支援制度があります！/求職者支援資金融資のご案内．厚生労働省ホームページ，https://www.mhlw.go.jp/stf/seisakunitsuite/bunya/koyou_roudou/koyou/kyushokusha_shien/index.html（参照2024-2-29）より一部改変〕

ましょう。

ポイント ● 求職者支援訓練は，民間訓練機関が厚生労働大臣の認定を受けた職業訓練を実施するものです。基礎コースと実践コースがあり，基礎コースは社会人としての基礎的な技能等を習得するもので，実践コースは就職希望職種における職務遂行のための実践的な技能等を習得するものです。

● 求職者支援訓練中，一定の要件を満たせば職業訓練受講給付金（職業訓練受講手当・通所手当・寄宿手当）が支給されます。また，その給付金だけでは生活費が不足する場合には，希望に応じて，求職者支援資金融資として労働金庫の融資制度を利用することができます。

● 労働法等

労働基準法や労働組合法をはじめ，労働契約法，男女雇用機会均等法，最低賃金法など，働くことに関する多くの法律をひとまとめにして「労働法」と呼んでいます。「労働法」という名前の法律があるわけではありません。

労働基準法

労働法のなかでも最も基本的な個別的労働関係の法律が労働基準法です。労働条件の最低基準を規律する法律で，会社（使用者）に公法上の義務を課す機能を有するものです。

労働条件明示（15 条関係）

● 労働契約を締結する際には，会社は労働者に労働条件を明示することが義務づけられています。特に重要な以下に示す事項の明示は，①書面，②ファックス，③電子メールなど，の厚生労働省が定めるいずれかの方法によらなければなりません（表 6-24）。②，③の方法で行う場合は，従業員が希望した場合で書面を作成できるものに限られます。

表 6-24 労働条件の書面による明示が必要な事項

①労働契約の期間に関すること（無期労働契約か，有期労働契約か）

②有期労働契約の場合の更新についてのきまり（更新の有無，更新の判断基準など）

③就業場所，職務内容（雇入れ直後の配置場所，業務内容）

④始業・終業の時刻，所定労働時間を超える労働の有無，休憩時間，休日，休暇（年次有給休暇を含む）

⑤労働者を 2 組以上に分けて就業させる場合における就業時転換について

⑥給与の決定，計算と支払の方法，締切と支払の時期，昇給について

⑦退職の事由と手続きについて（解雇の事由と手続きを含む）

表 6-25 **賃金支払いの 5 原則**

①通貨払いの原則*1

②直接払いの原則

③全額払いの原則*2

④毎月 1 回以上払いの原則

⑤一定の期日払いの原則

*1 ただし，労働者の同意を得た場合は，銀行振込みなどの方法によることができ，最近では，一定の要件を満たせば一定の範囲内で，一部の資金移動業者口座への賃金支払い（いわゆる賃金のデジタル払い）によることも，労働者が同意した場合には認められるようになった。また，労働協約で定めた場合は通貨ではなく現物支給をすることができる。
*2 法令規定の所得税や社会保険料の控除は認められている。また，法令規定以外の控除も，労使協定を結ぶことで認められる場合がある。

▌賃金支払いの 5 原則（24 条関係）

● 賃金が全額確実に労働者に渡るように，「賃金支払いの 5 原則」が定められています（表 6-25）。

▌労働時間（法定労働時間等，時間外労働上限規制，割増賃金）

● 法定労働時間等（32 条，35 条，36 条，40 条，41 条，41 条の 2 関係）

・ 法定労働時間として，労働基準法では，労働時間を 1 週 40 時間以内，1 日 8 時間以内と定めています。また，法定休日は 1 週 1 日もしくは 4 週 4 日の休日と定めています。ただし，特例事業場として，労働者が 10 人未満の商業，映画・演劇業，保健衛生業，接客業についての法定労働時間は，1 週 44 時間以内，1 日 8 時間以内とされています。

・ この時間を超える残業や休日出勤を労働者にさせるには，原則として，あらかじめ過半数労働組合，過半数労働組合がない場合は従業員の過半数代表者との間で，「時間外労働・休日労働に関する協定」を締結し，所轄の労働基準監督署に届け出なければいけません。この労使協定は労働基準法第 36 条に規定されていることから，「36（サブロク）協定」と呼ばれています。

・ 労働基準法第 41 条，第 41 条の 2 には，労働時間等に関する規定の適用除外規定があり，管理監督者・機密事務取扱者や高度プロフェッショナル制度適用者など，そもそも労働基準法に定められた労働時間や休日などの規定が適用外となる対象が規定されています。

● 時間外労働の上限規制（36 条関係）

・ 2019 年 4 月からは，働き方改革関連法の施行により罰則付きの上限規制が定められ，際限なく残業を行わせることはできなくなっています（図 6-9）[9]。

● 割増賃金（37 条関係）

・ 法定労働時間外，深夜（原則として午後 10 時〜午前 5 時），法定休日に労働者に労働させた場合には割増賃金を支払わなければなりません（表 6-26）。

▌休暇等（年次有給休暇，産前産後休業，生理休暇，育児時間）

● 年次有給休暇（39 条関係）

・ 使用者は，労働者が 6 か月間継続勤務し，その 6 か月間の全労働日の 8 割以

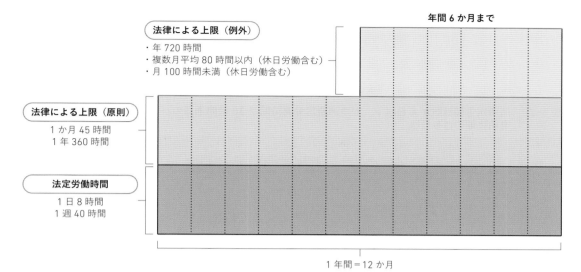

図 6-9 （時間外労働の）上限規制のイメージ図

・例外として，新技術・新商品または役務の研究開発業務は適用除外となっている。
・例外として，2024 年 3 月まで適用猶予とされている建設事業，自動車運転業務，医師については，適用猶予は解除となるが，各々が個別の変則適用に移行となる。

〔厚生労働省：時間外労働の上限規制の適用猶予事業・業務．厚生労働省ホームページ，https://www.mhlw.go.jp/stf/seisakunitsuite/bunya/koyou_roudou/roudoukijun/gyosyu/topics/01.html（参照 2024-2-29）〕

表 6-26　割増賃金率

・法定労働時間外，深夜に労働させた場合は，1 時間あたりの賃金の 2 割 5 分以上
（1 か月に 60 時間を超える時間外労働の割増率は 5 割以上）
・法定休日に労働させた場合には，1 時間あたりの賃金の 3 割 5 分以上

・法定労働時間外＋深夜の場合の割増率は 5 割以上となる。

　　　上を出勤した場合は，10 日（継続または分割）の有給休暇を与えなければなりません（表 6-27，表 6-28）。

ポイント ● 使用者には，年次有給休暇が 10 日以上付与される労働者ごとに，年次有給休暇を付与した日（基準日）から 1 年以内に 5 日について，取得時季を指定して年次有給休暇を取得させる義務が課せられています。
● 計画年休：年次有給休暇の付与日数のうち 5 日を除いた残りの日数について，労使協定を締結する等により，計画的に休暇取得日を割り振ることができる制度として，年次有給休暇の計画的付与制度があります。
● 半日単位年休：年次有給休暇は 1 日単位で取得することが原則ですが，労働者が半日単位での取得を希望して時季を指定し，使用者が同意した場合であれば，半日単位で年次有給休暇を取得することが可能です。
● 時間単位年休：年次有給休暇は 1 日単位で取得することが原則ですが，労使協定を締結する等により，年 5 日の範囲内で，時間単位で年次有給休暇を取得することが可能です。

表 6-27　通常の労働者の年次有給休暇の付与日数

継続勤務期間	6か月	1年6か月	2年6か月	3年6か月	4年6か月	5年6か月	6年6か月以上
付与日数	10日	11日	12日	14日	16日	18日	20日

表 6-28　週所定労働日数が4日以下，かつ週所定労働時間が30時間未満のパートタイム労働者などの年次有給休暇の付与日数

週所定労働日数	1年間の所定労働日数[*1]	継続勤務期間						
		6か月	1年6か月	2年6か月	3年6か月	4年6か月	5年6か月	6年6か月以上
4日	169日〜216日	7日	8日	9日	10日	12日	13日	15日
3日	121日〜168日	5日	6日	6日	8日	9日	10日	11日
2日	73日〜120日	3日	4日	4日	5日	6日	6日	7日
1日	48日〜72日	1日	2日	2日	2日	3日	3日	3日

*1　週以外の期間によって労働日数が定められている場合。

- 産前産後休業（65条関係）
- 使用者は，出産予定の女性が出産予定日の6週間以内（多胎妊娠の場合は14週以内）に休業を請求した場合，就業させてはなりません。また，使用者は，原則として，産後8週間を経過しない女性を就業させることはできません。ただし，産後6週間を経過した本人からの請求があり，その者について，医師が支障がないと認めた業務に就業させることは可能です。なお，産前産後休業期間中は，労働協約，就業規則，労働契約に定めがなければ有給にしなくてよいとされています。ただし，妊娠出産によって健康保険の被保険者が就業できずに給与が出ないときに，出産予定日6週間（多胎妊娠の場合は14週）前から産後8週間までの休業期間中は，出産手当金が健康保険から支給されます（5章204頁）。また，この産前産後休業期間中は，届け出ることにより，労使とも健康保険や厚生年金の保険料の負担が免除されます。
- 生理休暇（68条関係）
- 使用者は，生理日の就業が著しく困難な女性から休暇の請求があれば，就業させてはいけません。当該休暇の請求は，就業が著しく困難な事実に基づき行われるものであるから，必ずしも暦日単位で行われなければならないものではなく，半日または時間単位で請求された場合には，使用者はその範囲で就業させなければ足りると解されています。なお，生理日の休暇中は，労働協約，就業規則，労働契約に定めがなければ有給にしなくてよいとされています。
- 育児時間（67条関係）
- 使用者は，生後満1年に満たない生児を育てる女性から請求があれば，休憩時間のほかに1日2回，それぞれ少なくとも30分の育児時間を与えなければなりません。なお，1日の労働時間が4時間以内であるような場合には，1日1回少なくとも30分の育児時間の付与をもって足りると解されています。また，育児時間中は，労働協約，就業規則，労働契約に定めがなければ有給にしなくてよいとされています。

未払賃金立替払制度

会社の倒産に伴い賃金が支払われないまま退職した労働者に対して，未払賃金の一部を会社に代わって政府が立替払をする制度です。

使用者（会社）の要件

- 会社には使用者としての①②の要件があります。
  ①労災保険の適用事業の事業主であって，かつ1年以上事業活動を行っていたこと
  ②倒産したこと
- ②の倒産には以下の2つがあります。
- 法律上の倒産（破産，特別清算，民事再生，会社更生の場合）。この場合は，破産管財人等に倒産の事実等を証明してもらう必要があります。必要な用紙は労働基準監督署に備え付けてあります。
- 事実上の倒産（中小企業について，事業活動が停止し，再開する見込みがなく，賃金支払能力がない場合）。この場合は，事業活動が停止し，再開する見込みがなく，賃金支払能力がないことについて，労働基準監督署長の認定が必要となり，労働基準監督署に認定の申請をすることになります。

対象者
- 上記使用者（会社）の要件を満たした使用者（会社）を，法律上の倒産の場合は倒産について裁判所への申立て等が行われた日の，事実上の倒産の場合は労働基準監督署への認定申請が行われた日の，いずれも6か月前の日から2年の間に退職した者。

利用方法
- 法律上の倒産の場合には破産管財人等による証明を，事実上の倒産の場合には労働基準監督署長による確認を，各々受けたうえで，独立行政法人労働者健康安全機構に立替払の請求を行います。

相談窓口
- 最寄りの労働基準監督署または独立行政法人労働者健康安全機構。

ポイント
- 破産管財人等による証明または労働基準監督署長による確認を受けたうえでの独立行政法人労働者健康安全機構に立替払の請求は，それぞれ破産手続開始の決定等がなされた日または労働基準監督署長による認定日の翌日から起算して2年以内に行う必要があります。
- 退職者が退職した日の6か月前から立替払請求日の前日までに支払期日が到来している定期賃金と退職手当のうち，未払となっているものが立替払の対象となる未払賃金です。なお，未払賃金の総額が2万円未満の場合は対象とはなりません。また，いわゆるボーナスは立替払の対象とはなりません。
- 未払賃金総額の8割が立替払の額となりますが，退職日における年齢に応じて88〜296万円の範囲で上限が設けられています（表6-29）。

育児・介護休業法

- 詳しくは，5章（205頁）を参照ください。

表 6-29　未払賃金立替払の上限額

退職日における年齢	未払賃金総額の限度額	立替払の上限額
30 歳未満	110 万円	88 万円
30 歳以上 45 歳未満	220 万円	176 万円
45 歳以上	370 万円	296 万円

職場におけるハラスメント防止法制

■ 事業主にはハラスメント防止措置義務が課されている

- 職場におけるハラスメントの類型は，以下の通りです。
- 職場におけるパワーハラスメント：職場におけるパワーハラスメントは，職場において行われる「優越的な関係を背景とした言動」であって，「業務上必要かつ相当な範囲を超えたもの」により，「労働者の就業環境が害されるもの」であり，これら 3 つの要素を全て満たすものをいいます。
- 職場におけるセクシュアルハラスメント：職場におけるセクシュアルハラスメントは，職場において行われる，労働者等の意に反する性的な言動に対する労働者の対応によりその労働者が労働条件について不利益を受けたり（対価型），「性的な言動」により就業環境が害される（環境型）ことをいいます。
- 職場における妊娠・出産に関するハラスメント（マタニティハラスメント），職場における育児・介護休業に関するハラスメント：職場における妊娠・出産・育児休業等に関するハラスメントとは，職場において行われる上司・同僚からの妊娠・出産したこと，育児休業等の利用に関する言動により，妊娠・出産した女性労働者や育児休業等を申出・取得した男女労働者の就業環境が害されることをいいます。
- ハラスメントに対して事業主が講じることを義務付けられている防止措置は以下の通りです。
- 事業主のハラスメントの内容，ハラスメントを行ってはならない旨の方針等の明確化およびその周知・啓発（研修の実施など）
- 相談体制の整備（窓口の設置など）
- 発生した場合の適切な対応（事実確認，事後対応など）
- 職場における妊娠・出産，育児・介護休業に関するハラスメントについては，ハラスメントの原因や背景となる要因を解消するための措置（業務体制の整備など）
- また，防止措置とともに，事業主に相談したこと等を理由とする不利益取扱いも禁止されています。

相談窓口
- 都道府県労働局雇用環境・均等部（室）および総合労働相談コーナー（社内相談窓口へ相談ができないときなどの行政の相談窓口として）。

ポイント
- ここでいう職場とは，労働者が業務を遂行する場所を指します（勤務時間外の懇親の場などであっても，実質上職務の延長と考えられるものは職場に該当する場合がある）。
- ここでいう労働者とは，正規雇用労働者のみならず，パートタイム労働者，契約社員等いわゆる非正規雇用労働者を含む，事業主が雇用する全ての労働者を

いいます。

- 派遣労働者については，派遣元事業主のみならず派遣先事業主も措置を講ずる必要があります。
- 「労働局長による紛争解決援助」（助言・指導）や「調停の制度」（あっせん）といった行政サービスを，本人のハラスメントに係る問題解決を希望する場合は利用できます。

（増田幹司）

文献

1) 厚生労働省：雇用保険制度の概要．ハローワークインターネットサービスホームページ，https://www.hellowork.mhlw.go.jp/insurance/insurance_summary.html（2024-2-29）
2) 厚生労働省：基本手当の所定給付日数．厚生労働省ホームページ，https://www.hellowork.mhlw.go.jp/insurance/insurance_benefitdays.html（参照 2024-2-29）
3) 東京労働局：離職なされた皆様へ．東京労働局ホームページ，https://jsite.mhlw.go.jp/tokyo-hellowork/kakushu_jouhou/koyouhoken/_120951_00002.html（参照 2024-2-29）
4) 厚生労働省：教育訓練給付制度のご案内．厚生労働省ホームページ，https://www.mhlw.go.jp/stf/seisakunitsuite/bunya/koyou_roudou/jinzaikaihatsu/kyouiku.html（参照 2024-2-29）
5) 厚生労働省：社会復帰促進等事業の全事業紹介．厚生労働省ホームページ，https://www.mhlw.go.jp/stf/seisakunitsuite/bunya/koyou_roudou/roudoukijun/rousai/syahukuzennzigyou.html（2024-2-29）
6) 厚生労働省：請求（申請）のできる保険給付等．厚生労働省ホームページ，https://www.mhlw.go.jp/new-info/kobetu/roudou/gyousei/rousai/091124-1.html（2024-2-29）
7) 厚生労働省：ハローワーク．厚生労働省ホームページ，https://www.mhlw.go.jp/stf/seisakunitsuite/bunya/koyou_roudou/koyou/hellowork.html（2024-2-29）
8) 厚生労働省：求職者支援制度のご案内－求職者支援制度があります！/求職者支援資金融資のご案内．厚生労働省ホームページ，https://www.mhlw.go.jp/stf/seisakunitsuite/bunya/koyou_roudou/koyou/kyushokusha_shien/index.html（参照 2024-2-29）
9) 厚生労働省：時間外労働の上限規制の適用猶予事業・業務．厚生労働省ホームページ，https://www.mhlw.go.jp/stf/seisakunitsuite/bunya/koyou_roudou/roudoukijun/gyosyu/topics/01.html（2024-2-29）

7 章

さまざまな支援

さまざまな支援

● 身寄りがない人への支援

身寄りがない人の入院及び医療に係る意思決定が困難な人への支援に関するガイドライン

概要 ● わが国では少子高齢化を背景に，認知症等により判断能力が不十分な人や，単身世帯，頼れる親族がいない人が増加しています。これまで医療機関では，医療行為への同意や医療費の支払い，緊急連絡先等の役割を果たす「身元保証人・身元引受人」を家族に求めてきましたが，その前提が崩れ，身寄りのない人への対応に苦慮している現状があります。また，いわゆる身元保証等を行う民間の高齢者サポートサービスについても，指導監督にあたる行政機関が必ずしも明確ではなく，トラブルになる事例も多く見られます。そこで，「身元保証人，身元引受人等」がいない患者に対して医療機関や医療関係者が患者に必要な医療を提供することができるよう，また，患者側も身寄りがなくても安心して必要な医療を受けられるように，2019年に厚生労働省の当ガイドラインが作成されました。

対象者 ● 当ガイドラインの支援対象は以下の①～③のいずれかにあたる人。
①身寄りのない人
②家族や親類へ連絡がつかない状況にある人
③家族の支援が得られない人

ポイント ● 当ガイドラインでは，医療機関が「身元保証・身元引受等」に求めている機能・役割を以下の①～⑥としています。そして，（1）本人の判断能力が十分な場合，（2）本人の判断能力が不十分で成年後見制度を利用している場合，（3）本人の判断能力が不十分で成年後見制度を利用していない場合に分けて対応を示しています。
①緊急の連絡先に関すること
②入院計画書に関すること
③入院中に必要な物品の準備に関すること
④入院費等に関すること
⑤退院支援に関すること
⑥（死亡時の）遺体・遺品の引き取り・葬儀等に関すること

● 患者による医療にかかる意思決定が困難な場合には，「人生の最終段階における医療・ケアの決定プロセスに関するガイドライン」（厚生労働省，2018年3月改訂）の考え方をふまえ，関係者や医療・ケアチームの中で慎重な判断を行う

必要があります。

- 意思決定が困難な患者に対して成年後見制度が活用されます。成年後見人等に期待される具体的な役割として，①～④が重要であるとされています。

  ①契約の締結等：必要な受診機会の確保・医療費の支払い

  ②身上保護（適切な医療サービスの確保）：本人の医療情報の整理

  ③本人意思の尊重：本人が意思決定しやすい場の設定，本人意思を推定するための情報提供等，退院後，利用可能なサービスについての情報提供

  ④その他：親族への連絡・調整，緊急連絡先，入院中の必要な物品等の手配，遺体・遺品の引き取り

- 成年後見制度は，選任までの手続きにかなりの時間を要するため，それぞれの医療機関がガイドライン等を駆使し，患者の権利を擁護することが大切です。その他，「『身寄りがない人の入院及び医療に係る意思決定が困難な人への支援に関するガイドライン』に基づく事例集」「身寄りのない方が亡くなられた場合の遺留金等の取扱いの手引」などを参照ください。

(塚田祐子)

● 刑余者への支援

更生保護

概要
- 罪を犯した人や非行のある少年が，矯正施設（刑務所，少年刑務所，拘置所または少年院等）を出た後に（図7-1），地域や社会の理解・協力を得て自立し，改善・更生することを助けることにより，社会を護り安心安全な地域社会をつくることを目指した仕組み。更生保護には，仮釈放・仮退院，保護観察などがあります（表7-1）。
- 保護観察官，社会復帰調整官が保護司やさまざまな団体（表7-2）と連携しながら指導・支援し，罪を犯した人の更生や社会復帰だけでなく，再犯の予防にも取り組みます。矯正施設退所後に適当な住居がない人を，更生保護法人等が運営する更生保護施設や自立準備ホームで保護し，自立に向けた支援が実施されます。

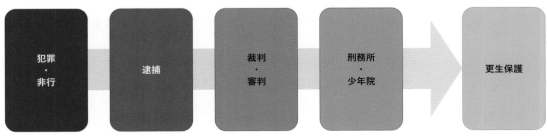

図 7-1 　更生保護に繋がるまでの流れ

表 7-1　更生保護の内容

仮釈放・仮退院	円滑な社会復帰を図るため，収容期間が満了する前に仮に矯正施設から釈放・退院し，更生する機会（保護観察）を設ける
保護観察	国の責任において指導監督・補導援護を行うことで，生活状況に応じた指導や住居・仕事の確保，医療を受けるための支援を行う
更生緊急保護	困窮による再犯を予防するため，刑期を終えて矯正施設を出所した人等の申出により，食事や宿泊場所の提供・生活指導を行う
生活環境の調整	矯正施設に収容中の段階から，住居や就業先などの環境を調査し，改善・更生と社会復帰にふさわしい生活環境を整える
恩赦	再犯のおそれがなくなったと認められる状態になった場合など，制限された資格の回復や残りの刑の執行の免除を実施する
犯罪予防活動	国民の理解促進や犯罪の原因となる社会環境の改善のため，地域住民への講演会や非行防止教室，非行相談等を行う

表 7-2　更生保護に携わる専門職や団体など

保護観察官	地方更生保護委員会・保護観察所に勤務し，更生保護に関する知識に基づき，社会生活をおくりながら社会復帰のために指導・監督を行う
社会復帰調整官	保護観察所に勤務し，精神保健福祉等に関する知識にもとづき，医療観察制度の対象者の生活環境の調査・調整等，社会復帰を支援する
保護司	民間のボランティア。地域性・民間性を活かして罪を犯した人の立ち直りを支援し，また住民の理解・協力を求め，安全安心な地域づくりのために活動する
更生保護女性会	ボランティア団体。青少年の非行防止や健全育成，地域の子育て支援など犯罪や非行をした人の立ち直りを支援している
BBS 会	青年ボランティア団体。レクリエーションなどを通して，非行のある少年たちの立ち直りを支援している
協力雇用主	過去の犯罪・非行歴により就職が難しい人を雇用する企業主。自立や社会復帰に協力している

地域生活定着支援センター

概要
- 刑務所などの矯正施設を退所後，すぐに自立した生活をすることが難しい高齢者や障害者に対して，矯正施設にいる間から福祉関係機関等と連携・協働し，退所後すみやかに福祉サービス等の利用ができるよう支援します。
- 保護観察所から特別調整協力等の依頼により支援が開始され，釈放後の地域生活が定着するまで一貫して支援を継続します。

更生保護サポートセンター

概要
- 犯罪や非行した人が再犯しないよう，予防や立ち直るために必要な地域での支援活動の拠点となる施設です。
- 企画調整保護司（保護司の中でも十分な経験や資格，職歴等がある）が常駐しており，保護司の処遇活動に対する支援，地域住民からの犯罪や非行の相談対応，犯罪予防活動，地域ネットワークの構築等を行っています。

（中山照雄，伊東みなみ，丸山佳，近藤ゆり子）

● 自然災害にあった人への支援

- 日本では地震，津波，台風，豪雨，噴火など多くの自然災害が発生しています。被災と同時にこれまでの生活基盤が失われ，生活の再建には時間を要します。また，被災者としての生活は，心身ともに負担が生じます。被災者の生活再建に向けさまざまな支援が求められます。自然災害にあった人への支援の一部を表 7-3 にまとめました。

- 支援を受けるにあたり，罹災証明書が必要になる場合があります。罹災証明書とは，市区町村が住家等の被害等の状況を調査し，被災者に交付する「災害による被害の程度を証明する書面」であり，各種の被災者支援制度の適用を受ける際の判断材料として活用することができます。罹災証明書により証明される住家の被害の程度として，「全壊」「大規模半壊」「中規模半壊」「半壊」「準半壊」「一部損壊」の 6 区分があり，被害の程度により受けられる支援の内容や程度が異なります。

- 大規模災害時には，多くの世帯が被害を受けることから，罹災証明のための調査や火災保険，地震保険の訪問調査にも時間がかかることがあります。被害状況の証拠として住居等の被害を写真などに収めておきましょう。

- 近年では，技術の進歩から予期できる災害が増え，防災教育やハザードマップも浸透しています。備蓄や避難経路の確認など，日頃から災害に備えた生活を送ることが大切です。

> ### NOTE
> **災害時の医療支援で活躍する DMAT，JMAT**
>
> 　被災地ではライフラインの寸断や設備破壊による感染症のまん延（衛生環境の低下），医療資源の不足，搬送困難，医療従事者自身の被災による人員不足などが生じ，医療崩壊に陥ります。その時に活躍するのは全国各地から派遣される DMAT（Disaster Medical Assistance Team），JMAT（Japan Medical Association Team）です。
>
> 　DMAT，JMAT に共通することとして，医師，看護師と，情報収集や各機関との連絡調整などの後方支援を行う業務調整員（理学療法士や救急救命士，事務員など）でチームを発足し，被災者個人の支援にとどまらず，医療体制の整備，行政や各専門団体との連携など幅広く医療に関する支援体制を構築します。派遣期間は 3 日間から 1 週間程度で，基本的には自己完結できる装備をもって被災地へ向かいます。
>
> 　DMAT は厚生労働省が管轄し，所定の研修を受けたスタッフが発災後 48 時間以内（超急性期）から迅速に投入されます。一方で JMAT は日本医師会が管轄し，DMAT から医療支援を引継ぎ，地域の診療所を中心とした診療支援や避難所の対応など，被災地の医療体制が再構築される（急性期〜亜急性）まで長期的な支援を行います。
>
> 　それ以外に DPAT（災害派遣精神医療チーム），都道府県看護協会による災害支援ナース，DICT（災害時感染制御支援チーム），DWAT（災害福祉支援チーム）など，医療・保健・福祉が連携し，さまざまな側面から支援が行われます。　　　　　　　　（河村愛子）

表 7-3　自然災害で被災した人への支援 　　　　　　　　　　　　　　　　　　　　　　　（2024 年 2 月末現在）

制度・措置	内容	相談窓口
医療保険・介護保険の保険料・窓口負担の減免措置等	災害等による収入の減少などの特別な理由により，保険料・窓口負担の支払いが困難と認められる人に医療保険，介護保険の保険料・窓口負担について，減免措置等が講じられる	加入している医療保険者・市区町村
国民年金保険料の免除・納付猶予制度	災害によって財産に相当な被害を受け，国民年金保険料の納付が困難な人は，保険料の全額または一部の免除を受けることができる	年金事務所・市区町村
障害福祉サービス等の利用者負担金の減免	災害等による収入の減少などの特別な理由により，障害福祉サービス等に要する費用を負担することが困難な人に対し，利用者負担額減免が講じられることがある	都道府県・市区町村
地方税の特別措置	災害により被害を受けた場合，被災納税者の地方税（個人住民税，固定資産税，自動車税など）について，徴収の猶予または減免・免除・期限の延長を受けることができる	都道府県・市区町村
被災者生活再建支援制度	災害により居住する住宅が全壊するなど，生活基盤に著しい被害を受けた世帯に対して支援金が支給される	都道府県・市区町村
災害弔慰金	災害により死亡した人の遺族に対して支給される	市区町村
災害障害見舞金	災害による負傷，疾病で精神または身体に著しい障害を受けた場合に支給される	市区町村
災害援護資金貸付制度	災害により負傷または住居，家財の損害を受けた人に対して，生活の再建に必要な資金を貸し付ける	市区町村
生活福祉資金貸付〔緊急小口資金・福祉費（災害援護費）〕	金融機関等からの借入が困難な低所得等の世帯に対して，経済的な自立と生活の安定のために必要な経費を貸し付ける（232 頁）	都道府県・市区町村の社会福祉協議会
母子父子寡婦福祉資金貸付制度	災害により被災した母子家庭および父子家庭並びに寡婦に対して，償還金の支払猶予などの特別措置が講じられる（199 頁）	都道府県・市区町村の福祉事務所
応急仮設住宅等への入居	災害により，住居を失い，自身の資力では住居が確保できない人に対し，国や自治体が建設した仮設住宅やみなし仮設（自治体が借り上げた公営住宅や空き家等）が提供される	都道府県・市区町村
公営住宅等への入居	公営住宅に入居することができる。公営住宅の家賃は収入に応じて設定されるが，必要に応じ，一定期間，家賃が減免されることがある	都道府県・市区町村
災害復興住宅融資	災害により被害が生じた住宅の所有者または居住者が利用できる住宅復旧のための建設，購入，補修に対する融資	独立行政法人住宅金融支援機構等
失業給付（雇用保険法）の特例措置	災害により雇用される事業所が休止・廃止したために，一時的な離職または休業を余儀なくされた人に雇用保険の基本手当を支給する特例措置	公共職業安定所（ハローワーク）
未払賃金立替払制度	企業倒産により賃金が支払われないまま退職した労働者に対して，未払賃金の一部を，独立行政法人労働者健康安全機構が事業主に代わって支払う	労働基準監督署
児童・生徒の就学に関する支援	下記等の支援が行われる ・教科書等無償給与 ・特別支援学校等への就学奨励事業 ・小・中学生の就学援助措置 ・高等学校授業料等減免措置 ・大学等授業料等減免措置 ・JASSO 災害支援金	都道府県・市区町村，各学校等

・対象となる災害は異なるため，詳細は各相談窓口で確認する。

〔内閣府政策統括官（防災担当）：被災者支援に関する各種制度の概要．内閣府ホームページ，https://www.bousai.go.jp/taisaku/hisaisyagyousei/pdf/kakusyuseido_tsuujou.pdf（参照 2024-2-29）より一部改変〕

原子力災害にあった人への支援

- 東日本大震災における東京電力福島原子力発電所事故（以下，原発事故）の発生から 10 年以上経過した今でも健康への被害のおそれにさらされる人が多数います。現場の中心である福島県ではさまざまな公的支援制度があります。
- 2011 年，原発事故により避難区域に指定された地域に住んでいた住民などが対象です。
- 東日本大震災や原発事故による避難などのため，気持ちの落ち込みや不安感などメンタルヘルスに不調がある場合は，ふくしま心のケアセンターや各自治体の精神保健福祉センターが相談窓口となっています。
- 放射線，放射線被ばくに関して体調不良の心配がある場合は各保健所へ相談しましょう。
- 福島県では，原発事故による放射性物質の拡散や避難等をふまえ，県民の被ばく線量の評価を行い，疾病の予防，早期発見，早期治療を目的とした「県民健康調査」が実施されています。全県民を対象にしたその調査では，基本調査（線量の把握）に加え，東日本大震災当時におおむね 18 歳以下だった人への甲状腺検査，県民の健康診査，妊産婦への調査等の詳細調査が行われています。

（河村愛子）

LGBTQ に対する支援

- LGBTQ とは，Lesbian（レズビアン：女性同性愛者），Gay（ゲイ：男性同性愛者），Bisexual（バイセクシュアル：両性愛者），Transgender（トランスジェンダー：生まれた時の生物的な性別と，性自認が一致していない人），Queer（クィア：性的マイノリティや，既存の性のカテゴリに当てはまらない人々の総称）/Questioning（クエスチョニング：性自認や性的指向を決められない，迷っている）の頭文字を取って名付けられた言葉です。そのほかにもさまざまなセクシャリティがあることから，「＋」を追加して LGBTQ＋が使用される場合もあります。性的マイノリティであることを理由に，さまざまな偏見や差別を受けるなど，社会的な権利が侵害されているため，権利擁護が求められています。
- 「性」には「身体の性」「心の性」「好きになる性」「表現する性（社会的にどのように性別を表現するか）」の 4 つの要素があるといわれています。まずは，これらがはっきりと区切られるものではないため，「性はグラデーションである」ということを理解することが重要です。
- 2023 年 6 月，「性的指向及びジェンダーアイデンティティの多様性に関する国民の理解の増進に関する法律」（LGBT 理解増進法）が成立しました。この法律は性的指向およびジェンダーアイデンティティの多様性に寛容な社会の実現

に資することを目的としており，国や自治体，事業主や学校などに対して，性的マイノリティへの理解の増進や啓発，環境の整備などが努力義務として定められました。

- 2004年に施行された「性同一性障害特例法」により，性同一性障害者の性別の取り扱い変更が可能となりましたが，要件として①2人以上の医師により，性同一性障害であることが診断されていること，②18歳以上であること，③婚姻していないこと，④未成年の子がいないこと，⑤生殖腺がないこと，または生殖腺の機能を永続的に欠く状態にあること，⑥他の性別の性器の部分に近似する外観を備えていること，がありました。2023年10月，最高裁は，このうちの⑤にあたる生殖機能をなくす手術要件について違憲であるという判断を示しています。

- 日本は，G7（主要7か国）で唯一，同性婚や婚姻と同等の権利を保障するパートナーシップ制度を国として認めていません。しかし，2015年に東京都渋谷区と世田谷区がパートナーシップ制度を導入したことを皮切りに，2023年6月現在328の自治体が導入するなど，徐々に理解が広がっています。

（塚田祐子）

付章

資料1　身体障害者障害程度等級表

級別	視覚障害	聴覚または平衡機能の障害 聴覚障害	平衡機能障害	音声機能言語機能またはそしゃく機能の障害	肢体不自由 上肢	下肢	
1級	視力の良い方の眼の視力（万国式試視力表によって測ったものをいい，屈折異常のある者については，矯正視力について測ったものをいう。以下同じ。）が 0.01 以下のもの				1. 両上肢の機能を全廃したもの 2. 両上肢を手関節以上で欠くもの	1. 両下肢の機能を全廃したもの 2. 両下肢を大腿の 2 分の 1 以上で欠くもの	
2級	1. 視力の良い方の眼の視力が 0.02 以上 0.03 以下のもの 2. 視力の良い方の眼の視力が 0.04 かつ他方の眼の視力が手動弁以下のもの 3. 周辺視野角度（I/4 視標による。以下同じ。）の総和が左右それぞれ 80 度以下かつ両眼中心視野角度（I/2 視標による。以下同じ。）が 28 度以下のもの 4. 両眼開放視認点数が 70 点以下かつ両眼中心視野認点数が 20 点以下のもの	両耳の聴力レベルがそれぞれ 100 デシベル以上のもの（両耳全ろう）			1. 両上肢の機能の著しい障害 2. 両上肢のすべての指を欠くもの 3. 1 上肢を上腕の 2 分の 1 以上で欠くもの 4. 1 上肢の機能を全廃したもの	1. 両下肢の機能の著しい障害 2. 両下肢を下腿の 2 分の 1 以上で欠くもの	
3級	1. 視力の良い方の眼の視力が 0.04 以上 0.07 以下のもの（2 級の 2 に該当するものを除く。） 2. 視力の良い方の眼の視力が 0.08 かつ他方の眼の視力が手動弁以下のもの 3. 周辺視野角度の総和が左右眼それぞれ 80 度以下かつ両眼中心視野角度が 56 度以下のもの 4. 両眼開放視認点数が 70 点以下かつ両眼中心視野認点数が 40 点以下のもの	両耳の聴力レベルがそれぞれ 90 デシベル以上のもの（耳介に接しなければ大声語を理解し得ないもの）	平衡機能のきわめて著しい障害	音声機能言語機能またはそしゃく機能の喪失	1. 両上肢のおや指およびひとさし指を欠くもの 2. 両上肢のおや指およびひとさし指の機能を全廃したもの 3. 1 上肢の機能の著しい障害 4. 1 上肢のすべての指を欠くもの 5. 1 上肢のすべての指の機能を全廃したもの	1. 両下肢をショパー関節以上で欠くもの 2. 1 下肢を大腿の 2 分の 1 以上で欠くもの 3. 1 下肢の機能を全廃したもの	
4級	1. 視力の良い方の眼の視力が 0.08 以上 0.1 以下のもの（3 級の 2 に該当するものを除く。） 2. 周辺視野角度の総和が左右眼それぞれ 80 度以下のもの 3. 両眼開放視認点数が 70 点以下のもの	1. 両耳の聴力レベルが 80 デシベル以上のもの（耳介に接しなければ話声語を理解し得ないもの） 2. 両耳による普通話声の最良の語音明瞭度が 50%以下のもの		音声機能言語機能またはそしゃく機能の著しい障害	1. 両上肢のおや指を欠くもの 2. 両上肢のおや指の機能を全廃したもの 3. 1 上肢の肩関節，肘関節または手関節のうち，いずれか 1 関節の機能を全廃したもの 4. 1 上肢のおや指およびひとさし指を欠くもの 5. 1 上肢のおや指およびひとさし指の機能を全廃したもの 6. おや指またはひとさし指を含めて 1 上肢の 3 指を欠くもの 7. おや指またはひとさし指を含めて 1 上肢の 3 指の機能を全廃したもの 8. おや指またはひとさし指を含めて 1 上肢の 4 指の機能の著しい障害	1. 両下肢のすべての指を欠くもの 2. 両下肢のすべての指の機能を全廃したもの 3. 1 下肢を下腿の 2 分の 1 以上で欠くもの 4. 1 下肢の機能の著しい障害 5. 1 下肢の股関節または膝関節の機能を全廃したもの 6. 1 下肢が健側に比して 10 センチメートル以上または健側の長さの 10 分の 1 以上短いもの	
5級	1. 視力の良い方の眼の視力が 0.2 かつ他方の眼の視力が 0.02 以下のもの 2. 両眼による視野の 2 分の 1 以上が欠けているもの 3. 両眼中心視野角度が 56 度以下のもの 4. 両眼開放視認点数が 70 点を超えかつ 100 点以下のもの 5. 両眼中心視野視認点数が 40 点以下のもの		平衡機能の著しい障害		1. 両上肢のおや指の機能の著しい障害 2. 1 上肢の肩関節，肘関節または手関節のうち，いずれか 1 関節の機能の著しい障害 3. 1 上肢のおや指を欠くもの 4. 1 上肢のおや指の機能を全廃したもの 5. 1 上肢のおや指およびひとさし指の機能の著しい障害 6. おや指またはひとさし指を含めて 1 上肢の 3 指の機能の著しい障害	1. 1 下肢の股関節または膝関節の機能の著しい障害 2. 1 下肢の足関節の機能を全廃したもの 3. 1 下肢が健側に比して 5 センチメートル以上または健側の長さの 15 分の 1 以上短いもの	
6級	視力の良い方の眼の視力が 0.3 以上 0.6 以下かつ他方の眼の視力が 0.02 以下のもの	1. 両耳の聴力レベルが 70 デシベル以上のもの（40 センチメートル以上の距離で発声された会話語を理解し得ないもの） 2. 1 側耳の聴力レベルが 90 デシベル以上，他側耳の聴力レベルが 50 デシベル以上のもの			1. 1 上肢のおや指の機能の著しい障害 2. ひとさし指を含めて 1 上肢の 2 指を欠くもの 3. ひとさし指を含めて 1 上肢の 2 指の機能を全廃したもの	1. 1 下肢をリスフラン関節以上で欠くもの 2. 1 下肢の足関節の機能の著しい障害	
7級					1. 1 上肢の機能の軽度の障害 2. 1 上肢の肩関節，肘関節または手関節のうち，いずれか 1 関節の機能の軽度の障害 3. 1 上肢の手指の機能の軽度の障害 4. ひとさし指を含めて 1 上肢の 2 指の機能の著しい障害 5. 1 上肢のなか指，くすり指およびこ指を欠くもの 6. 1 上肢のなか指，くすり指およびこ指の機能を全廃したもの	1. 両下肢のすべての指の機能の著しい障害 2. 1 下肢の機能の軽度の障害 3. 1 下肢の股関節，膝関節または足関節のうち，いずれか 1 関節の機能の軽度の障害 4. 1 下肢のすべての指を欠くもの 5. 1 下肢のすべての指の機能を全廃したもの 6. 1 下肢が健側に比して 3 センチメートル以上または健側の長さの 20 分の 1 以上短いもの	

備考

①同一の等級について 2 つの重複する障害がある場合は，1 級上の級とする。ただし，2 つの重複する障害が特に本表中に指定されているものは，該当等級とする。
②肢体不自由においては，7 級に該当する障害が 2 つ以上重複する場合は，6 級とする。
③異なる等級について 2 つ以上の重複する障害がある場合については，障害の程度を勘案して当該等級より上の級とすることができる。
④「指を欠くもの」とは，おや指については指骨間関節，その他の指については第 1 指骨間関節以上を欠くものをいう。
⑤「指の機能障害」とは，中手指節関節以下の障害をいい，おや指については，対向運動障害をも含むものとする。
⑥上肢または下肢欠損の断端の長さは，実用長（上腕においては腋窩より，大腿においては坐骨結節の高さより計測したもの）をもって計測したものをいう。
⑦下肢の長さは，前腸骨棘より内くるぶし下端までを計測したものをいう。

〔備考〕①色の実線は，JR 運賃割引者および航空旅客運賃割引者のうち，第 1 種身体障害者（本人および介護者 1 名が割引対象）の範囲を示す。第 2 種身体障害者（原則，本人のみ割引対象）は，それ以外の部分である（ただし，手帳の交付されない 7 級を除く。また，航空旅客運賃割引の適用は，満 12 歳以上の場合に限られる）。

| 自由 | | | 心臓，腎臓，呼吸器，膀胱もしくは直腸または小腸，ヒト免疫不全ウイルスによる免疫もしくは肝臓の機能の障害 | | | | | | |
| 体幹 | 乳幼児期以前の非進行性の脳病変による運動機能障害 | | 心臓機能障害 | 腎臓機能障害 | 呼吸器機能障害 | 膀胱または直腸機能障害 | 小腸機能障害 | ヒト免疫不全ウイルスによる免疫機能障害 | 肝臓機能障害 |
	上肢機能	移動機能							
体幹の機能障害により座っていることができないもの	不随意運動・失調等により上肢を使用する日常生活動作がほとんど不可能なもの	不随意運動・失調等により歩行が不可能なもの	心臓の機能の障害により自己の身辺の日常生活活動が極度に制限されるもの	腎臓の機能の障害により自己の身辺の日常生活活動が極度に制限されるもの	呼吸器の機能の障害により自己の身辺の日常生活活動が極度に制限されるもの	膀胱または直腸の機能の障害により自己の身辺の日常生活活動が極度に制限されるもの	小腸の機能の障害により自己の身辺の日常生活活動が極度に制限されるもの	ヒト免疫不全ウイルスによる免疫の機能の障害により日常生活がほとんど不可能なもの	肝臓の機能の障害により日常生活活動がほとんど不可能なもの
1. 体幹の機能障害により坐位または起立位を保つことが困難なもの 2. 体幹の機能障害により立ち上がることが困難なもの	不随意運動・失調等により上肢を使用する日常生活動作が極度に制限されるもの	不随意運動・失調等により歩行が極度に制限されるもの						ヒト免疫不全ウイルスによる免疫の機能の障害により日常生活が極度に制限されるもの	肝臓の機能の障害により日常生活活動が極度に制限されるもの
体幹の機能障害により歩行が困難なもの	不随意運動・失調等による上肢を使用する日常生活動作が著しく制限されるもの	不随意運動・失調等により歩行が家庭内での日常生活活動に制限されるもの	心臓の機能の障害により家庭内での日常生活活動が著しく制限されるもの	腎臓の機能の障害により家庭内での日常生活活動が著しく制限されるもの	呼吸器の機能の障害により家庭内での日常生活活動が著しく制限されるもの	膀胱または直腸の機能の障害により家庭内での日常生活活動が著しく制限されるもの	小腸の機能の障害により家庭内での日常生活活動が著しく制限されるもの	ヒト免疫不全ウイルスによる免疫の機能の障害により日常生活が著しく制限されるもの（社会での日常生活活動が著しく制限されるものを除く）	肝臓の機能の障害により日常生活活動が著しく制限されるもの（社会での日常生活活動が著しく制限されるものを除く）
	不随意運動・失調等による上肢の機能障害により社会での日常生活活動が著しく制限されるもの	不随意運動・失調等により社会での日常生活活動が著しく制限されるもの	心臓の機能の障害により社会での日常生活活動が著しく制限されるもの	腎臓の機能の障害により社会での日常生活活動が著しく制限されるもの	呼吸器の機能の障害により社会での日常生活活動が著しく制限されるもの	膀胱または直腸の機能の障害により社会での日常生活活動が著しく制限されるもの	小腸の機能の障害により社会での日常生活活動が著しく制限されるもの	ヒト免疫不全ウイルスによる免疫の機能の障害により社会での日常生活活動が著しく制限されるもの	肝臓の機能の障害により社会での日常生活活動が著しく制限されるもの
体幹の機能の著しい障害	不随意運動・失調等による上肢の機能障害により社会での日常生活活動に支障のあるもの	不随意運動・失調等により社会における日常生活活動に支障のあるもの							
	不随意運動・失調等により上肢の機能の劣るもの	不随意運動・失調等により移動機能の劣るもの							
	上肢に不随意運動・失調等を有するもの	下肢に不随意運動・失調等を有するもの							

1. 障害等級の認定方法

2 以上の障害が重複する場合の取扱い

合計指数	認定等級
18 以上	1 級
11〜17	2 級
7〜10	3 級
4〜6	4 級
2〜3	5 級
1	6 級

2. 合計指数算定方法

2 以上の障害が重複する場合の取扱い

障害等級	指数
1 級	18
2 級	11
3 級	7
4 級	4
5 級	2
6 級	1
7 級	0.5

付章

障害等級	障害の状態	
	精神疾患（機能障害）の状態	能力障害（活動制限）の状態
1級 （精神障害であって，日常生活の用を弁ずることを不能ならしめる程度のもの）	1. 統合失調症によるものにあっては，高度の残遺状態または高度の病状があるため，高度の人格変化，思考障害，その他妄想・幻覚等の異常体験があるもの 2. 気分（感情）障害によるものにあっては，高度の気分，意欲・行動および思考の障害の病相期があり，かつ，これらが持続したり，ひんぱんに繰り返したりするもの 3. 非定型精神病によるものにあっては，残遺状態または病状が前記1，2に準ずるもの 4. てんかんによるものにあっては，ひんぱんに繰り返す発作または知能障害その他の精神神経症状が高度であるもの 5. 中毒精神病によるものにあっては，認知症その他の精神神経症状が高度のもの 6. 器質性精神障害によるものにあっては，記憶障害，遂行機能障害，注意障害，社会的行動障害のいずれかがあり，そのうちひとつ以上が高度のもの 7. 発達障害によるものにあっては，その主症状とその他の精神神経症状が高度のもの 8. その他の精神疾患によるものにあっては，上記の1〜7に準ずるもの	1. 調和のとれた適切な食事摂取ができない。 2. 洗面，入浴，更衣，清掃などの身辺の清潔保持ができない。 3. 金銭管理能力がなく，計画的で適切な買物ができない。 4. 通院・服薬を必要とするが，規則的に行うことができない。 5. 家族や知人・近隣等と適切な意思伝達ができない。協調的な対人関係をつくれない。 6. 身辺の安全を保持したり，危機的状況に適切に対応できない。 7. 社会的手続をしたり，一般の公共施設を利用することができない。 8. 社会情勢や趣味・娯楽に関心がなく，文化的社会的活動に参加できない。 （上記1〜8のうち，いくつかに該当するもの）
2級 （精神障害であって，日常生活が著しい制限を受けるか，または日常生活に著しい制限を加えることを必要とする程度のもの）	1. 統合失調症によるものにあっては，残遺状態または病状があるため，人格変化，思考障害，その他の妄想・幻覚等の異常体験があるもの 2. 気分（感情）障害によるものにあっては，気分，意欲・行動および思考の障害の病相期があり，かつ，これらが持続したり，ひんぱんに繰り返したりするもの 3. 非定型精神病によるものにあっては，残遺状態または病状が前記1，2に準ずるもの 4. てんかんによるものにあっては，ひんぱんに繰り返す発作または知能障害その他の精神神経症状があるもの 5. 中毒精神病によるものにあっては，認知症その他の精神神経症状があるもの 6. 器質性精神障害によるものにあっては，記憶障害，遂行機能障害，注意障害，社会的行動障害のいずれかがあり，そのうちひとつ以上が中等度のもの 7. 発達障害によるものにあっては，その主症状が高度であり，その他の精神神経症状があるもの 8. その他の精神疾患によるものにあっては，上記の1〜7に準ずるもの	1. 調和のとれた適切な食事摂取は援助なしにはできない。 2. 洗面，入浴，更衣，清掃などの身辺の清潔保持は援助なしにはできない。 3. 金銭管理や計画的で適切な買物は援助なしにはできない。 4. 通院・服薬を必要とし，規則的に行うことは援助なしにはできない。 5. 家族や知人・近隣等と適切な意思伝達や協調的な対人関係づくりは援助なしにはできない。 6. 身辺の安全保持や危機的状況での適切な対応は援助なしにはできない。 7. 社会的手続や一般の公共施設の利用は援助なしにはできない。 8. 社会情勢や趣味・娯楽に関心が薄く，文化的社会的活動への参加は援助なしにはできない。 （上記1〜8のうち，いくつかに該当するもの）
3級 （精神障害であって，日常生活もしくは社会生活が制限を受けるか，または日常生活もしくは社会生活に制限を加えることを必要とする程度のもの）	1. 統合失調症によるものにあっては，残遺状態または病状があり，人格変化の程度は著しくはないが，思考障害，その他妄想・幻覚等の異常体験があるもの 2. 気分（感情）障害によるものにあっては，気分，意欲・行動および思考の障害の病相期があり，その症状は著しくはないが，これを持続したり，ひんぱんに繰り返すもの 3. 非定型精神病によるものにあっては，残遺状態または病状が前記1，2に準ずるもの 4. てんかんによるものにあっては，発作または知能障害その他の精神神経症状があるもの 5. 中毒精神病によるものにあっては，認知症は著しくないが，その他の精神神経症状があるもの 6. 器質性精神障害によるものにあっては，記憶障害，遂行機能障害，注意障害，社会的行動障害のいずれかがあり，いずれも軽度のもの 7. 発達障害によるものにあっては，その主症状とその他の精神神経症状があるもの 8. その他の精神疾患によるものにあっては，上記の1〜7に準ずるもの	1. 調和のとれた適切な食事摂取は自発的に行うことができるが，なお援助を必要とする。 2. 洗面，入浴，更衣，清掃などの身辺の清潔保持は自発的に行うことができるが，なお援助を必要とする。 3. 金銭管理や計画的で適切な買物はおおむねできるが，なお援助を必要とする。 4. 規則的な通院・服薬はおおむねできるが，なお援助を必要とする。 5. 家族や知人・近隣等と適切な意思伝達や協調的な対人関係づくりはなお十分とはいえず不安定である。 6. 身辺の安全保持や危機的状況での対応はおおむね適切であるが，なお援助を必要とする。 7. 社会的手続や一般の公共施設の利用はおおむねできるが，なお援助を必要とする。 8. 社会情勢や趣味・娯楽に関心はあり，文化的社会的活動にも参加するが，なお十分とはいえず援助を必要とする。 （上記1〜8のうち，いくつかに該当するもの）

資料 3　高次脳機能障害診断基準

診断基準

Ⅰ．主要症状等
1. 脳の器質的病変の原因となる事故による受傷や疾病の発症の事実が確認されている。
2. 現在，日常生活または社会生活に制約があり，その主たる原因が記憶障害，注意障害，遂行機能障害，社会的行動障害などの認知障害である。

Ⅱ．検査所見
MRI，CT，脳波などにより認知障害の原因と考えられる脳の器質的病変の存在が確認されているか，あるいは診断書により脳の器質的病変が存在したと確認できる。

Ⅲ．除外項目
1. 脳の器質的病変に基づく認知障害のうち，身体障害として認定可能である症状を有するが上記主要症状（Ⅰ-2）を欠く者は除外する。
2. 診断にあたり，受傷または発症以前から有する症状と検査所見は除外する。
3. 先天性疾患，周産期における脳損傷，発達障害，進行性疾患を原因とする者は除外する。

Ⅳ．診断
1. Ⅰ～Ⅲをすべて満たした場合に高次脳機能障害と診断する。
2. 高次脳機能障害の診断は脳の器質的病変の原因となった外傷や疾病の急性期症状を脱した後において行う。
3. 神経心理学的検査の所見を参考にすることができる。

　なお，診断基準のⅠとⅢを満たす一方で，Ⅱの検査所見で脳の器質的病変の存在を明らかにできない症例については，慎重な評価により高次脳機能障害者として診断されることがあり得る。
　また，この診断基準については，今後の医学・医療の発展を踏まえ，適時，見直しを行うことが適当である。

（厚生労働省社会・援護局障害保健福祉部，国立障害者リハビリテーションセンター：高次脳機能障害診断基準，高次脳機能障害者支援の手引き，2，国立障害者リハビリテーションセンター，2008 より）

資料4 障害者総合支援法の対象疾病一覧（369疾病，五十音順。2024年4月1日から適用）(2024年2月末現在)

#	疾病名	#	疾病名	#	疾病名
1	アイカルディ症候群	60	加齢黄斑変性*3	119	抗リン脂質抗体症候群*4
2	アイザックス症候群	61	肝型糖原病	120	コケイン症候群
3	IgA腎症	62	間質性膀胱炎（ハンナ型）	121	コステロ症候群
4	IgG4関連疾患	63	環状20番染色体症候群	122	骨形成不全症
5	亜急性硬化性全脳炎	64	関節リウマチ*4	123	骨髄異形成症候群*3
6	アジソン病	65	完全大血管転位症	124	骨髄線維症
7	アッシャー症候群	66	眼皮膚白皮症	125	ゴナドトロピン分泌亢進症*4
8	アトピー性脊髄炎	67	偽性副甲状腺機能低下症	126	5p欠失症候群
9	アペール症候群	68	ギャロウェイ・モワト症候群	127	コフィン・シリス症候群
10	アミロイドーシス*4	69	急性壊死性脳症*3	128	コフィン・ローリー症候群
11	アラジール症候群	70	急性網膜壊死*3	129	混合性結合組織病
12	アルポート症候群	71	球脊髄性筋萎縮症	130	鰓耳腎症候群
13	アレキサンダー病	72	急速進行性糸球体腎炎	131	再生不良性貧血
14	アンジェルマン症候群	73	強直性脊椎炎	132	サイトメガロウイルス角膜内皮炎*3
15	アントレー・ビクスラー症候群	74	巨細胞性動脈炎	133	再発性多発軟骨炎
16	イソ吉草酸血症	75	巨大静脈奇形（頸部口腔咽頭びまん性病変）	134	左心低形成症候群
17	一次性ネフローゼ症候群	76	巨大動静脈奇形（頸部顔面又は四肢病変）	135	サルコイドーシス
18	一次性膜性増殖性糸球体腎炎	77	巨大膀胱短小結腸腸管蠕動不全症	136	三尖弁閉鎖症
19	1p36欠失症候群	78	巨大リンパ管奇形（頸部顔面病変）	137	三頭酵素欠損症
20	遺伝性自己炎症疾患	79	筋萎縮性側索硬化症	138	CFC症候群
21	遺伝性ジストニア	80	筋型糖原病	139	シェーグレン症候群
22	遺伝性周期性四肢麻痺	81	筋ジストロフィー	140	色素性乾皮症
23	遺伝性膵炎	82	クッシング病	141	自己貪食空胞性ミオパチー
24	遺伝性鉄芽球性貧血	83	クリオピリン関連周期熱症候群	142	自己免疫性肝炎
25	ウィーバー症候群	84	クリッペル・トレノネー・ウェーバー症候群	143	自己免疫性後天性凝固因子欠乏症／自己免疫性後天性凝固第X因子欠乏症
26	ウィリアムズ症候群	85	クルーゾン症候群	144	自己免疫性溶血性貧血
27	ウィルソン病	86	グルコーストランスポーター1欠損症	145	四肢形成不全*3
28	ウエスト症候群	87	グルタル酸血症1型	146	シトステロール血症
29	ウェルナー症候群	88	グルタル酸血症2型	147	シトリン欠損症
30	ウォルフラム症候群	89	クロウ・深瀬症候群	148	紫斑病性腎炎
31	ウルリッヒ病	90	クローン病	149	脂肪萎縮症
32	HTRA1関連脳小血管病*2	91	クロンカイト・カナダ症候群	150	若年性特発性関節炎
33	HTLV-1関連脊髄症	92	痙攣重積型（二相性）急性脳症	151	若年性肺気腫*4
34	ATR-X症候群	93	結節性硬化症	152	シャルコー・マリー・トゥース病
35	ADH分泌異常症*4	94	結節性多発動脈炎	153	重症筋無力症
36	エーラス・ダンロス症候群	95	血栓性血小板減少性紫斑病	154	修正大血管転位症
37	エプスタイン症候群	96	限局性皮質異形成	155	ジュベール症候群関連疾患
38	エプスタイン病	97	原発性局所多汗症*3	156	シュワルツ・ヤンペル症候群
39	エマヌエル症候群	98	原発性硬化性胆管炎	157	徐波睡眠期持続性棘徐波を示すてんかん性脳症
40	MECP2重複症候群*1	99	原発性高脂血症*4	158	神経細胞移動異常症
41	遠位型ミオパチー	100	原発性側索硬化症	159	神経軸索スフェロイド形成を伴う遺伝性びまん性白質脳症
42	円錐角膜*3	101	原発性胆汁性胆管炎	160	神経線維腫症
43	黄色靱帯骨化症	102	原発性免疫不全症候群	161	神経有棘赤血球症
44	黄斑ジストロフィー	103	顕微鏡的大腸炎*3	162	進行性核上性麻痺
45	大田原症候群	104	顕微鏡的多発血管炎	163	進行性家族性肝内胆汁うっ滞症
46	オクシピタル・ホーン症候群	105	高IgD症候群	164	進行性骨化性線維異形成症
47	オスラー病	106	好酸球性消化管疾患	165	進行性多巣性白質脳症
48	カーニー複合	107	好酸球性多発血管炎性肉芽腫症	166	進行性白質脳症
49	海馬硬化を伴う内側側頭葉てんかん	108	好酸球性副鼻腔炎	167	進行性ミオクローヌスてんかん
50	潰瘍性大腸炎	109	抗糸球体基底膜腎炎	168	心室中隔欠損を伴う肺動脈閉鎖症
51	下垂体前葉機能低下症	110	後縦靱帯骨化症	169	心室中隔欠損を伴わない肺動脈閉鎖症
52	家族性地中海熱	111	甲状腺ホルモン不応症	170	スタージ・ウェーバー症候群
53	家族性低βリポタンパク血症1（ホモ接合体）	112	拘束型心筋症	171	スティーヴンス・ジョンソン症候群
54	家族性良性慢性天疱瘡	113	高チロシン血症1型	172	スミス・マギニス症候群
55	カナバン病	114	高チロシン血症2型	173	スモン*3
56	化膿性無菌性関節炎・壊疽性膿皮症・アクネ症候群	115	高チロシン血症3型	174	脆弱X症候群
57	歌舞伎症候群	116	後天性赤芽球癆	175	脆弱X症候群関連疾患
58	ガラクトース-1-リン酸ウリジルトランスフェラーゼ欠損症	117	広範脊柱管狭窄症	176	成人発症スチル病
59	カルニチン回路異常症	118	膠様滴状角膜ジストロフィー	177	成長ホルモン分泌亢進症*4

*1 2024年4月から新たに対象となる疾病
*2 表記が変更された疾病
*3 障害者総合支援法独自の対象疾病
*4 障害者総合支援法の対象疾病と難病法に基づく指定難病で異なる疾病名を用いているもの
*5 旧対象疾病番号159（神経フェリチン症）は対象疾病番号264（脳内鉄沈着神経変性症）に統合

（つづく）

資料4　（つづき）

No.	病名	No.	病名	No.	病名
178	脊髄空洞症	242	特発性基底核石灰化症	306	ブラウ症候群
179	脊髄小脳変性症（多系統萎縮症を除く）	243	特発性血小板減少性紫斑病	307	プラダー・ウィリ症候群
180	脊髄髄膜瘤	244	特発性血栓症（遺伝性血栓性素因によるものに限る）	308	プリオン病
181	脊髄性筋萎縮症	245	特発性後天性全身性無汗症	309	プロピオン酸血症
182	セピアプテリン還元酵素（SR）欠損症	246	特発性大腿骨頭壊死症	310	PRL 分泌亢進症（高プロラクチン血症）*4
183	前眼部形成異常	247	特発性多中心性キャッスルマン病	311	閉塞性細気管支炎
184	全身性エリテマトーデス	248	特発性門脈圧亢進症	312	β-ケトチオラーゼ欠損症
185	全身性強皮症	249	特発性両側性感音難聴*4	313	ベーチェット病
186	先天異常症候群	250	突発性難聴*3	314	ベスレムミオパチー
187	先天性横隔膜ヘルニア	251	ドラベ症候群	315	ヘパリン起因性血小板減少症*3
188	先天性核上性球麻痺	252	中條・西村症候群	316	ヘモクロマトーシス*3
189	先天性気管狭窄症／先天性声門下狭窄症	253	那須・ハコラ病	317	ペリー病*3
190	先天性魚鱗癬	254	軟骨無形成症	318	ペルーシド角膜辺縁変性症*3
191	先天性筋無力症候群	255	難治頻回部分発作重積型急性脳炎	319	ペルオキシソーム病（副腎白質ジストロフィーを除く）
192	先天性グリコシルホスファチジルイノシトール（GPI）欠損症	256	22q11.2 欠失症候群	320	片側巨脳症
193	先天性三尖弁狭窄症	257	乳幼児肝巨大血管腫	321	片側痙攣・片麻痺・てんかん症候群
194	先天性腎性尿崩症	258	尿素サイクル異常症	322	芳香族 L-アミノ酸脱炭酸酵素欠損症
195	先天性赤血球形成異常性貧血	259	ヌーナン症候群	323	発作性夜間ヘモグロビン尿症
196	先天性僧帽弁狭窄症	260	ネイルパテラ症候群（爪膝蓋骨症候群）／LMX1B 関連腎症	324	ホモシスチン尿症
197	先天性大脳白質形成不全症	261	ネフロン癆	325	ポルフィリン症
198	先天性肺静脈狭窄症	262	脳クレアチン欠乏症候群	326	マリネスコ・シェーグレン症候群
199	先天性風疹症候群*3	263	脳腱黄色腫症	327	マルファン症候群／ロイス・ディーツ症候群*2
200	先天性副腎低形成症	264	脳内鉄沈着神経変性症*2,5	328	慢性炎症性脱髄性多発神経炎／多巣性運動ニューロパチー
201	先天性副腎皮質酵素欠損症	265	脳表ヘモジデリン沈着症	329	慢性血栓塞栓性肺高血圧症
202	先天性ミオパチー	266	膿疱性乾癬*4	330	慢性再発性多発性骨髄炎
203	先天性無痛無汗症	267	嚢胞性線維症	331	慢性膵炎*3
204	先天性葉酸吸収不全	268	パーキンソン病	332	慢性特発性偽性腸閉塞症
205	前頭側頭葉変性症	269	バージャー病	333	ミオクロニー欠神てんかん
206	線毛機能不全症候群（カルタゲナー症候群を含む）*1	270	肺静脈閉塞症／肺毛細血管腫症	334	ミオクロニー脱力発作を伴うてんかん
207	早期ミオクロニー脳症	271	肺動脈性肺高血圧症	335	ミトコンドリア病
208	総動脈幹遺残症	272	肺胞蛋白症（自己免疫性又は先天性）	336	無虹彩症
209	総排泄腔遺残	273	肺胞低換気症候群	337	無脾症候群
210	総排泄腔外反症	274	ハッチンソン・ギルフォード症候群	338	無β リポタンパク血症
211	ソトス症候群	275	バッド・キアリ症候群	339	メープルシロップ尿症
212	ダイアモンド・ブラックファン貧血	276	ハンチントン病	340	メチルグルタコン酸尿症
213	第 14 番染色体父親性ダイソミー症候群	277	汎発性特発性骨増殖症*3	341	メチルマロン酸血症
214	大脳皮質基底核変性症	278	PCDH19 関連症候群	342	メビウス症候群
215	大理石骨病	279	非ケトーシス型高グリシン血症	343	メンケス病
216	ダウン症候群*3	280	肥厚性皮膚骨膜症	344	網膜色素変性症
217	高安動脈炎	281	非ジストロフィー性ミオトニー症候群	345	もやもや病
218	多系統萎縮症	282	皮質下梗塞と白質脳症を伴う常染色体優性脳動脈症	346	モワット・ウィルソン症候群
219	タナトフォリック骨異形成症	283	肥大型心筋症	347	薬剤性過敏症症候群*3
220	多発血管炎性肉芽腫症	284	左肺動脈右肺動脈起始症	348	ヤング・シンプソン症候群
221	多発性硬化症／視神経脊髄炎	285	ビタミン D 依存性くる病／骨軟化症	349	優性遺伝形式をとる遺伝性難聴*3
222	多発性軟骨性外骨腫症*3	286	ビタミン D 抵抗性くる病／骨軟化症	350	遊走性焦点発作を伴う乳児てんかん
223	多発性嚢胞腎	287	ビッカースタッフ脳幹脳炎	351	4p 欠失症候群
224	多脾症候群	288	非典型溶血性尿毒症症候群	352	ライソゾーム病
225	タンジール病	289	非特異性多発性小腸潰瘍症	353	ラスムッセン脳炎
226	単心室症	290	皮膚筋炎／多発性筋炎	354	ランゲルハンス細胞組織球症*3
227	弾性線維性仮性黄色腫	291	びまん性汎細気管支炎*3	355	ランドウ・クレフナー症候群
228	短腸症候群*3	292	肥満低換気症候群*3	356	リジン尿性蛋白不耐症
229	胆道閉鎖症	293	表皮水疱症	357	両側性小耳症・外耳道閉鎖症*3
230	遅発性内リンパ水腫	294	ヒルシュスプルング病（全結腸型又は小腸型）	358	両大血管右室起始症
231	チャージ症候群	295	VATER 症候群	359	リンパ管腫症／ゴーハム病
232	中隔視神経形成異常症／ドモルシア症候群	296	ファイファー症候群	360	リンパ脈管筋腫症
233	中毒性表皮壊死症	297	ファロー四徴症	361	類天疱瘡（後天性表皮水疱症を含む）
234	腸管神経節細胞僅少症	298	ファンコニ貧血	362	ルビンシュタイン・テイビ症候群
235	TRPV4 異常症*1	299	封入体筋炎	363	レーベル遺伝性視神経症
236	TSH 分泌亢進症*4	300	フェニルケトン尿症	364	レシチンコレステロールアシルトランスフェラーゼ欠損症
237	TNF 受容体関連周期性症候群	301	フォンタン術後症候群*3	365	劣性遺伝形式をとる遺伝性難聴*3
238	低ホスファターゼ症	302	複合カルボキシラーゼ欠損症	366	レット症候群
239	天疱瘡	303	副甲状腺機能低下症	367	レノックス・ガストー症候群
240	特発性拡張型心筋症	304	副腎白質ジストロフィー	368	ロスムンド・トムソン症候群
241	特発性間質性肺炎	305	副腎皮質刺激ホルモン不応症	369	肋骨異常を伴う先天性側弯症

資料 5　特別児童扶養手当の障害程度認定基準（特別児童扶養手当等の支給に関する法律施行令　別表第 3）

（1）1 級

（2024 年 2 月末現在）

番号	障害の状態
1	次に掲げる視覚障害 　イ　両眼の視力がそれぞれ 0.03 以下のもの 　ロ　1 眼の視力が 0.04，他眼の視力が手動弁以下のもの 　ハ　ゴールドマン型視野計による測定の結果，両眼のI/4 視標による周辺視野角度の和がそれぞれ 80 度以下かつI/2 視標による両眼中心視野角度が 28 度以下のもの 　ニ　自動視野計による測定の結果，両眼開放視認点数が 70 点以下かつ両眼中心視野視認点数が 20 点以下のもの
2	両耳の聴力レベルが 100 デシベル以上のもの
3	両上肢の機能に著しい障害を有するもの
4	両上肢のすべての指を欠くもの
5	両上肢のすべての指の機能に著しい障害を有するもの
6	両下肢の機能に著しい障害を有するもの
7	両下肢を足関節以上で欠くもの
8	体幹の機能に座っていることができない程度または立ち上がることができない程度の障害を有するもの
9	前各号に掲げるもののほか，身体の機能の障害または長期にわたる安静を必要とする病状が前各号と同程度以上と認められる状態であって，日常生活の用を弁ずることを不能ならしめる程度のもの
10	精神の障害であって，前各号と同程度以上と認められる程度のもの
11	身体の機能の障害もしくは病状または精神の障害が重複する場合であって，その状態が前各号と同程度以上と認められる程度のもの

〔備考〕視力の測定は，万国式試視力表によるものとし，屈折異常があるものについては，矯正視力によって測定する。

（2）2 級

番号	障害の状態
1	次に掲げる視覚障害 　イ　両眼の視力がそれぞれ 0.07 以下のもの 　ロ　1 眼の視力が 0.08，他眼の視力が手動弁以下のもの 　ハ　ゴールドマン型視野計による測定の結果，両眼のI/4 視標による周辺視野角度の和がそれぞれ 80 度以下かつI/2 視標による両眼中心視野角度が 56 度以下のもの 　ニ　自動視野計による測定の結果，両眼開放視認点数が 70 点以下かつ両眼中心視野視認点数が 40 点以下のもの
2	両耳の聴力レベルが 90 デシベル以上のもの
3	平衡機能に著しい障害を有するもの
4	そしゃくの機能を欠くもの
5	音声または言語機能に著しい障害を有するもの
6	両上肢のおや指およびひとさし指または中指を欠くもの
7	両上肢のおや指およびひとさし指または中指の機能に著しい障害を有するもの
8	1 上肢の機能に著しい障害を有するもの
9	1 上肢のすべての指を欠くもの
10	1 上肢のすべての指の機能に著しい障害を有するもの
11	両下肢のすべての指を欠くもの
12	1 下肢の機能に著しい障害を有するもの
13	1 下肢を足関節以上で欠くもの
14	体幹の機能に歩くことができない程度の障害を有するもの
15	前各号に掲げるもののほか，身体の機能の障害または長期にわたる安静を必要とする病状が前各号と同程度以上と認められる状態であって，日常生活が著しい制限を受けるか，または日常生活に著しい制限を加えることを必要とする程度のもの
16	精神の障害であって，前各号と同程度以上と認められる程度のもの
17	身体の機能の障害もしくは病状または精神の障害が重複する場合であって，その状態が前各号と同程度以上と認められる程度のもの

〔備考〕視力の測定は，万国式試視力表によるものとし，屈折異常があるものについては，矯正視力によって測定する。

資料6　障害児福祉手当の障害程度認定基準

番号	障害の状態
1	両眼の視力がそれぞれ 0.02 以下のもの
2	両耳の聴力が補聴器を用いても音声を識別することができない程度のもの
3	両上肢の機能に著しい障害を有するもの
4	両上肢のすべての指を欠くもの
5	両下肢の用を全く廃したもの
6	両大腿を 2 分の 1 以上失ったもの
7	体幹の機能に座っていることができない程度の障害を有するもの
8	前各号に掲げるもののほか，身体の機能の障害または長期にわたる安静を必要とする病状が前各号と同程度以上と認められる状態であって，日常生活の用を弁ずることを不能ならしめる程度のもの
9	精神の障害であって，前各号と同程度以上と認められる程度のもの
10	身体の機能の障害もしくは病状または精神の障害が重複する場合であって，その状態が前各号と同程度以上と認められる程度のもの

〔備考〕視力の測定は，万国式試視力表によるものとし，屈折異常があるものについては，矯正視力によって測定する。

資料7　国民年金障害等級表，厚生年金障害等級表，厚生年金障害手当金

（1）国民年金障害等級表（国民年金法施行令　別表）

障害の程度		障害の状態
1 級	1	次に掲げる視覚障害 　イ　両眼の視力がそれぞれ 0.03 以下のもの 　ロ　1 眼の視力が 0.04，他眼の視力が手動弁以下のもの 　ハ　ゴールドマン型視野計による測定の結果，両眼のI/4 視標による周辺視野角度の和がそれぞれ 80 度以下かつI/2 視標による両眼中心視野角度が 28 度以下のもの 　ニ　自動視野計による測定の結果，両眼開放視認点数が 70 点以下かつ両眼中心視野視認点数が 20 点以下のもの
	2	両耳の聴力レベルが 100 デシベル以上のもの
	3	両上肢の機能に著しい障害を有するもの
	4	両上肢のすべての指を欠くもの
	5	両上肢のすべての指の機能に著しい障害を有するもの
	6	両下肢の機能に著しい障害を有するもの
	7	両下肢を足関節以上で欠くもの
	8	体幹の機能に座っていることができない程度または立ち上がることができない程度の障害を有するもの
	9	前各号に掲げるもののほか，身体の機能の障害または長期にわたる安静を必要とする病状が前各号と同程度以上と認められる状態であって，日常生活の用を弁ずることを不能ならしめる程度のもの
	10	精神の障害であって，前各号と同程度以上と認められる程度のもの
	11	身体の機能の障害もしくは病状または精神の障害が重複する場合であって，その状態が前各号と同程度以上と認められる程度のもの
2 級	1	次に掲げる視覚障害 　イ　両眼の視力がそれぞれ 0.07 以下のもの 　ロ　1 眼の視力が 0.08，他眼の視力が手動弁以下のもの 　ハ　ゴールドマン型視野計による測定の結果，両眼のI/4 視標による周辺視野角度の和がそれぞれ 80 度以下かつI/2 視標による両眼中心視野角度が 56 度以下のもの 　ニ　自動視野計による測定の結果，両眼開放視認点数が 70 点以下かつ両眼中心視野視認点数が 40 点以下のもの
	2	両耳の聴力レベルが 90 デシベル以上のもの
	3	平衡機能に著しい障害を有するもの
	4	そしゃくの機能を欠くもの
	5	音声または言語機能に著しい障害を有するもの
	6	両上肢のおや指およびひとさし指またはなか指を欠くもの
	7	両上肢のおや指およびひとさし指またはなか指の機能に著しい障害を有するもの
	8	1 上肢の機能に著しい障害を有するもの
	9	1 上肢のすべての指を欠くもの
	10	1 上肢のすべての指の機能に著しい障害を有するもの
	11	両下肢のすべての指を欠くもの
	12	1 下肢の機能に著しい障害を有するもの
	13	1 下肢を足関節以上で欠くもの
	14	体幹の機能に歩くことができない程度の障害を有するもの
	15	前各号に掲げるもののほか，身体の機能の障害または長期にわたる安静を必要とする病状が前各号と同程度以上と認められる状態であって，日常生活が著しい制限を受けるか，または日常生活に著しい制限を加えることを必要とする程度のもの
	16	精神の障害であって，前各号と同程度以上と認められる程度のもの
	17	身体の機能の障害もしくは病状または精神の障害が重複する場合であって，その状態が前各号と同程度以上と認められる程度のもの

〔備考〕視力の測定は，万国式試視力表によるものとし，屈折異常があるものについては，矯正視力によって測定する。

（資料 7 つづく）

付章

（2）厚生年金障害等級表（厚生年金保険法施行令　別表 1）

障害の程度		障害の状態
3 級	1	次に掲げる視覚障害 　イ　両眼の視力がそれぞれ 0.1 以下に減じたもの 　ロ　ゴールドマン型視野計による測定の結果，両眼の I/4 視標による周辺視野角度の和がそれぞれ 80 度以下に減じたもの 　ハ　自動視野計による測定の結果，両眼開放視認点数が 70 点以下に減じたもの
	2	両耳の聴力が 40 センチメートル以上では通常の話声を解することができない程度に減じたもの
	3	そしゃくまたは言語の機能に相当程度の障害を残すもの
	4	脊柱の機能に著しい障害を残すもの
	5	1 上肢の 3 大関節のうち，2 関節の用を廃したもの
	6	1 下肢の 3 大関節のうち，2 関節の用を廃したもの
	7	長管状骨に偽関節を残し，運動機能に著しい障害を残すもの
	8	1 上肢のおや指およびひとさし指を失ったもの，またはおや指もしくはひとさし指を併せ，1 上肢の 3 指以上を失ったもの
	9	おや指およびひとさし指を併せ，1 上肢の 4 指の用を廃したもの
	10	1 下肢をリスフラン関節以上で失ったもの
	11	両下肢の 10 趾の用を廃したもの
	12	前各号に掲げるもののほか，身体の機能に，労働が著しい制限を受けるか，または労働に著しい制限を加えることを必要とする程度の障害を残すもの
	13	精神または神経系統に，労働が著しい制限を受けるか，または労働に著しい制限を加えることを必要とする程度の障害を残すもの
	14	傷病がなおらないで，身体の機能または精神もしくは神経系統に，労働が制限を受けるか，または労働に制限を加えることを必要とする程度の障害を有するものであって，厚生労働大臣が定めるもの

〔備考〕 1．視力の測定は，万国式試視力表によるものとし，屈折異常があるものについては，矯正視力によって測定する。
　　　 2．指を失ったものとは，おや指は指節間関節，その他の指は近位指節間関節以上を失ったものをいう。
　　　 3．指の用を廃したものとは，指の末節の半分以上を失い，または中手指節関節もしくは近位指節間関節（おや指にあっては指節間関節）に著しい運動障害を残すものをいう。
　　　 4．趾の用を廃したものとは，第 1 趾は末節の半分以上，その他の趾は遠位趾節間関節以上を失ったものまたは中足趾節関節もしくは近位趾節間関節（第 1 趾にあっては趾節間関節）に著しい運動障害を残すものをいう。

（3）厚生年金障害手当金（厚生年金保険法施行令　別表 2）

障害の程度	障害の状態
1	両眼の視力が 0.6 以下に減じたもの
2	1 眼の視力が 0.1 以下に減じたもの
3	両眼のまぶたに著しい欠損を残すもの
4	両眼による視野が 2 分の 1 以上欠損したもの，ゴールドマン型視野計による測定の結果，I/2 視標による両眼中心視野角度が 56 度以下に減じたものまたは自動視野計による測定の結果，両眼開放視認点数が 100 点以下もしくは両眼中心視野視認点数が 40 点以下に減じたもの
5	両眼の調節機能および輻輳機能に著しい障害を残すもの
6	1 耳の聴力が，耳殻に接しなければ大声による話を解することができない程度に減じたもの
7	そしゃくまたは言語の機能に障害を残すもの
8	鼻を欠損し，その機能に著しい障害を有するもの
9	脊柱の機能に障害を残すもの
10	1 上肢の 3 大関節のうち，1 関節に著しい機能障害を残すもの
11	1 下肢の 3 大関節のうち，1 関節に著しい機能障害を残すもの
12	1 下肢を 3 センチメートル以上短縮したもの
13	長管状骨に著しい転位変形を残すもの
14	1 上肢の 2 指以上を失ったもの
15	1 上肢のひとさし指を失ったもの
16	1 上肢の 3 指以上の用を廃したもの
17	ひとさし指を併せ 1 上肢の 2 指の用を廃したもの
18	1 上肢のおや指の用を廃したもの
19	1 下肢の第 1 趾または他の 4 趾以上を失ったもの
20	1 下肢の 5 趾の用を廃したもの
21	前各号に掲げるもののほか，身体の機能に，労働が制限を受けるか，または労働に制限を加えることを必要とする程度の障害を残すもの
22	精神または神経系統に，労働が制限を受けるか，または労働に制限を加えることを必要とする程度の障害を残すもの

〔備考〕 1．視力の測定は，万国式試視力表によるものとし，屈折異常があるものについては，矯正視力によって測定する。
　　　 2．指を失ったものとは，おや指は指節間関節，その他の指は近位指節間関節以上を失ったものをいう。
　　　 3．指の用を廃したものとは，指の末節の半分以上を失い，または中手指節関節もしくは近位指節間関節（おや指にあっては指節間関節）に著しい運動障害を残すものをいう。
　　　 4．趾を失ったものとは，その全部を失ったものをいう。
　　　 5．趾の用を廃したものとは，第 1 趾は末節の半分以上，その他の趾は遠位趾節間関節以上を失ったものまたは中足趾節関節もしくは近位趾節間関節（第 1 趾にあっては趾節間関節）に著しい運動障害を残すものをいう。

障害等級	給付の内容	身体障害
第1級	当該障害の存する期間1年につき給付基礎日額の313日分	1. 両眼が失明したもの 2. そしゃくおよび言語の機能を廃したもの 3. 神経系統の機能または精神に著しい障害を残し，常に介護を要するもの 4. 胸腹部臓器の機能に著しい障害を残し，常に介護を要するもの 5.（削除） 6. 両上肢を肘関節以上で失ったもの 7. 両上肢の用を全廃したもの 8. 両下肢を膝関節以上で失ったもの 9. 両下肢の用を全廃したもの
第2級	同277日分	1. 1眼が失明し，他眼の視力が0.02以下になったもの 2. 両眼の視力が0.02以下になったもの 2の2. 神経系統の機能または精神に著しい障害を残し，随時介護を要するもの 2の3. 胸腹部臓器の機能に著しい障害を残し，随時介護を要するもの 3. 両上肢を手関節以上で失ったもの 4. 両下肢を足関節以上で失ったもの
第3級	同245日分	1. 1眼が失明し，他眼の視力が0.06以下になったもの 2. そしゃくまたは言語の機能を廃したもの 3. 神経系統の機能または精神に著しい障害を残し，終身労務に服することができないもの 4. 胸腹部臓器の機能に著しい障害を残し，終身労務に服することができないもの 5. 両手の手指の全部を失ったもの
第4級	同213日分	1. 両眼の視力が0.06以下になったもの 2. そしゃくおよび言語の機能に著しい障害を残すもの 3. 両耳の聴力を全く失ったもの 4. 1上肢を肘関節以上で失ったもの 5. 1下肢を膝関節以上で失ったもの 6. 両手の手指の全部の用を廃したもの 7. 両足をリスフラン関節以上で失ったもの
第5級	同184日分	1. 1眼が失明し，他眼の視力が0.1以下になったもの 1の2. 神経系統の機能または精神に著しい障害を残し，特に軽易な労務以外の労務に服することができないもの 1の3. 胸腹部臓器の機能に著しい障害を残し，特に軽易な労務以外の労務に服することができないもの 2. 1上肢を手関節以上で失ったもの 3. 1下肢を足関節以上で失ったもの 4. 1上肢の用を全廃したもの 5. 1下肢の用を全廃したもの 6. 両足の足指の全部を失ったもの
第6級	同156日分	1. 両眼の視力が0.1以下になったもの 2. そしゃくまたは言語の機能に著しい障害を残すもの 3. 両耳の聴力が耳に接しなければ大声を解することができない程度になったもの 3の2. 1耳の聴力を全く失い，他耳の聴力が40センチメートル以上の距離では普通の話声を解することができない程度になったもの 4. 脊柱に著しい変形または運動障害を残すもの 5. 1上肢の3大関節中の2関節の用を廃したもの 6. 1下肢の3大関節中の2関節の用を廃したもの 7. 1手の5の手指またはおや指を含み，4の手指を失ったもの

（つづく）

付章

障害等級	給付の内容	身体障害
第7級	同 131 日分	1.　1 眼が失明し，他眼の視力が 0.6 以下になったもの 2.　両耳の聴力が 40 センチメートル以上の距離では普通の話声を解することができない程度になったもの 2 の 2.　1 耳の聴力を全く失い，他耳の聴力が 1 メートル以上の距離では普通の話声を解することができない程度になったもの 3.　神経系統の機能または精神に障害を残し，軽易な労務以外の労務に服することができないもの 4.　（削除） 5.　胸腹部臓器の機能に障害を残し，軽易な労務以外の労務に服することができないもの 6.　1 手のおや指を含み，3 の手指またはおや指以外の 4 の手指を失ったもの 7.　1 手の 5 の手指またはおや指を含み，4 の手指の用を廃したもの 8.　1 足をリスフラン関節以上で失ったもの 9.　1 上肢に偽関節を残し，著しい運動障害を残すもの 10.　1 下肢に偽関節を残し，著しい運動障害を残すもの 11.　両足の足指の全部の用を廃したもの 12.　外貌に著しい醜状を残すもの 13.　両側の睾丸を失ったもの
第8級	給付基礎日額の 503 日分	1.　1 眼が失明し，または 1 眼の視力が 0.02 以下になったもの 2.　脊柱に運動障害を残すもの 3.　1 手のおや指を含み，2 の手指またはおや指以外の 3 の手指を失ったもの 4.　1 手のおや指を含み，3 の手指またはおや指以外の 4 の手指の用を廃したもの 5.　1 下肢を 5 センチメートル以上短縮したもの 6.　1 上肢の 3 大関節中の 1 関節の用を廃したもの 7.　1 下肢の 3 大関節中の 1 関節の用を廃したもの 8.　1 上肢に偽関節を残すもの 9.　1 下肢に偽関節を残すもの 10.　1 足の足指の全部を失ったもの
第9級	同 391 日分	1.　両眼の視力が 0.6 以下になったもの 2.　1 眼の視力が 0.06 以下になったもの 3.　両眼に半盲症，視野狭窄または視野変状を残すもの 4.　両眼のまぶたに著しい欠損を残すもの 5.　鼻を欠損し，その機能に著しい障害を残すもの 6.　そしゃくおよび言語の機能に障害を残すもの 6 の 2.　両耳の聴力が 1 メートル以上の距離では普通の話声を解することができない程度になったもの 6 の 3.　1 耳の聴力が耳に接しなければ大声を解することができない程度になり，他耳の聴力が 1 メートル以上の距離では普通の話声を解することが困難である程度になったもの 7.　1 耳の聴力を全く失ったもの 7 の 2.　神経系統の機能または精神に障害を残し，服することができる労務が相当な程度に制限されるもの 7 の 3.　胸腹部臓器の機能に障害を残し，服することができる労務が相当な程度に制限されるもの 8.　1 手のおや指またはおや指以外の 2 の手指を失ったもの 9.　1 手のおや指を含み，2 の手指またはおや指以外の 3 の手指の用を廃したもの 10.　1 足の第 1 の足指を含み，2 以上の足指を失ったもの 11.　1 足の足指の全部の用を廃したもの 11 の 2.　外貌に相当程度の醜状を残すもの 12.　生殖器に著しい障害を残すもの
第10級	同 302 日分	1.　1 眼の視力が 0.1 以下になったもの 1 の 2.　正面視で複視を残すもの 2.　そしゃくまたは言語の機能に障害を残すもの 3.　14 歯以上に対し歯科補てつを加えたもの 3 の 2.　両耳の聴力が 1 メートル以上の距離では普通の話声を解することが困難である程度になったもの 4.　1 耳の聴力が耳に接しなければ大声を解することができない程度になったもの 5.　（削除） 6.　1 手のおや指またはおや指以外の 2 の手指の用を廃したもの 7.　1 下肢を 3 センチメートル以上短縮したもの 8.　1 足の第 1 の足指または他の 4 の足指を失ったもの 9.　1 上肢の 3 大関節中の 1 関節の機能に著しい障害を残すもの 10.　1 下肢の 3 大関節中の 1 関節の機能に著しい障害を残すもの

（つづく）

障害等級	給付の内容	身体障害
第11級	同 223 日分	1.　両眼の眼球に著しい調節機能障害または運動障害を残すもの 2.　両眼のまぶたに著しい運動障害を残すもの 3.　1 眼のまぶたに著しい欠損を残すもの 3 の 2.　10 歯以上に対し歯科補てつを加えたもの 3 の 3.　両耳の聴力が 1 メートル以上の距離では小声を解することができない程度になったもの 4.　1 耳の聴力が 40 センチメートル以上の距離では普通の話声を解することができない程度になったもの 5.　脊柱に変形を残すもの 6.　1 手のひとさし指，中指またはくすり指を失ったもの 7.　（削除） 8.　1 足の第 1 の足指を含み，2 以上の足指の用を廃したもの 9.　胸腹部臓器の機能に障害を残し，労務の遂行に相当な程度の支障があるもの
第12級	同 156 日分	1.　1 眼の眼球に著しい調節機能障害または運動障害を残すもの 2.　1 眼のまぶたに著しい運動障害を残すもの 3.　7 歯以上に対し歯科補てつを加えたもの 4.　1 耳の耳殻の大部分を欠損したもの 5.　鎖骨，胸骨，肋骨，肩甲骨または骨盤骨に著しい変形を残すもの 6.　1 上肢の 3 大関節中の 1 関節の機能に障害を残すもの 7.　1 下肢の 3 大関節中の 1 関節の機能に障害を残すもの 8.　長管骨に変形を残すもの 8 の 2.　1 手のこ指を失ったもの 9.　1 手のひとさし指，中指またはくすり指の用を廃したもの 10.　1 足の第 2 の足指を失ったもの，第 2 の足指を含み 2 の足指を失ったもの，または第 3 の足指以下の 3 の足指を失ったもの 11.　1 足の第 1 の足指または他の 4 の足指の用を廃したもの 12.　局部に頑固な神経症状を残すもの 13.　（削除） 14.　外貌に醜状を残すもの
第13級	同 101 日分	1.　1 眼の視力が 0.6 以下になったもの 2.　1 眼に半盲症，視野狭窄または視野変状を残すもの 2 の 2.　正面視以外で複視を残すもの 3.　両眼のまぶたの一部に欠損を残し，またはまつげはげを残すもの 3 の 2.　5 歯以上に対し歯科補てつを加えたもの 3 の 3.　胸腹部臓器の機能に障害を残すもの 4.　1 手のこ指の用を廃したもの 5.　1 手のおや指の指骨の一部を失ったもの 6,7.　（削除） 8.　1 下肢を 1 センチメートル以上短縮したもの 9.　1 足の第 3 の足指以下の 1 または 2 の足指を失ったもの 10.　1 足の第 2 の足指の用を廃したもの，第 2 の足指を含み 2 の足指の用を廃したもの，または第 3 の足指以下の 3 の足指の用を廃したもの
第14級	同 56 日分	1.　1 眼のまぶたの一部に欠損を残し，またはまつげはげを残すもの 2.　3 歯以上に対し歯科補てつを加えたもの 2 の 2.　1 耳の聴力が 1 メートル以上の距離では小声を解することができない程度になったもの 3.　上肢の露出面に手のひらの大きさの醜いあとを残すもの 4.　下肢の露出面に手のひらの大きさの醜いあとを残すもの 5.　（削除） 6.　1 手のおや指以外の手指の指骨の一部を失ったもの 7.　1 手のおや指以外の手指の遠位指節間関節を屈伸することができなくなったもの 8.　1 足の第 3 の足指以下の 1 または 2 の足指の用を廃したもの 9.　局部に神経症状を残すもの 10.　（削除）

〔備考〕1.　視力の測定は，万国式試視力表による。屈折異常があるものについては，矯正視力について測定する。
　　　　2.　手指を失ったものとは，おや指は指節間関節，その他の手指は近位指節間関節以上を失ったものをいう。
　　　　3.　手指の用を廃したものとは，手指の末節骨の半分以上を失い，または中手指節関節もしくは近位指節間関節（おや指にあっては指節間関節）に著しい運動障害を残すものをいう。
　　　　4.　足指を失ったものとは，その全部を失ったものをいう。
　　　　5.　足指の用を廃したものとは，第 1 の足指は末節骨の半分以上，その他の足指は遠位指節間関節以上を失ったもの，または中足指節関節もしくは近位指節間関節（第 1 の足指にあっては指節間関節）に著しい運動障害を残すものをいう。

付章

資料9　自動車損害賠償保障法後遺障害等級表

（1）別表1

等級	介護を要する後遺障害	保険金額
第1級	1. 神経系統の機能または精神に著しい障害を残し，常に介護を要するもの 2. 胸腹部臓器の機能に著しい障害を残し，常に介護を要するもの	4,000万円
第2級	1. 神経系統の機能または精神に著しい障害を残し，随時介護を要するもの 2. 胸腹部臓器の機能に著しい障害を残し，随時介護を要するもの	3,000万円

〔備考〕各等級の後遺障害に該当しない後遺障害であって，各等級の後遺障害に相当するものは，当該等級の後遺障害とする。

（2）別表2

等級	後遺障害	保険金額
第1級	1. 両眼が失明したもの 2. そしゃくおよび言語の機能を廃したもの 3. 両上肢を肘関節以上で失ったもの 4. 両上肢の用を全廃したもの 5. 両下肢を膝関節以上で失ったもの 6. 両下肢の用を全廃したもの	3,000万円
第2級	1. 1眼が失明し，他眼の視力が0.02以下になったもの 2. 両眼の視力が0.02以下になったもの 3. 両上肢を手関節以上で失ったもの 4. 両下肢を足関節以上で失ったもの	2,590万円
第3級	1. 1眼が失明し，他眼の視力が0.06以下になったもの 2. そしゃくまたは言語の機能を廃したもの 3. 神経系統の機能または精神に著しい障害を残し，終身労務に服することができないもの 4. 胸腹部臓器の機能に著しい障害を残し，終身労務に服することができないもの 5. 両手の手指の全部を失ったもの	2,219万円
第4級	1. 両眼の視力が0.06以下になったもの 2. そしゃくおよび言語の機能に著しい障害を残すもの 3. 両耳の聴力を全く失ったもの 4. 1上肢を肘関節以上で失ったもの 5. 1下肢を膝関節以上で失ったもの 6. 両手の手指の全部の用を廃したもの 7. 両足をリスフラン関節以上で失ったもの	1,889万円
第5級	1. 1眼が失明し，他眼の視力が0.1以下になったもの 2. 神経系統の機能または精神に著しい障害を残し，特に軽易な労務以外の労務に服することができないもの 3. 胸腹部臓器の機能に著しい障害を残し，特に軽易な労務以外の労務に服することができないもの 4. 1上肢を手関節以上で失ったもの 5. 1下肢を足関節以上で失ったもの 6. 1上肢の用を全廃したもの 7. 1下肢の用を全廃したもの 8. 両足の足指の全部を失ったもの	1,574万円
第6級	1. 両眼の視力が0.1以下になったもの 2. そしゃくまたは言語の機能に著しい障害を残すもの 3. 両耳の聴力が耳に接しなければ大声を解することができない程度になったもの 4. 1耳の聴力を全く失い，他耳の聴力が40センチメートル以上の距離では普通の話声を解することができない程度になったもの 5. 脊柱に著しい変形または運動障害を残すもの 6. 1上肢の3大関節中の2関節の用を廃したもの 7. 1下肢の3大関節中の2関節の用を廃したもの 8. 1手の5の手指またはおや指を含み，4の手指を失ったもの	1,296万円

（つづく）

（2）別表 2（つづき）

等級	後遺障害	保険金額
第 7 級	1. 1 眼が失明し，他眼の視力が 0.6 以下になったもの 2. 両耳の聴力が 40 センチメートル以上の距離では普通の話声を解することができない程度になったもの 3. 1 耳の聴力を全く失い，他耳の聴力が 1 メートル以上の距離では普通の話声を解することができない程度になったもの 4. 神経系統の機能または精神に障害を残し，軽易な労務以外の労務に服することができないもの 5. 胸腹部臓器の機能に障害を残し，軽易な労務以外の労務に服することができないもの 6. 1 手のおや指を含み，3 の手指を失ったものまたはおや指以外の 4 の手指を失ったもの 7. 1 手の 5 の手指またはおや指を含み，4 の手指の用を廃したもの 8. 1 足をリスフラン関節以上で失ったもの 9. 1 上肢に偽関節を残し，著しい運動障害を残すもの 10. 1 下肢に偽関節を残し，著しい運動障害を残すもの 11. 両足の足指の全部の用を廃したもの 12. 外貌に著しい醜状を残すもの 13. 両側の睾丸を失ったもの	1,051 万円
第 8 級	1. 1 眼が失明し，または 1 眼の視力が 0.02 以下になったもの 2. 脊柱に運動障害を残すもの 3. 1 手のおや指を含み，2 の手指を失ったものまたはおや指以外の 3 の手指を失ったもの 4. 1 手のおや指を含み，3 の手指の用を廃したものまたはおや指以外の 4 の手指の用を廃したもの 5. 1 下肢を 5 センチメートル以上短縮したもの 6. 1 上肢の 3 大関節中の 1 関節の用を廃したもの 7. 1 下肢の 3 大関節中の 1 関節の用を廃したもの 8. 1 上肢に偽関節を残すもの 9. 1 下肢に偽関節を残すもの 10. 1 足の足指の全部を失ったもの	819 万円
第 9 級	1. 両眼の視力が 0.6 以下になったもの 2. 1 眼の視力が 0.06 以下になったもの 3. 両眼に半盲症，視野狭窄または視野変状を残すもの 4. 両眼のまぶたに著しい欠損を残すもの 5. 鼻を欠損し，その機能に著しい障害を残すもの 6. そしゃくおよび言語の機能に障害を残すもの 7. 両耳の聴力が 1 メートル以上の距離では普通の話声を解することができない程度になったもの 8. 1 耳の聴力が耳に接しなければ大声を解することができない程度になり，他耳の聴力が 1 メートル以上の距離では普通の話声を解することが困難である程度になったもの 9. 1 耳の聴力を全く失ったもの 10. 神経系統の機能または精神に障害を残し，服することができる労務が相当な程度に制限されるもの 11. 胸腹部臓器の機能に障害を残し，服することができる労務が相当な程度に制限されるもの 12. 1 手のおや指またはおや指以外の 2 の手指を失ったもの 13. 1 手のおや指を含み，2 の手指の用を廃したものまたはおや指以外の 3 の手指の用を廃したもの 14. 1 足の第 1 の足指を含み，2 以上の足指を失ったもの 15. 1 足の足指の全部の用を廃したもの 16. 外貌に相当程度の醜状を残すもの 17. 生殖器に著しい障害を残すもの	616 万円
第 10 級	1. 1 眼の視力が 0.1 以下になったもの 2. 正面を見た場合に複視の症状を残すもの 3. そしゃくまたは言語の機能に障害を残すもの 4. 14 歯以上に対し歯科補てつを加えたもの 5. 両耳の聴力が 1 メートル以上の距離では普通の話声を解することが困難である程度になったもの 6. 1 耳の聴力が耳に接しなければ大声を解することができない程度になったもの 7. 1 手のおや指またはおや指以外の 2 の手指の用を廃したもの 8. 1 下肢を 3 センチメートル以上短縮したもの 9. 1 足の第 1 の足指または他の 4 の足指を失ったもの 10. 1 上肢の 3 大関節中の 1 関節の機能に著しい障害を残すもの 11. 1 下肢の 3 大関節中の 1 関節の機能に著しい障害を残すもの	461 万円

（つづく）

付章

（2）別表 2（つづき）

等級	後遺障害	保険金額
第 11 級	1.　両眼の眼球に著しい調節機能障害または運動障害を残すもの 2.　両眼のまぶたに著しい運動障害を残すもの 3.　1 眼のまぶたに著しい欠損を残すもの 4.　10 歯以上に対し歯科補てつを加えたもの 5.　両耳の聴力が 1 メートル以上の距離では小声を解することができない程度になったもの 6.　1 耳の聴力が 40 センチメートル以上の距離では普通の話声を解することができない程度になったもの 7.　脊柱に変形を残すもの 8.　1 手のひとさし指，なか指またはくすり指を失ったもの 9.　1 足の第 1 の足指を含み 2 以上の足指の用を廃したもの 10.　胸腹部臓器の機能に障害を残し，労務の遂行に相当な程度の支障があるもの	331 万円
第 12 級	1.　1 眼の眼球に著しい調節機能障害または運動障害を残すもの 2.　1 眼のまぶたに著しい運動障害を残すもの 3.　7 歯以上に対し歯科補てつを加えたもの 4.　1 耳の耳殻の大部分を欠損したもの 5.　鎖骨，胸骨，肋骨，肩甲骨または骨盤骨に著しい変形を残すもの 6.　1 上肢の 3 大関節中の 1 関節の機能に障害を残すもの 7.　1 下肢の 3 大関節中の 1 関節の機能に障害を残すもの 8.　長管骨に変形を残すもの 9.　1 手のこ指を失ったもの 10.　1 手のひとさし指，なか指またはくすり指の用を廃したもの 11.　1 足の第 2 の足指を失ったもの，第 2 の足指を含み 2 の足指を失ったもの，または第 3 の足指以下の 3 の足指を失ったもの 12.　1 足の第 1 の足指または他の 4 の足指の用を廃したもの 13.　局部に頑固な神経症状を残すもの 14.　外貌に醜状を残すもの	224 万円
第 13 級	1.　1 眼の視力が 0.6 以下になったもの 2.　正面以外を見た場合に複視の症状を残すもの 3.　1 眼に半盲症，視野狭窄または視野変状を残すもの 4.　両眼のまぶたの一部に欠損を残しまたはまつげはげを残すもの 5.　5 歯以上に対し歯科補てつを加えたもの 6.　1 手のこ指の用を廃したもの 7.　1 手のおや指の指骨の一部を失ったもの 8.　1 下肢を 1 センチメートル以上短縮したもの 9.　1 足の第 3 の足指以下の 1 または 2 の足指を失ったもの 10.　1 足の第 2 の足指の用を廃したもの，第 2 の足指を含み 2 の足指の用を廃したもの，または第 3 の足指以下の 3 の足指の用を廃したもの 11.　胸腹部臓器の機能に障害を残すもの	139 万円
第 14 級	1.　1 眼のまぶたの一部に欠損を残しまたはまつげはげを残すもの 2.　3 歯以上に対し歯科補てつを加えたもの 3.　1 耳の聴力が 1 メートル以上の距離では小声を解することができない程度になったもの 4.　上肢の露出面に手のひらの大きさの醜いあとを残すもの 5.　下肢の露出面に手のひらの大きさの醜いあとを残すもの 6.　1 手のおや指以外の手指の指骨の一部を失ったもの 7.　1 手のおや指以外の手指の遠位指節間関節を屈伸することができなくなったもの 8.　1 足の第 3 の足指以下の 1 または 2 の足指の用を廃したもの 9.　局部に神経症状を残すもの	75 万円

〔備考〕1.　視力の測定は，万国式試視力表による。屈折異常のあるものについては，矯正視力について測定する。
　　　　2.　手指を失ったものとは，おや指は指節間関節，その他の手指は近位指節間関節以上を失ったものをいう。
　　　　3.　手指の用を廃したものとは，手指の末節骨の半分以上を失い，または中手指節関節もしくは近位指節間関節（おや指にあっては，指節間関節）に著しい運動障害を残すものをいう。
　　　　4.　足指を失ったものとは，その全部を失ったものをいう。
　　　　5.　足指の用を廃したものとは，第 1 の足指は末節骨の半分以上，その他の足指は遠位指節間関節以上を失ったもの，または，中足指節関節もしくは，近位指節間関節（第 1 の足指にあっては，指節間関節）に著しい運動障害を残すものをいう。
　　　　6.　各等級の後遺障害に該当しない後遺障害であって，各等級の後遺障害に相当するものは，当該等級の後遺障害とする。

資料 10　基本的生活動作，機能的自立度に関する評価スケール

（1）基本的生活動作（Barthel Index：BI）

評価項目	点数	基準
食事	10	自立，自助具などの装着可，標準的時間内に食べ終える
	5	部分介助（例えば，おかずを切って細かくしてもらう）
	0	全介助
車いすから ベッドへの移動	15	自立，ブレーキ，フットレストの操作も含む
	10	軽度の部分介助または監視を要する
	5	座ることは可能であるがほぼ全介助
	0	全介助または不可能
整容	5	自立（洗面，整髪，歯磨き，ひげ剃り）
	0	部分介助または不可能
トイレ動作	10	自立（衣服の操作，後始末を含む，ポータブル便器などを使用している場合はその洗浄も含む）
	5	部分介助，体を支える，衣服，後始末に介助を要する
	0	全介助または不可能
入浴	5	自立
	0	部分介助または不可能
歩行	15	自立，45 m 以上の歩行，補装具（車いす，歩行器は除く）の使用の有無は問わず
	10	45 m 以上の介助歩行，歩行器の使用を含む
	5	歩行不能の場合，車いすにて 45 m 以上の操作可能
	0	上記以外
階段昇降	10	自立，手すりなどの使用の有無は問わない
	5	介助または監視を要する
	0	不能
着替え	10	自立，靴，ファスナー，装具の着脱を含む
	5	部分介助，標準的な時間内，半分以上は自分で行える
	0	上記以外
排便コントロール	10	自立，失禁なし，浣腸，坐薬の取り扱いも可能
	5	ときに失禁あり，浣腸，坐薬の取り扱いに介助を要する者も含む
	0	上記以外
排尿コントロール	10	自立，失禁なし，収尿器の取り扱いも可能
	5	ときに失禁あり，収尿器の取り扱いに介助を要する者も含む
	0	上記以外

〔備考〕100 点：自立，60 点以上：基本的 ADL の自立度が高い，40 点以下：かなり介助が必要，20 点以下：ほぼ全介助

〔Mahoney, F. I., & Barthel, D. W.: Functional evaluation; The Barthel Index. Maryland State Medical Journal, 14(2): 61-65, 1965 より一部改変〕

（2）機能的自立度評価表（Functional Independence Measure：FIM）

評価項目（18 項目各 7 段階評価）	
セルフケア	①食事
	②整容
	③清拭
	④更衣（上半身）
	⑤更衣（下半身）
	⑥トイレ
排泄	⑦排尿コントロール
	⑧排便コントロール
移乗	⑨ベッド，いす，車いす
	⑩トイレ
	⑪浴槽，シャワー
移動	⑫歩行，車いす
	⑬階段
コミュニケーション	⑭理解（聴覚的・視覚的）
	⑮表出（言語的・非言語的）
社会認識	⑯社会的交流
	⑰問題解決
	⑱記憶

評価	点数	基準
自立	7	完全自立（時間，安全性含む）
	6	修正自立（補助具など使用）
部分介助	5	監視
介助あり	4	最小介助（患者自身で 75%以上）
	3	中等度介助（患者自身で 50%以上）
完全介助	2	最大介助（患者自身で 25%以上）
	1	全介助（患者自身で 25%未満）

〔備考〕合計点：126 点（完全自立）〜18 点（全介助）

〔個別事項（その 3：リハビリテーション），中央社会保険医療協議会総会第 262 回資料，13，厚生労働省ホームページ，http://www.mhlw. go.jp/file/05-Shingikai-12404000-Hokenkyoku-Iryouka/0000031309.pdf（参照 2023-2-28）より一部改変〕

付章

索引